医学免疫学

主　编　梅　钧

副主编　宋　涛

编　者　（以姓氏笔画为序）

龙　锴　宋　涛　周小鸥

黄彬红　梅　钧

U0271410

中国医药科技出版社

内 容 提 要

　　为了减轻高等医药院校学生的学习负担，使他们用最少的时间全面掌握、准确理解和记住《医学免疫学》的内容，作者根据教学大纲，结合多年的教学经验与体会，参考相关书籍编写了本书。

　　本书章节编排与规划教材基本一致，分 23 章讲述医学免疫学知识。每章共分四大块：教学目的、内容精讲、同步练习、参考答案。每章教学目的列出了本章重点掌握、熟悉和了解的内容，内容精讲将教材内容做全面系统归纳总结，重点、难点、考点处用特殊符号标记。书后附综合模拟试卷，以供学习者检查自己对知识的掌握程度。

　　本书适于高等医学院校基础、临床、预防、五官、口腔类本科学生使用，也可作为研究生报考者及教师、临床医师的参考书。

图书在版编目（CIP）数据

医学免疫学 / 梅钧主编 .—北京：中国医药科技出版社，2014.3

卫生部"十二五"规划教材精讲与同步练习

ISBN 978-7-5067-5704-1

Ⅰ．①医…　Ⅱ．①梅…　Ⅲ．①医学 – 免疫学 – 医学院校 – 教学参考资料

Ⅳ．① R392

中国版本图书馆 CIP 数据核字（2014）第 022843 号

美术编辑	陈君杞
版式设计	郭小平
出版	中国医药科技出版社
地址	北京市海淀区文慧园北路甲 22 号
邮编	100082
电话	发行：010-62227427　邮购：010-62236938
网址	www. cmstp. com
规格	787×1092mm $\frac{1}{16}$
印张	11
字数	274 千字
版次	2014 年 3 月第 1 版
印次	2014 年 3 月第 1 次印刷
印刷	三河市百盛印装有限公司
经销	全国各地新华书店
书号	ISBN 978-7-5067-5704-1
定价	25.00 元

本社图书如存在印装质量问题请与本社联系调换

丛书编委会

免疫学是推动生命科学发展的前沿学科之一，是一门仍在迅速发展的学科。医学免疫学是在研究人体正常的免疫系统组成和免疫功能的基础上，探讨免疫相关性疾病的发病和病理变化机制，并根据免疫学原理和应用免疫学技术为临床疾病的免疫诊断、免疫治疗和免疫预防等方面提供新的手段和方法，是一门理论与实践紧密结合、横跨基础医学和临床医学的桥梁学科，是我国高等医学教育的主干课程之一。

在高等医学院校，对于学生来说，医学免疫学理论抽象，知识更新迅速，理解困难、记忆困难。对于教师来说，医学免疫学的教学相对也比较困难。为了帮助学生克服学习上的困难，激发学生学习兴趣，减轻学生的学习负担，用较少的时间掌握和记住教材的基本内容，轻松学好《医学免疫学》，读薄课本、汲取精华，中国医药科技出版社组织多年工作在教学一线的教师编写了本书。

本书有以下特点：①本书根据教学大纲和卫生部"十二五"规划教材《医学免疫学》第8版编写，编写时将知识进行了大量提炼，尽量多设计表格进行横向、纵向比较。②抓住医学免疫学的重点、要点和核心内容，单刀直入全面系统而又简要地介绍本课程的基本概念、基本知识和基本理论。每章开始教学目的项下列出本章重点掌握内容、熟悉内容、了解内容。正文中重点内容用★在开始位置标出，并在特别需要强调处（重点、难点、考点）用点线标出。③每章后附有同步练习和参考答案，另在书后设有综合模拟试卷，以帮助学生在学习过程中较好理解课本的精华并自我评价学习效果。

在本书编写过程中，承蒙九江学院基础医学院和赣南医学院的帮助和支持，在此表示衷心的感谢。在本书成稿过程中，编者们参考了大量我国免疫学学界泰斗们的知识精华，在此我代表编者向他们表示崇高的敬意和感谢。

免疫学的发展日新月异，教学改革不断深入。由于编者学识水平和编写经验有限，本书难免有错误和不足之处，真诚希望使用本书的读者提出宝贵的意见和建议。

编　者
2013 年 12 月

Contents 目 录

第1章 医学免疫学概论

教学目的

1. 掌握 现代免疫的概念，免疫的功能，固有免疫与适应性免疫的概念和特点。
2. 熟悉 免疫学的分类。
3. 了解 医学免疫学的主要研究内容。

★ 第1节 医学免疫学简介

医学免疫学是研究人体免疫系统的组织结构和生理功能的科学。免疫系统的重要生理功能就是对"自己"和"非己"抗原的识别及应答。免疫系统在免疫功能正常的条件下，对"非己"抗原产生排异效应，发挥免疫保护作用，如抗感染免疫和抗肿瘤免疫。但在免疫功能失调的情况下，免疫应答可造成机体组织损伤，如打破对自身抗原的耐受，则可对自身抗原产生免疫应答，出现自身免疫现象，或造成组织损伤，就发生了自身免疫病。因此免疫系统以它识别和区分"自己"和"非己"抗原分子的能力，起着排异和维持自身耐受的作用。

运用免疫学理论和方法对相关疾病进行预防、诊断和治疗的研究也是当代免疫学研究的重要领域。免疫系统是机体的一个重要的功能系统，担负着免疫防御、免疫监视与免疫自稳的功能。

★ 一、免疫的概念和基本功能

免疫（immunity）：免疫是指机体识别"自己"与"非己"抗原，对自身抗原形成天然免疫耐受，对非己抗原发生排斥作用的一种生理功能。正常情况下，对机体有利；免疫功能失调时，会产生对机体有害的反应。

★ 免疫系统的组成

免疫系统（immune system）是机体执行免疫应答及免疫功能的重要系统，由免疫器官、免疫细胞和免疫分子组成。

表 1-1 免疫系统的基本组成

免疫器官		免疫细胞		免疫分子	
中枢	外周	固有免疫的组成细胞	适应性免疫的组成细胞	膜型分子	分泌型分子
胸腺	脾脏	吞噬细胞	T 细胞	TCR	免疫球蛋白
骨髓	淋巴结	树突状细胞	B 细胞	BCR	补体
	黏膜相关淋巴组织	NK 细胞		CD 分子	细胞因子
	皮肤相关淋巴组织	其他细胞		MHC 分子	
				黏附分子	
				细胞因子受体	

免疫系统具有识别和排除抗原性异物、与机体其他系统相互协调、共同维持机体内环境稳定和生理平衡的功能。

表 1-2　免疫的基本功能

功　能	抗原物质	效　应	
		生理性（有利）	病理性（有害）
免疫防御	各种病原生物	防御病原生物侵害	超敏反应 / 免疫缺陷
免疫自稳	损伤或衰老的自身细胞	清除损伤或衰老细胞 维持自身稳定	自身免疫病
免疫监视	突变细胞	清除突变细胞、抗肿瘤	细胞癌变、病毒持续感染

1. 免疫防御　　免疫防御（immune defense）即识别和排除病原生物及其有害代谢产物发挥抗感染免疫的功能。若该功能缺陷，反应过低，可反复发生感染，表现为免疫缺陷病；若反应过于强烈，也会造成机体损伤，引起超敏反应。

2. 免疫自身稳定　　免疫自身稳定（immune homeostasis）即识别和排除机体内损伤和衰老的自身细胞，进行免疫调节维持自身稳定的功能。若该功能紊乱，可引起自身免疫病。

3. 免疫监视　　免疫监视（immune surveillance）即识别和排除机体内出现的突变细胞发挥抗肿瘤免疫的功能。若该功能失调，突变细胞可逃避机体的免疫监视而生长增殖，形成肿瘤。

二、免疫应答的种类及其特点

免疫应答（immune response）是指免疫系统识别和清除"非己"物质的整个过程，根据种系和个体免疫系统的进化、发育和免疫效应机制及其作用特征，通常将免疫分为固有免疫和适应性免疫两大类。

（一）固有免疫

固有免疫（innate immunity）又称为天然免疫或非特异性免疫，是机体在长期种系发育与进化过程中逐渐形成的一种天然免疫防御功能，是机体抵御病原体侵袭的第一道防线，并启动和参与适应性免疫应答。其特点是：与生俱有，受遗传控制；人皆有之，没有明显个体差异；作用范围广，无特异性；无免疫记忆。固有免疫系统由皮肤、黏膜屏障，固有免疫细胞和分子组成。

固有免疫的主要效应机制：①皮肤、黏膜发挥物理及生物化学屏障作用，起到防御、清除病原体入侵；②固有免疫细胞（包括吞噬细胞、树突状细胞，自然杀伤细胞等）可结合、吞噬并杀灭入侵的病原微生物；③固有免疫分子如补体系统、干扰素、溶菌酶、乙型溶素等都具有溶解、杀伤、抑制病原体的作用。固有免疫细胞通过模式识别受体（pattern recognition receptor，PRR）去识别病原生物表达的病原相关模式分子（pathogen associated molecule pattern，PAMP）的结构。

（二）适应性免疫

适应性免疫（adaptive immunity）又称为获得性免疫或特异性免疫，是机体接触特定病原微生物（抗原）产生识别与后续效应，最终将其清除体外的高效防御机制。此类免疫主要由特异性识别抗原的淋巴细胞（即 T 细胞和 B 细胞）所承担。适应性免疫的主要效应机制：T 细胞、B 细胞特异识别抗原后发生活化、增殖、分化，最终通过所产生的免疫效应物质（抗体、效应淋巴细胞）将抗原清除体外，发挥免疫效应。

与固有免疫相比，适应性免疫具有三个特点。①特异性：指某一特定淋巴细胞克隆仅能识别特定的抗原，应答中产生的免疫效应物质（抗体、效应淋巴细胞）仅能作用于特定的抗原；②自身耐受性：T 细胞和 B 细胞能够识别"自己"和"非己"，对自身组织成分不应答，形成免疫耐受；而对抗原性异物产生特异性应答并将其排除；③记忆性：T 细胞和 B 细胞均具有保存抗原信息的能力，当再次接受同种抗原的刺激时，能产生更强的免疫反应。适应性免疫根据效应机制可分为 B 细胞介导的体液免疫和 T 细胞介导的细胞免疫两种类型。

固有免疫和适应性免疫是相辅相成的。固有免疫是适应性免疫的先决条件和启动因素，适应性免疫的效应分子也可大大促进固有免疫的发生。免疫应答是医学免疫学的核心内容，免疫系统和抗原分子是免疫应答发生不可或缺的两大物质基础。

三、免疫性疾病

免疫应答是把双刃剑，在给机体带来免疫保护作用的同时也会带来病患。与免疫相关的疾病种类繁多，常见的肿瘤、感染性疾病、超敏反应、免疫缺陷病、自身免疫性疾病和移植排斥反应等均属于免疫相关性疾病。

四、免疫学的应用

医学免疫学的显著特征是理论探索性强、实际应用价值大。免疫学理论和免疫学技术与医学实践相结合为疾病的诊断和防治提供理论指导和技术方法。

免疫诊断（immunodiagnosis）是应用免疫学的理论、技术和方法诊断各种疾病和测定机体的免疫状态。在医学上，它是确定疾病的病因和病变部位，或是确定机体免疫状态是否正常的重要方法。此外，还应用于法医学的血迹鉴定、生物化学的血清成分鉴定和物种进化关系的研究等。免疫诊断可在体内和体外进行。

从免疫学的角度看，免疫诊断可应用于：①检查免疫器官和功能发生改变的疾病：如免疫缺陷病、自身免疫病；②由免疫机制引起的疾病：如输血反应、移植排斥反应；③一些内分泌性的疾病。从临床医学的角度来说，免疫诊断可应用于检查传染性疾病、免疫性疾病、肿瘤和其他临床各科疾病。

免疫治疗（immunotherapy）是利用免疫学原理，针对疾病的发生机制，人为地干预或调整机体的免疫功能，达到治疗疾病的目的所采取的措施。免疫治疗的基本策略是从分子、细胞和整体水平干预或调整机体的免疫功能。传统的免疫治疗可按三种方式分类。

（1）对机体免疫应答的影响　免疫增强疗法主要用于治疗感染、肿瘤、免疫缺陷病等免疫功能低下的疾病；免疫抑制疗法主要用于治疗超敏反应、自身免疫性疾病、移植排斥等免疫功能亢进性疾病。

（2）治疗特异性　特异性免疫治疗主要有接种疫苗、输注特异性免疫应答产物、利用抗体特异性剔除免疫细胞亚群或进行导向治疗等三种方式，具有抗原特异性；非特异性免疫治疗包括非特异性免疫增强剂和免疫抑制剂的应用，没有抗原特异性。

（3）治疗所用制剂　主动免疫，被动免疫。前者人为提供免疫原性的制剂，使机体主动产生特异性免疫力。后者人为提供免疫应答的效应物质，直接发挥免疫效应。

第 2 节　免疫学发展简史

与其他学科一样，免疫学也是随着社会的发展和科学的进步而逐渐发生、发展和成熟的。免疫学的发展可分为经验免疫学、科学免疫学和现代免疫学三个时期。

1. **经验免疫学时期**　免疫学起源于中国。我国古代医师在医治天花的长期临床实践中，发现康复后的天花患者及护理者，或穿过沾染患者痘痂的衣服的人不再患天花，于是就大胆创用了将天花痂粉吹入正常人鼻孔的方法来预防天花，这是世界上最早的原始疫苗。据考证，这种人痘苗在唐代开元年间（公元 713~741 年）就已出现，至 10 世纪时已在民间广为流传，并逐渐传播到国外。约在 15 世纪，人痘苗法传到中东。当地人把鼻孔吹入法改良为皮内接种法，免疫效果更加显著。1721 年，英国驻土耳其大使夫人 Mary Montagu 把这种接种法传入英国，并且很快遍及欧洲。但是这种经验性的人痘苗虽然有一定免疫效果，却不十分可靠，而且还有人工感染的危险，所以未能为人们普遍接受。

到了 18 世纪末，英格兰乡村医生 Edward Jenner 从挤奶女工多患牛痘、但不患天花的现象中得到启示，经过一系列实验后，于 1798 年成功地创制出牛痘苗，并公开推行牛痘苗接种法。这是世界上第一例成功的疫苗，为人类最终战胜天花做出了不朽的贡献。但当时微生物学尚未发展起来，人们尚不认识天花和牛痘的病原体，所以这种孤立的成功并未得到理论上的升华。此后一个世纪内，免疫学一直停留在这种原始的经验状态。

2. 科学免疫学时期 19 世纪后期，微生物学的发展为免疫学的形成奠定了基础。1880 年，法国微生物学家 L.Pasteur 偶然发现接种陈旧的鸡霍乱杆菌培养物可使鸡免受毒性株的感染，转而成功地创制了炭疽杆菌减毒疫苗和狂犬病疫苗，并开始了免疫机制的研究。1883 年，俄国动物学家 E. Metchnikoff 发现了白细胞的吞噬作用并提出了细胞免疫（cellular immunity）学说。1890 年，德国医师 E. von Behring 和日本学者北里发现了白喉抗毒素。1894 年比利时血清学家 J. Bordet 发现了补体。这发现支持体液免疫（humoral immunity）学说。两种学派曾一度论战不休，直到 20 世纪初英国医师 A.Wright 发现了调理素，德国学者 P. Ehrlich 提出侧链学说，才将两种学说统一起来。1901 年，"免疫学"一词首先出现在《Index Medicus》中，1916 年《Journal of Immunology》创刊。作为一门学科，免疫学至此才正式为人们所承认。

与此同时，研究抗原体反应的学问血清学（serology）也逐渐形成和发展起来。1896 年 H. Durham 等人发现了凝集反应，1897 年 R. Kraus 发现了沉淀反应，1900 年 K. Landsteiner 发现了人类 ABO 血型，J. Bordet 发现了补体结合反应。这些实验逐渐在临床检验中得到应用。此后的几十年中，血清学研究代表了免疫学发展的主流。

3. 现代免疫学时期 20 世纪中期以后，免疫学众多新发现频频向传统免疫学观念挑战。1945 年 R. Owen 发现同卵双生的两只小牛的不同血型可以互相耐受，1948 年 C. Snell 发现了组织相容性抗原，1953 年 R. Billingham 等人成功地进行了人工耐受试验，1956 年 Witebsky 等人建立了自身免疫病动物模型。这些免疫生物学现象迫使人们必须跳出抗感染的圈子，甚至站在医学领域之外去看待免疫学。

于是一个免疫学的新理论克隆选择学说（clone selection theory）于 1958 年由澳大利亚学者 F. Burnet 提出。该学说认为：①抗体结构的多样性由体细胞突变产生；②已分化的免疫活性细胞只限于表达一种特异性，这一特异性以克隆扩增的形式在体内得以保存；③新分化的免疫活性细胞凡能够与自身的抗原发生反应者都受到抑制，这些克隆作为禁忌克隆而被清除；④在抗原激发下，成熟的免疫活性细胞增殖并转化为浆细胞而大量产生某一种抗体；⑤早期未被自身的抗原所清除的禁忌克隆是日后发生自身免疫病的原因。这个理论虽不十分完善，但解释了大部分免疫现象，为多数学者所接受并被后来的实验所证明，可以说是一个划时代的免疫学理论。

此后，细胞免疫以一个崭新的面貌再度兴起。1956 年 B. Glick 发现了腔上囊的作用，1961 年 J. Miller 发现了胸腺的功能，1966 年 H. Claman 等人区分出 B 细胞与 T 细胞，并且发现了它们的免疫协同作用，以后又相继发现了 T 细胞中不同的亚群及其鉴定方法，以及免疫细胞间相互作用的机制和主要组织相容性复合体限制性。

同时，体液免疫继续向纵深发展。自 20 世纪 40 年代初确认抗体是血清丙种球蛋白之后，1950 年 R. Porter 用蛋白酶水解获得了抗体的片段，G. Edelman 用化学断裂法得到了抗体的多肽链，共同证明了抗体的分子结构；20 世纪 60 年代统一了免疫球蛋白的分类和名称；1957 年 G. Kӧhler 和 C. Milstein 等人用 B 细胞杂交瘤技术制备出单克隆抗体；1978 年 S. Tonegawa 发现了免疫球蛋白的基因重排。

20 世纪 80 年代以来，众多的细胞因子相继被发现。对它们的受体、基因及其生物活性的研究促进了分子免疫学的蓬勃发展，有人称之为"分子免疫学时期"，但从理论上并未突破克隆重选择学说，只是从技术手段上把免疫学研究推向一个新水平。

同时，免疫受体信号转导的研究也取得了长足的发展。细胞通过其表面的膜受体（TCR、BCR、NK细胞受体）、细胞因子受体、固有免疫识别受体、黏附分子、死亡受体等来感应来自细胞外或细胞内的各种刺激。这些刺激通过受体介导的信号途径活化特定的转录因子，使其进入细胞核，调控特定基因的表达，完成极其复杂的生物学功能。

第3节　免疫学发展的趋势

国际免疫学的发展趋势体现在如下几个方面：基础免疫学研究更加深入和广泛：对免疫学的研究从原来的细胞水平深入到分子和基因水平，免疫学理论得到极大的丰富和完善，与此同时也产生了很多新的研究方向和热点，如免疫细胞的分化发育、功能调控及其信号机制、新型免疫细胞及其亚群的发现，其功能的调节作用、抗原识别、活化的分子结构基础、免疫特异性应答的细胞与分子机制包括免疫效应细胞与效应分子杀伤靶细胞的机制、免疫调节（负性）的方式及其机制、自身免疫耐受的机制、免疫记忆的细胞与分子机制、新型免疫分子的发现、结构和功能等。

临床免疫学在临床的价值更为明显，免疫学已经渗透到临床的几乎每一个角落，应用免疫学技术和方法研究和治疗疾病越来越受到重视：临床免疫学研究的热点包括应用基础免疫学研究的成果阐明肿瘤、感染、移植排斥、自身免疫性疾病等重要疾病的发病机制的研究、特异性的预防和治疗措施的建立、新型疫苗的研制和开发、免疫相关生物制品的研制和应用等。

基础免疫学与临床免疫学结合更加紧密，基础研究与应用研究并重且紧密结合，两者相辅相成：一方面，基础免疫学为众多免疫相关性疾病的发展机制和治疗的研究提供理论指导，如HIV疫苗研制、类风湿性关节炎的靶向药物治疗等。另一方面，临床免疫学的实际问题为基础免疫学发展提供新的需求。如Tetramerpeptide检测CTL技术的发展，实验性动物模型的建立，以研究人类疾病的发病。

免疫学与其他多医学与生命学科的交叉极大地促进了免疫学和其他学科的发展：如免疫学和生物信息学、结构生物学的交叉在分子、原子水平研究免疫识别、免疫反应的发生机制将有助于加深在基础免疫学方面对经典免疫学理论的认识，这种交叉也带动了其他多医学与生命学科的发展。

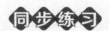

1. 简述免疫应答的种类及特点。
2. 简述Jenner发明接种牛痘苗预防天花的重大意义。

1. 答：免疫应答是免疫系统识别和清除抗原的整个过程。可分为固有免疫和适应性免疫，它们在获得方式、识别特点和效应机制等方面均不同。

	固有免疫	适应性免疫
获得形式	先天性、无须抗原激发	获得性、需接触抗原
发挥作用时间	早期而快速，0~96h	>96h

	固有免疫	适应性免疫
免疫原识别受体	PRR（MR、SR、TLR）	特异性抗原识别受体 由细胞发育中基因重排产生多样性
免疫记忆	无	有
是否克隆扩增	否	是
识别抗原成分	病原体表面共有而特定成分	特异性抗原肽
成分	组织屏障、固有免疫细胞、 固有免疫分子	T 细胞及细胞免疫系统 B 细胞及体液免疫系统

2. 答：18 世纪末，英格兰乡村医生 Edward Jenner 从挤奶女工多患牛痘、但不患天花的现象中得到启示，经过一系列实验后，于1798年成功地创制出牛痘苗，并公开推行牛痘苗接种法。这是世界上第一例成功的疫苗，为人类最终战胜天花做出了不朽的贡献。

（梅　钧）

第2章　免疫器官和组织

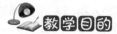教学目的

1. 掌握　免疫系统的组成，掌握中枢及外周免疫器官的功能及特点。
2. 熟悉　淋巴细胞归巢与再循环。
3. 了解　造血干细胞及其分化。

免疫系统是由免疫器官和组织、免疫细胞及免疫分子组成，其作用是执行免疫功能（表2-1）。

免疫器官按功能不同，可分为中枢免疫器官和外周免疫器官，二者通过血液循环及淋巴循环相互联系并构成免疫系统的完整网络。

免疫组织又称为淋巴组织，在人体广泛分布，其中胃肠道、呼吸道、泌尿生殖道等黏膜下含有大量弥散淋巴组织和淋巴小结，在黏膜抗感染免疫中发挥主要作用。

表 2-1　免疫系统的组成

免疫器官		免疫细胞	免疫分子	
中枢	外周		膜型分子	分泌型分子
胸腺	脾脏	干细胞系	TCR	免疫球蛋白
骨髓	淋巴结	淋巴细胞	BCR	补体分子
法氏囊	黏膜免疫系统	单核吞噬细胞	CD 分子	细胞因子
	皮肤免疫系统	其他 APC（树突状细胞、内皮细胞等）	黏附分子	
		其他免疫细胞（粒细胞、肥大细胞、血小板、红细胞等）	MHC	
			其他	

第 1 节　中枢免疫器官

中枢免疫器官或称初级淋巴器官，是免疫细胞发生、分化、发育和成熟的场所。人或其他哺乳类动物的中枢免疫器官包括骨髓和胸腺。

一、骨髓

骨髓是各类血细胞（包括免疫细胞）的发源地，也是人类和哺乳动物 B 细胞发育成熟的场所。

（一）骨髓的结构和细胞组成

骨髓位于骨髓腔中，分为红骨髓和黄骨髓。红骨髓具有活跃的造血功能，由造血组织和血窦构成。造血组织主要由基质细胞和造血细胞组成。基质细胞包括网状细胞、成纤维细胞、血管内皮细胞、巨噬细胞等，由基质细胞及其所分泌的多种细胞因子（IL-3、IL-4、IL-6、IL-7、SCF、GM-CSF 等）与细胞外基质共同构成了造血细胞赖以分化发育的环境，称为造血诱导微环

境（hemopoietic inductive microenvironment，HIM）。

★（二）骨髓的功能

1. 各类血细胞和免疫细胞发生的场所 骨髓多能造血干细胞（pluripotent hematopoietic stem cell，HSC）在骨髓微环境中首先分化为髓样干细胞（myeloid stem cell）和淋巴样干细胞（lymphoid stem cell），前者进一步分化为粒细胞、单核细胞、树突状细胞、红细胞和血小板；后者则发育为各种淋巴细胞（T细胞、B细胞、NK细胞）的前体细胞。

2. B细胞和NK细胞分化成熟的场所 在骨髓中产生的各种淋巴细胞的祖细胞及前体细胞，一部分随血流进入胸腺，发育为成熟T细胞；另一部分则在骨髓内继续分化为成熟B细胞或NK细胞。成熟的B细胞和NK细胞随血液循环迁移并定居于外周免疫器官。

3. 体液免疫应答发生的场所 骨髓是发生再次体液免疫应答的主要部位。记忆性B细胞在外周免疫器官受抗原刺激后被活化，随后可经淋巴液和血液返回骨髓，在骨髓中分化成熟为浆细胞，产生大量抗体（主要为IgG），并释放至血液循环。在脾脏和淋巴结等外周免疫器官所发生的再次免疫应答，其抗体产生速度快，但持续时间相对较短；而在骨髓所发生的再次免疫应答，则持久地产生大量抗体，成为血清抗体的主要来源。因此，在这点意义上说，骨髓既是中枢免疫器官，又是外周免疫器官。

由于骨髓是人体极为重要的造血器官和免疫器官，骨髓功能缺陷时，不仅会严重损害机体的造血功能，而且将导致严重的细胞免疫和体液免疫功能缺陷。如大剂量放射线照射可使机体的造血功能和免疫功能同时受到抑制或丧失，这时只有植入正常骨髓才能重建造血和免疫功能。另外，利用免疫重建，将免疫功能正常个体的造血干细胞或淋巴干细胞移植给免疫缺陷个体，使后者的造血功能和免疫功能全部或部分得到恢复，可用于治疗免疫缺陷病和白血病等。

◀ 二、胸腺

胸腺是T细胞分化、发育、成熟的场所。老年期胸腺明显缩小，皮质和髓质被脂肪组织取代，胸腺微环境改变，T细胞发育成熟减弱，导致老年个体免疫功能减退。

（一）胸腺的结构和细胞组成

胸腺分左右两叶，表面覆盖有一层结缔组织被膜，被膜伸入胸腺实质，将实质分隔成若干胸腺小叶。胸腺小叶的外层为皮质（cortex），内层为髓质（medulla），皮-髓质交界处含有大量血管。

1. 皮质 胸腺皮质分为浅皮质区（outer cortex）和深皮质区（inter cortex）。皮质内85%~90%的细胞为未成熟T细胞（即胸腺细胞），并有胸腺上皮细胞（thymus epithelial cell，TEC）、巨噬细胞（macrophage，Mf）和树突状细胞（dendritic cell，DC）等。胸腺浅皮质区内的胸腺上皮细胞可包绕胸腺细胞，称为胸腺抚育细胞（thymic nursing cell），可产生某些促进胸腺细胞分化发育的激素和细胞因子。深皮质区内主要为体积较小的皮质胸腺细胞。

2. 髓质 髓质内含有大量胸腺上皮细胞和散在分布的较成熟的胸腺细胞、Mo/Mφ和DC。髓质内常见哈氏小体（Hassall's corpuscle），也称胸腺小体（thymic corpuscle），由聚集的上皮细胞呈同心圆状包绕排列而成，是胸腺结构的重要特征。哈氏小体在胸腺发生炎症或肿瘤时消失。

★（二）胸腺微环境

胸腺实质主要由胸腺细胞和胸腺基质细胞（thymic stromal cell，TSC）组成。前者绝大多数为处于不同分化阶段的未成熟T细胞。后者则以胸腺上皮细胞为主，还包括Mφ、DC及成纤维细胞等。TSC细胞外基质及局部活性因子构成了决定T细胞分化、增殖和选择性发育的胸腺微环境。细胞外基质（extracellular matrix）包括多种胶原、网状纤维蛋白、葡萄糖胺聚糖等。它们可促进上皮细胞与胸腺细胞接触，并促进胸腺细胞在胸腺内移行和成熟。

胸腺上皮细胞是胸腺微环境最重要的组分，这些细胞以两种方式参与胸腺细胞的分化。

1. **分泌细胞因子和胸腺肽类分子** 胸腺基质细胞能产生多种细胞因子，如 SCF、IL-1、IL-2、IL-6、IL-7、TNF-α、GM-CSF 和趋化因子等，这些细胞因子与胸腺细胞表面相应受体结合，调节胸腺细胞的发育和细胞间相互作用。胸腺上皮细胞分泌的胸腺肽类分子包括胸腺素（thymosin）、胸腺肽（thymulin）、胸腺生成素（thymopoietin，TP）等，具有促进胸腺细胞增殖、分化和发育等功能。

2. **细胞 - 细胞间相互接触** 胸腺上皮细胞与胸腺细胞间可通过细胞表面黏附分子及其配体、细胞因子及其受体、辅助受体及其配体、抗原肽 -MHC 分子复合物与 TCR 的相互作用等，诱导和促进胸腺细胞的分化、发育和成熟。

★（三）胸腺的功能

1. **T 细胞分化、成熟的场所** 胸腺是 T 细胞（特别 αβT 细胞）发育的主要场所。从骨髓迁入到胸腺的前 T 细胞（胸腺细胞）循被膜下→皮质→髓质移行，在独特的胸腺微环境作用下，经过复杂的选择性发育过程，90% 以上的胸腺细胞凋亡，而只有少部分胸腺细胞最终分化发育成为成熟的功能性 CD4$^+$T 细胞或 CD8$^+$T 细胞，并获得自身免疫耐受和 MHC 限制性抗原识别能力。发育成熟的初始 T 细胞（naive T cell）进入血循环，定位于外周淋巴器官。若胸腺发育不全或缺失，可导致 T 细胞缺乏和细胞免疫功能缺陷。

2. **免疫调节作用** 胸腺基质细胞所产生的多种细胞因子和胸腺肽类分子，不仅能促进胸腺细胞的分化发育，对外周免疫器官和免疫细胞也具有调节作用。

3. **自身耐受的建立与维持** T 细胞在胸腺微环境发育过程中，自身反应性 T 细胞通过其抗原受体（TCR）与胸腺基质细胞表面表达的自身抗原肽 -MHC 分子复合物发生高亲和力结合，引发阴性选择，启动细胞凋亡程序，导致自身反应性 T 细胞克隆消除，形成自身耐受。若胸腺基质细胞缺陷，阴性选择机制发生障碍，出生后易患自身免疫病。

第 2 节　外周免疫器官和组织

一、淋巴结

人体全身约有 500~600 个淋巴结（lymph node），是结构最完备的外周免疫器官，广泛存在于全身非黏膜部位的淋巴通道上。在身体浅表部位，淋巴结常位于凹陷隐蔽处，如颈部、腋窝、腹股沟等处；内脏的淋巴结多成群存在于器官门部附近，沿血管干排列，如肺门淋巴结。这些部位都是易受病原微生物和其他抗原性异物侵入的部位。

（一）淋巴结的结构

淋巴结表面覆盖有致密的结缔组织被膜，被膜结缔组织深入实质，构成小梁（trabecula），作为淋巴结的支架。被膜外侧有数条输入淋巴管（afferent lymphatic vessel），输出淋巴管（efferent lymphatic vessel）则由淋巴结门部离开。淋巴结的实质分为皮质区和髓质区两个部分。

1. **皮质** 皮质区分为浅皮质区和深皮质区。靠近被膜下为浅皮质区，富含 B 细胞，称为非胸腺依赖区（thymus-independent area）。在该区内，大量 B 细胞与巨噬细胞、滤泡树突状细胞（FDC）聚集并形成初级淋巴滤泡（primary lymphoid follicle），或称淋巴小结（lymph nodule），主要含初始 B 细胞；受抗原刺激后，淋巴滤泡内出现生发中心（germinal center，GC），称为次级淋巴滤泡（secondary lymphoid follicle），内含大量增殖分化的 B 淋巴母细胞，后者可向内转移至淋巴结中心部髓质，分化为浆细胞并产生抗体。

浅皮质区与髓质之间的深皮质区又称副皮质区（paracortex），富含 T 细胞，称为胸腺依赖区（thymus-dependent area）。副皮质区含有部分自组织迁移而来的 DC。这些 DC 表达高水平 MHC

Ⅱ类分子，是专职抗原提呈细胞。

副皮质区有许多由内皮细胞组成的毛细血管后微静脉（post-capillary venule，PCV），也称高内皮微静脉（high endothelial venule，HEV），在淋巴细胞再循环中起主要作用，随血流来的淋巴细胞由此部位进入淋巴结。

2. 髓质　髓质区由髓索和髓窦组成。髓索由致密聚集的淋巴细胞组成，主要为 B 细胞和浆细胞，也含部分 T 细胞及 Mφ。髓窦内富含 Mφ，有较强的滤过作用。

★（二）淋巴结的功能

1. T 细胞和 B 细胞定居的场所　淋巴结是成熟 T 细胞和 B 细胞的主要定居部位。其中，T 细胞约占淋巴结内淋巴细胞总数的 75%，B 细胞约占 25%。

2. 免疫应答发生的场所　抗原通过淋巴液进入局部引流淋巴结，被副皮质区的 DC 捕获、处理，并提呈给 Th 细胞，使其活化、增殖、分化为效应 T 细胞。淋巴结中的 B 细胞的活化首先发生在富含 T 细胞的副皮质区，部分 B 细胞识别抗原，通过 T-B 细胞的协同作用，B 细胞增殖、分化为浆细胞，并分泌抗体。小部分 B 细胞和 Th 细胞迁移至皮质初级淋巴滤泡，通过 FDC、B 细胞和 T 细胞的相互作用，B 细胞大量增殖形成生发中心。在生发中心产生的浆细胞，部分迁移至髓质区，而大部分则经输出淋巴管，经胸导管进入血流，迁移至骨髓，成为再次免疫应答时抗体的主要来源。效应 T 细胞除在淋巴结内发挥免疫效应外，更主要的是，随输出淋巴管，经胸导管进入血流，再分布至全身，发挥免疫效应。

3. 参与淋巴细胞再循环　淋巴结深皮质区的 HEV 在淋巴细胞再循环中起重要作用。来自血液循环的淋巴细胞穿过 HEV 进入淋巴结实质，然后通过输出淋巴管汇入胸导管，最终经左锁骨下静脉返回血液循环。

4. 过滤作用　侵入机体的病原微生物、毒素或其他有害异物，通常随组织淋巴液进入局部引流淋巴结。淋巴液在淋巴窦中缓慢移动，有利于窦内 Mφ 吞噬、清除抗原性异物，从而发挥过滤作用。

二、脾

脾（spleen）是胚胎时期的造血器官，自骨髓开始造血后，脾演变成人体最大的外周免疫器官。

（一）脾的结构

脾外层为结缔组织被膜，被膜向脾内伸展形成若干小梁。脾实质可分为白髓和红髓。

1. 白髓　白髓（white pulp）为密集的淋巴组织，由围绕中央动脉而分布的动脉周围淋巴鞘、淋巴小结和边缘区组成。脾动脉入脾后，分支随小梁走行，称小梁动脉（trabecular artery）。小梁动脉分支进入脾实质，称为中央动脉。中央动脉周围有厚层弥散淋巴组织，称为动脉周围淋巴鞘（periarteriolar lymphoid sheaths，PALS），主要由密集的 T 细胞构成，也含有少量 DC 及 Mφ，为 T 细胞区。在 PALS 的旁侧有淋巴小结，又称脾小结（splenic nodule），为 B 细胞区，内含大量 B 细胞及少量 Mφ 和滤泡树突状细胞（FDC）。未受抗原刺激时为初级淋巴滤泡，受抗原刺激后中央部出现生发中心，为次级淋巴滤泡。

白髓与红髓交界的狭窄区域为边缘区（marginal zone），内含 T 细胞、B 细胞和较多 Mφ。中央动脉的侧支末端在此处膨大形成边缘窦（marginal sinus），内含少量血细胞。边缘窦内皮细胞之间存在间隙，血细胞可经该间隙不断地进入边缘区的淋巴组织内，是淋巴细胞由血液进入淋巴组织的重要通道。T 细胞经边缘窦迁入 PALS，而 B 细胞则迁入脾小结、脾索或脾血窦。白髓内的淋巴细胞也可进入边缘窦，参与淋巴细胞再循环。

2. 红髓　红髓分布于被膜下、小梁周围及白髓边缘区外侧的广大区域，由脾索和脾血窦（splenic sinus）组成。脾索为索条状组织，主要含 B 细胞、浆细胞、Mφ 和 DC。脾索之间为脾血窦，其内充满血液。脾索和脾血窦中的Mφ能吞噬和清除衰老的血细胞、抗原抗体复合物或其他异物，并具有抗原提呈作用。

★（二）脾的功能

1. T细胞和B细胞定居的场所 脾是各种成熟淋巴细胞定居的场所。其中，B细胞约占脾淋巴细胞总数的60%，T细胞约占40%。

2. 免疫应答发生的场所 脾是机体对血源性抗原产生免疫应答的主要场所。血液中的病原体等抗原性异物经血液循环进入脾脏，可刺激T、B细胞活化、增殖，产生效应T细胞和浆细胞，并分泌抗体，发挥免疫效应。脾是体内产生抗体的主要器官，在机体的防御、免疫应答中具有重要地位。

3. 合成生物活性物质 脾可合成并分泌某些重要生物活性物质，如某些补体成分等。

4. 过滤作用 体内约90%的循环血液要流经脾脏，脾内的Mφ和树突状细胞均有较强的吞噬作用，可清除血液中的病原体、衰老的红细胞和白细胞、免疫复合物以及其他异物，从而发挥过滤作用，使血液得到净化。

◄ 三、黏膜相关组织

黏膜相关淋巴组织（mucosal-associated lymphoid tissue，MALT）亦称黏膜免疫系统（mucosal immune system，MIS），主要指呼吸道、胃肠道及泌尿生殖道黏膜固有层和上皮细胞下散在的无被膜淋巴组织，以及某些带有生发中心的器官化的淋巴组织，如扁桃体、小肠的派氏集合淋巴结（Peyer's patches，PP）及阑尾等。

人体黏膜的表面积约$400m^2$，是病原微生物等抗原性异物入侵机体的主要途径，机体近50%的淋巴组织分布于黏膜系统，因此，MALT既是人体重要的防御屏障，又是发生局部特异性免疫应答的主要部位。

（一）MALT的组成

MALT主要包括肠相关淋巴组织、鼻相关淋巴组织和支气管相关淋巴组织等。

1. 肠相关淋巴组织 肠相关淋巴组织（gut-associated lymphoid tissue，GALT）包括派氏集合淋巴结、阑尾、淋巴小结（淋巴滤泡）、上皮间淋巴细胞、固有层中弥散分布的淋巴细胞等。GALT的主要作用是抵御侵入肠道的病原微生物感染。

（1）M细胞 在肠集合淋巴小结处，局部肠黏膜向肠腔呈圆顶状隆起，此部位无绒毛和小肠腺，在派氏集合淋巴小结内含有散在的M细胞（membranous epithelial cell or microfold cell，膜上皮细胞或微皱褶细胞）。M细胞是一种特化的抗原转运细胞（specialized antigen transporting cell），其顶部胞质较薄，细胞核位于基底部，细胞基底部质膜内陷形成一个较大的穹隆状凹腔，内含T细胞、B细胞、Mφ和DC。M细胞可通过吸附、胞饮和内吞等方式摄取肠腔内抗原性异物，并以囊泡形式转运给凹腔内的Mφ或DC，再由它们将抗原提呈给淋巴细胞。淋巴细胞进入黏膜淋巴小结和肠系膜淋巴结，其中B细胞在Th细胞辅助下分化为幼浆细胞，后者经淋巴细胞再循环途径，大部分返回至肠黏膜固有层并转变为浆细胞。肠黏膜固有层浆细胞主要产生IgA，后者与肠黏膜上皮细胞基底面或侧面上的膜表面相应受体结合，并经胞吐转运过程分泌至小肠黏膜表面，形成大量分泌型IgA（secretory IgA，SIgA），从而执行黏膜免疫应答。部分幼浆细胞可经血液循环进入唾液腺、呼吸道黏膜、女性生殖道黏膜和乳腺等部位，产生SIgA，发挥相似的免疫作用，使肠道免疫成为全身免疫的一部分。

（2）上皮内淋巴细胞（intraepithelial lymphocyte，IEL） IEL是存在于小肠黏膜上皮内的一类独特的细胞群，IEL可能存在两种不同的细胞来源：①约40%的IEL为胸腺依赖性，其表型与外周血T细胞相同，由$αβ^+$T细胞组成。这类细胞可能是派氏集合淋巴小结中的T细胞受抗原刺激后增殖，然后通过淋巴循环和血液循环迁移至肠上皮。因此，其数量多少与抗原的刺激有关。②约60%的 IEL 为胸腺非依赖性，主要为 $\gamma\delta^+$T 细胞。这类 T 细胞可能以造血前体细胞形式，不经胸腺而直接由骨髓迁移至肠上皮，并在肠上皮提供的微环境中分化成熟。gd$^+$T 细胞属固有免疫细胞，具有较强的细胞毒作用，并能分泌多种细胞因子。因此，IEL 在免疫监视和细胞介导的黏膜免疫中具有重要作用。

2. 鼻相关淋巴组织 鼻相关淋巴组织（nasal-associated lymphoid tissue，NALT）包括咽扁桃体、腭扁桃体、舌扁桃体及鼻后部其他淋巴组织，其主要作用是抵御经空气传播的病原微生物的感染。NALT 与淋巴结的结构相似，由淋巴小结及弥散的淋巴组织组成。NALT 表面覆盖有上皮细胞，但无结缔组织被膜，也无输入淋巴管。抗原和异物陷入淋巴上皮隐窝中，然后被送至淋巴小结。淋巴小结主要由 B 细胞组成，受抗原刺激后增殖，形成生发中心。

3. 支气管相关淋巴组织 支气管相关淋巴组织（bronchial-associated tissue，BALT）主要分布于各肺叶的支气管上皮下，其结构与派氏集合淋巴小结相似，滤泡中的淋巴细胞受抗原刺激后增殖，形成生发中心，其中主要是 B 细胞。

（二）MALT 的功能及其特点

1. 行使黏膜局部免疫应答 MALT 在肠道、呼吸道及泌尿生殖道黏膜构成了一道免疫屏障，是参与局部特异性免疫应答的主要部位，在黏膜局部抗感染免疫防御中发挥关键作用。

2. 产生分泌型 IgA MALT 中的 B 细胞多为产生分泌型 IgA（SIgA）的 B 细胞，这是因为表达 IgA 的 B 细胞可趋向定居于派氏集合淋巴结和固有层淋巴组织；另外，与淋巴结和脾相比，派氏集合淋巴结含有更多可产生大量 IL-5 的 Th2 细胞，而 IL-5 可促进 B 细胞分化并产生 IgA。B 细胞在黏膜局部受抗原刺激后所产生的大量 SIgA，经黏膜上皮细胞分泌至黏膜表面，成为黏膜局部抵御病原微生物感染的主要机制。

★ 第 3 节　淋巴细胞归巢与再循环

成熟淋巴细胞离开中枢免疫器官后，经血液循环趋向性迁移并定居于外周免疫器官或组织的特定区域，称为淋巴细胞归巢（lymphocyte homing）。成熟 T 细胞和 B 细胞进入外周淋巴器官后将定向分布于不同的特定区域，如 T 细胞定居于副皮质区，B 细胞则定居于浅皮质区；不同功能的淋巴细胞亚群也可选择性迁移至不同的淋巴组织，如产生 SIgA 的 B 细胞可定向分布于MALT。淋巴细胞归巢现象的分子基础是淋巴细胞表面的归巢受体（homing receptor）与内皮细胞表面相应黏附分子——血管地址素（vascular addressin）的相互作用。

淋巴细胞在血液、淋巴液、淋巴器官或组织间反复循环的过程称为淋巴细胞再循环（lymphocyte recirculation）。淋巴细胞在机体内的迁移和流动是发挥免疫功能的重要条件。参与再循环的淋巴细胞主要是 T 细胞，约占 80% 以上。通过淋巴细胞再循环，使体内淋巴细胞在外周免疫器官和组织的分布更趋合理。淋巴组织可不断地从循环池中得到新的淋巴细胞补充，有助于增强整个机体的免疫功能。带有各种特异性抗原受体的 T 细胞和 B 细胞，包括记忆细胞，通过再循环，增加了与抗原和 APC 接触的机会，这些细胞接触相应抗原后，即进入淋巴组织，发生活化、增殖和分化，从而产生初次或再次免疫应答；有些部位（如肠黏膜）淋巴细胞接受抗原刺激后，通过淋巴细胞再循环后仍可返回到原来部位，在那里发挥效应淋巴细胞的作用；通过淋巴细胞再循环，使机体所有免疫器官和组织联系成为一个有机的整体，并将免疫信息传递给全身各处的淋巴细胞和其他免疫细胞，有利于动员各种免疫细胞和效应细胞迁移至病原体、肿瘤或其他抗原性异物所在部位，从而发挥免疫效应。

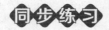

同步练习

1. 简述免疫器官的组成及其在免疫中的主要作用。
2. 什么是淋巴细胞再循环？有何生物学意义？

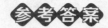

1. 答：免疫器官的组成及其在免疫中的主要作用：根据功能分中枢和外周免疫器官；中枢免疫器官是免疫细胞发生、分化、成熟的场所，哺乳动物的中枢免疫器官有骨髓和胸腺；外周免疫器官是成熟淋巴细胞定居和发生免疫应答的场所，主要包括淋巴结、脾脏和黏膜相关淋巴组织。

2. 答：淋巴细胞再循环（lymphocyte recirculation）：淋巴细胞在血液、淋巴液和淋巴器官之间反复循环，称为淋巴细胞再循环。淋巴细胞在机体内的迁移和流动是发挥免疫功能的重要条件。生物学意义在于：①使体内淋巴细胞在外周免疫器官和组织的分布更趋合理，有助于增强整个机体的免疫功能；②增加淋巴细胞与抗原及 APC 细胞接触的机会，有利于适应性免疫应答的产生；③使机体所有免疫器官和组织联系成为一个有机的整体，将免疫信息传递给全身，利于动员各种免疫细胞和效应细胞迁至病原体、肿瘤或其他抗原所在部位，发挥免疫效应。

（宋　涛）

第3章 抗 原

免疫是机体通过区别"自己"和"非己"，并对"非己"物质进行识别、应答和清除的生物学效应的总和。这些"非己"物质就是抗原。抗原（antigen, Ag）是指能与 T 细胞、B 淋巴细胞的 TCR 或 BCR 结合，促使其增殖、分化，产生抗体或致敏淋巴细胞，并与之结合，进而发挥免疫效应的物质。

★第1节 抗原的性质和分子结构基础

并非所有的外源或自身物质都是抗原，只有同时具有免疫原性和抗原性的物质才是抗原。免疫原性（immunogenicity），即抗原刺激机体产生免疫应答，诱导产生抗体或致敏淋巴细胞的能力；免疫反应性（immunoreactivity），即抗原与其所诱导产生的抗体或致敏淋巴细胞特异性结合的能力。同时具有免疫原性和免疫反应性的物质称完全抗原（complete antigen），即通常所称的抗原;仅具备免疫反应性的物质，称为不完全抗原（incomplete antigen），又称半抗原（hapten）。半抗原若与大分子蛋白质或非抗原性的多聚赖氨酸等载体（carrier）交联或结合也可成为完全抗原。例如：许多小分子化合物及药物属半抗原，其与血清蛋白结合可成为完全抗原，并介导超敏反应（如青霉素过敏）。

抗原诱导的适应性免疫应答具有抗原特异性。抗原特异性是免疫应答中最重要的特点，也是免疫学诊断和免疫学防治的理论依据。抗原的特异性是指抗原刺激机体产生免疫应答及其与应答产物发生反应所显示的专一性，即某一特定抗原只能刺激机体产生特异性的抗体或致敏淋巴细胞，且仅能与该抗体或淋巴细胞发生特异性结合。

决定抗原特异性的结构基础是存在于抗原分子中的抗原表位。抗原分子中决定抗原特异性的特殊化学基团，称为抗原表位（antigen epitope），又称抗原决定基（antigenic determinant）。它是与 TCR、BCR 或抗体特异性结合的基本结构单位，通常由 5~15 个氨基酸残基或 5~7 个多糖残基或核苷酸组成。抗原分子上能与抗体分子结合的抗原表位的总数称为抗原结合价（antigenic valence）。一个半抗原相当于一个抗原表位，仅能与抗体分子的一个结合部位结合。天然抗原一般是大分子，含多种、多个抗原表位，是多价抗原，可以和多个抗体分子结合。

根据抗原表位的结构特点，可将其分为顺序表位（sequential epitope）和构象表位

（conformational epitope）。前者是由连续性线性排列的短肽构成，又称为线性表位（linear epitope）；后者指短肽或多糖残基在空间上形成特定的构象，又称为非线形表位（non-linear epitope）。T 细胞仅识别由抗原提呈细胞加工提呈的线性表位，而 B 细胞则可识别线性或构象表位。因此，也可根据 T 细胞、B 细胞所识别的抗原表位的不同，将其分为 T 细胞表位和 B 细胞抗原表位。B 细胞表位多位于抗原分子的表面，可直接刺激 B 细胞；T 细胞表位可存在于抗原分子的任何部位。T 细胞表位和 B 细胞表位特性不同之处见表 3-1。

表 3-1　T 细胞表位与 B 细胞表位的特性比较

	T 细胞表位	B 细胞表位
识别表位受体	TCR	BCR
MHC 分子参与	必需	无须
表位性质	主要是线性短肽	天然多肽、多糖、脂多糖、有机化合物
表位大小	8~12 个氨基酸（CD8$^+$T 细胞） 12~17 个氨基酸（CD4$^+$T 细胞）	5~15 个氨基酸，或 5~7 个单糖、核苷酸
表位类型	线性表位	构象表位或线性表位
表位位置	抗原分子任意部位	抗原分子表面

在人工抗原中，表位（半抗原）为简单的有机化学分子，与蛋白质载体偶联后，可诱导出抗半抗原抗体。在免疫应答中，B 细胞识别半抗原，并提呈载体中的抗原表位给 CD4$^+$T 细胞，Th 细胞识别载体表位，这样载体就可把特异 T 细胞和 B 细胞连接起来（T-B 桥联），T 细胞才能激活 B 细胞。在天然抗原中，常同时存在 T 细胞及 B 细胞表位，因此，可同时活化 T 细胞及 B 细胞。

某些抗原不仅可与其诱生的抗体或致敏淋巴细胞反应，还可与其他抗原诱生的抗体或致敏淋巴细胞反应，其原因是在这些抗原分子中常带有多种抗原表位，不同抗原之间含有的相同或相似的抗原表位，称为共同抗原表位，抗体或致敏淋巴细胞对具有相同和相似表位的不同抗原的反应，称为交叉反应（cross-reaction）。共同抗原的存在和交叉反应的发生并非否定抗原的特异性，而是由于抗原的异质性和共同表位所致。

★第 2 节　影响抗原免疫原性的因素

有多种因素影响机体对抗原免疫应答的类型及强度，但主要取决于抗原物质本身的性质及其与机体的相互作用。影响抗原诱导免疫应答的因素可概述为以下三个方面。

一、抗原分子的理化与结构性质

1. **异物性**　异物性是抗原的重要性质。异物即非己的物质。一般来说，抗原与机体之间的亲缘关系越远，组织结构差异越大，异物性越强，其免疫原性就越强。如鸡卵蛋白对鸭是弱抗原，对哺乳动物则是强抗原；灵长类（猴或猩猩）组织成分对人是弱抗原，而对啮齿动物则多为强抗原。异物性不仅存在于不同种属之间，如各种病原体、动物蛋白制剂等对人是异物，为强抗原；也存在于同种异体之间，如同种异体移植物是异物，也有免疫原性；自身成分如发生改变，也可被机体视为异物；即使自身成分未发生改变，但在胚胎期未与免疫活性细胞充分接触，也具有免疫原性，如精子、脑组织、眼晶状体蛋白等在正常情况下被相应的屏障所隔离，并不与机体的免疫系统接触。如因外伤逸出，免疫活性细胞可视其为异物。

2. **化学性质**　天然抗原多为大分子有机物。一般蛋白质是良好的抗原。糖蛋白、脂蛋白和多糖类、脂多糖都有免疫原性。脂类和哺乳动物的细胞核成分如 DNA、组蛋白一般难以诱导免疫应答。但细胞在某些状态下如肿瘤或过活化时，其染色质、DNA 和组蛋白都具有免疫原性，能诱导相应的自身抗体生成。

3. 分子量大小 抗原的分子量一般在 10 千道尔顿（kD）以上，一般来说，抗原的分子量越大，含有抗原表位越多，结构越复杂，免疫原性越强。大于 100kD 的为强抗原，小于 10kD 的通常免疫原性较弱，甚至无免疫原性。

4. 结构的复杂性 分子量大小并非决定免疫原性的绝对因素。明胶分子量为 100kD，但免疫原性却很弱，原因在于明胶是由直链氨基酸组成，缺乏含苯环的氨基酸，稳定性差。如在明胶分子中接上 2% 的酪氨酸后，其免疫原性大大增强。胰岛素分子量仅 5.7kD，但其序列中含芳香族氨基酸，其免疫原性较强。

5. 分子构象（conformation） 某些抗原分子在天然状态下可诱生特异性抗体，但经变性改变构象后，却失去了诱生同样抗体的能力。这是由于其构象表位改变的缘故。因此，抗原分子的空间构象很大程度上影响抗原的免疫原性。抗原表位的性质、数目、位置和空间构象决定着抗原表位的特异性。

6. 易接近性（accessibility） 是指抗原表位能否被淋巴细胞抗原受体所接近的程度。抗原分子中氨基酸残基所处侧链位置的不同可影响抗原与淋巴细胞抗原受体的结合，从而影响抗原的免疫原性。氨基酸残基在侧链的位置不同，其免疫原性也不同；侧链间距不同，使 BCR 可接近性不同，故免疫原性也不同。

7. 物理状态 一般聚合状态的蛋白质较其单体有更强的免疫原性；颗粒性抗原的免疫原性强于可溶性抗原。因此常将免疫原性弱的物质吸附在某些大颗粒表面，可增强其免疫原性。

二、宿主方面的因素

1. 遗传因素 机体对抗原的应答是受遗传（基因）控制的。研究发现，不同遗传背景的小鼠对特定抗原的应答能力不同，对某一抗原呈高反应的小鼠品系对其他抗原可能呈低反应性。不同遗传背景的豚鼠对白喉杆菌的抵抗力各异，且有遗传性。多糖抗原对人和小鼠具有免疫原性，而对豚鼠则无免疫原性。个体遗传基因不同，对同一抗原的免疫应答与否及应答的程度不同。在诸多遗传因素中，MHC 是控制个体免疫应答质和量的关键因素。

2. 年龄、性别与健康状态 一般说青壮年动物比幼年和老年动物对抗原的免疫应答强；新生动物或婴儿对多糖类抗原不应答，故易引起细菌感染。雌性比雄性动物抗体生成高，但怀孕动物的应答能力受到显著抑制。感染或免疫抑制剂都能干扰和抑制机体对抗原的应答。

三、抗原进入机体方式的影响

抗原进入机体的数量、途径、次数、两次免疫间的间隔时间以及免疫佐剂的应用和佐剂类型等都明显影响机体对抗原的应答。一般而言抗原剂量要适中，太低和太高则可诱导免疫耐受。免疫途径以皮内免疫最佳，皮下免疫次之，腹腔注射和静脉注射免疫效果相对较差，口服易诱导耐受。注射间隔时间要适当，次数不要太频。要选择好免疫佐剂，弗氏佐剂主要诱导 IgG 类抗体产生，明矾佐剂易诱导 IgE 类抗体产生。

★ 第 3 节　抗原的种类

抗原的种类繁多，可以从不同的角度对抗原进行分类。

一、根据诱生抗体时是否需要 Th 细胞参与分类

1. 胸腺依赖性抗原（thymus dependent antigen，TD-Ag） 此类抗原刺激 B 细胞产生抗体时依赖于 T 细胞辅助，故又称 T 细胞依赖抗原。绝大多数蛋白质抗原如病原微生物、血细胞、血清蛋白等均属 TD-Ag。先天性胸腺缺陷和后天性 T 细胞功能缺陷的个体，TD-Ag 诱导机体产生抗体的能力明显低下。

表 3-2　TD-Ag 与 TI-Ag 的特性比较

	TD-Ag	TI-Ag
组成	B 细胞和 T 细胞表位	重复 B 细胞表位
T 细胞辅助	必需	无须
免疫应答类型	体液免疫和细胞免疫	体液免疫
抗体类型	多种	IgM
免疫记忆	有	无

2. 胸腺非依赖性抗原（thymus independent antigen，TI-Ag）

与 TD-Ag 不同，该类抗原刺激机体产生抗体时无须 T 细胞的辅助，又称 T 细胞非依赖性抗原。TI-Ag 可分为 TI-1 Ag 和 TI-2 Ag。TI-1 Ag 具有 B 细胞多克隆激活作用，如细菌脂多糖（LPS）等，成熟或未成熟 B 细胞均可对其产生应答；TI-2 Ag 如肺炎球菌荚膜多糖、聚合鞭毛素等，其表面含多个重复 B 表位，仅能刺激成熟 B 细胞。婴儿和新生动物 B 细胞发育不成熟，故对 TI-2 Ag 不应答或低应答，但对 TI-1 Ag 仍能应答。TD-Ag 与 TI-Ag 的区别详见表 3-2。

◀ 二、根据抗原与机体的亲缘关系分类

1. 异嗜性抗原（heterophilic antigen）　为一类与种属无关，存在于人、动物及微生物之间的共同抗原。异嗜性抗原最初是由 Forssman 发现，故又名 Forssman 抗原。例如，溶血性链球菌的表面成分与人肾小球基底膜及心肌组织具有共同抗原存在，故在链球菌感染后，其刺激机体产生的抗体可与具有共同抗原的心、肾组织发生交叉反应，导致肾小球肾炎或心肌炎；大肠杆菌 O_{14} 型脂多糖与人结肠黏膜有共同抗原存在，有可能导致溃疡性结肠炎的发生。

2. 异种抗原（xenogenic antigen）　指来自于另一物种的抗原性物质，如病原微生物及其产物、植物蛋白、用于治疗目的的动物抗血清及异种器官移植物等，对人而言均为异种抗原。微生物的结构虽然简单，但其化学组成却相当复杂，都有较强的免疫原性。临床上治疗用的动物免疫血清，如马血清抗毒素有其两重性：一是特异性抗体，有中和毒素的作用；另外它也是异种抗原，可刺激机体产生抗马血清抗体，反复使用可导致超敏反应的发生。

3. 同种异型抗原（allogenic antigen）　指同一种属不同个体间所存在的抗原，亦称同种抗原或同种异体抗原。常见的人类同种异型抗原有血型（红细胞）抗原和组织相容性抗原（人主要为 HLA）。血型抗原有四十余种抗原系统，常见的有 ABO 系统和 Rh 系统。HLA 是人体最为复杂的同种异型抗原。

4. 自身抗原（autoantigen）　在正常情况下，机体对自身组织细胞不会产生免疫应答，即自身耐受。但是在感染、外伤、服用某些药物等影响下，使隔离抗原释放，或改变和修饰了的自身组织细胞，可诱发机体免疫系统对其发生免疫应答，这些可诱导特异性免疫应答的自身成分称为自身抗原。

5. 独特型抗原（idiotypic antigen）　TCR、BCR 或 Ig 的 V 区所具有的独特的氨基酸顺序和空间构型，可诱导自体产生相应的特异性抗体，这些独特的氨基酸序列所组成的抗原表位称为独特型（idiotype，Id），Id 所诱生的抗体（即抗体，或称 Ab2）称抗独特型抗体（AId）。因此能以 Ab1 → Ab2 → Ab3 → Ab4…的形式进行下去，从而形成复杂的免疫网络，可调节免疫应答。

◀ 三、根据抗原是否在抗原提呈细胞内合成分类

1. 内源性抗原（endogenous antigen）　指在抗原提呈细胞内新合成的抗原，如病毒感染细胞合成的病毒蛋白、肿瘤细胞内合成的肿瘤抗原等。此类抗原在细胞内加工处理为抗原短肽，与 MHC Ⅰ类分子结合成复合物，可被 $CD8^+T$ 细胞的 TCR 识别。

2. 外源性抗原（exogenous antigen）　指并非由抗原提呈细胞（APC）合成，而是来源于

APC 外的抗原。抗原提呈细胞可通过胞噬、胞饮和受体介导的内吞等作用摄取外源性抗原（如吞噬的细胞或细菌等），经加工为抗原短肽后，与 MHC Ⅱ类分子结合为复合物，可被 CD4⁺T 细胞的 TCR 所识别。

四、其他分类

除了上述常见的抗原分类外，还可根据抗原的产生方式的不同，将其分为天然抗原和人工抗原；根据其物理性状的不同，分为颗粒性抗原和可溶性抗原；根据抗原的化学性质，可分为蛋白质抗原、多糖抗原及多肽抗原等；根据抗原诱导不同的免疫应答，可分为移植抗原、肿瘤抗原、变应原、过敏原及耐受原等。

第4节　非特异性免疫刺激剂

一、超抗原

通常，普通蛋白质抗原可激活机体总 T 细胞库中万分之一至百万分之一的 T 细胞。然而，某些抗原物质，只需要极低浓度（1~10ng/ml）即可激活 2%~20% T 细胞克隆，产生极强的免疫应答，这类抗原称之为超抗原（superantigen，SAg），其主要特性如表 3-3 所示。与普通蛋白质抗原不同，SAg 的一端可直接与 TCR 的 Vβ 链 CDR3 外侧区域结合，以完整蛋白的形式激活 T 细胞，另一端则与抗原提呈细胞表面的 MHC Ⅱ类分子的抗原结合槽（cleft）外部结合，因而 SAg 不涉及 Vβ 的 CDR3 及 TCRα 的识别，也不受 MHC 的限制。SAg 所诱导的 T 细胞应答，其效应并非针对超抗原本身，而是通过分泌大量的细胞因子而参与某些病理生理过程的发生与发展。因此，超抗原实际为一类多克隆激活剂。

SAg 主要有外源性超抗原和内源性超抗原两类。前者如金黄色葡萄球菌肠毒素 A~E（staphylococcus enterotoxin A~E，SEA~SEE）；后者如小鼠乳腺肿瘤病毒蛋白，它表达在细胞表面，作为次要淋巴细胞刺激抗原（minor lymphocyte stimulating antigen，MLS），刺激 T 细胞增殖。近年亦发现有作用于 TCRγδ⁺T 细胞的超抗原如热休克蛋白（heat shock protein，HSP），以及和 B 细胞超抗原如金黄色葡萄球菌蛋白 A（staphylococcus protein A，SPA）和人类免疫缺陷病毒（human immunodeficiency virus，HIV）gp120。它们活化 γδ⁺T 细胞和 B 细胞的机制目前尚不完全清楚。

表 3-3　超抗原与普通抗原的比较

	超抗原	普通抗原
化学性质	细菌外毒素、逆转录（反转录）病毒蛋白等	普通蛋白质、多糖等
MHC 结合部位	非多态区	多态区肽结合槽
TCR 结合部位	Vβ	Vα、Jα 及 Vβ、Dβ、Jβ
MHC 限制性	−	+
应答特点	直接刺激 T 细胞	APC 处理后被 T 细胞识别
反应细胞	CD4⁺T 细胞	T 细胞、B 细胞
T 细胞反应频率	1/20~1/5	$1/10^6$~$1/10^4$

二、佐剂

预先或与抗原同时注入体内，可增强机体对该抗原的免疫应答或改变免疫应答类型的非特异性免疫增强性物质，称为佐剂（adjuvant）。佐剂的种类很多：生物性的如卡介苗（BCG）、短小棒状杆菌（CP）、脂多糖（LPS）和细胞因子（如 GM-CSF）；无机化合物如氢氧化铝 [Al（OH)₃]；

人工合成的双链多聚肌苷酸如胞苷酸（poly I:C）和双链多聚腺苷酸：尿苷酸（poly A:U）；矿物油等。近来用脂质体、免疫刺激复合物（ISCOMs）以及含 CpC 脱氧寡核苷酸用作佐剂。其中弗氏完全佐剂（Freund's complete adjuvant, CFA）和弗氏不完全佐剂（Freund's incomplete adjuvant, IFA）是目前动物试验中最常用的佐剂。CFA 含有灭活的结核杆菌和矿物油，可协助抗原刺激机体产生体液和细胞免疫应答；IFA 仅含矿物油成分，仅可协助抗原刺激机体产生抗体应答。

佐剂作用的主要机制：①改变抗原物理性状，延缓抗原降解和排除，延长抗原在体内潴留时间；②刺激单核 - 巨噬细胞系统，增强其对抗原的处理和提呈能力；③刺激淋巴细胞的增殖分化，从而增强和扩大免疫应答的能力。

由于佐剂具有增强免疫应答的作用，故其应用很广。佐剂的主要用途包括：①增强特异性免疫应答，用于预防接种及制备动物抗血清；②作为非特异性免疫增强剂，用于抗肿瘤与抗感染的辅助治疗。近年来，临床上用作非特异免疫增强剂的有 HSP、ISCOM、IFA 等。

三、丝裂原

丝裂原（mitogen）亦称有丝分裂原，因可致细胞发生有丝分裂而得名。由于其与淋巴细胞表面的相应受体结合，刺激静止淋巴细胞转化为淋巴母细胞和有丝分裂，激活某一类淋巴细胞的全部克隆，因而被认为是一种非特异性的淋巴细胞多克隆激活剂。

T 细胞、B 淋巴细胞表面表达多种丝裂原受体（表 3-4），均可对丝裂原刺激产生增殖反应，被广泛应用于在体外机体免疫功能的检测。

表 3-4 作用于人和小鼠 T、B 淋巴细胞的丝裂原

	人		小鼠	
	T 细胞	B 细胞	T 细胞	B 细胞
ConA（刀豆蛋白 A）	+	−	+	−
PHA（植物血凝素）	+	−	+	−
PWM（商陆丝裂原）	+	−	+	−
LPS（脂多糖）	−	−	−	+
SPA（葡萄球菌蛋白 A）	−	+	−	−

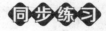

同步练习

1. 试述抗原的基本特性。
2. 试述决定抗原特异性的结构基础。
3. 试比较 TD-Ag 和 TI-Ag 的特点。
4. 影响抗原应答的主要因素有哪些？
5. 试述超抗原与普通抗原的异同点。

参考答案

1. 答：异物性和特异性。

异物性：异种异物、同种异体异物（如同种异体移植物）、自身物质（恶化、衰老、死亡的自身组织和胚胎期未与免疫活性细胞接触的成分如精子、脑组织、眼晶状体蛋白、甲状腺球蛋白），亲缘关系越远，组织结构差别越大异物性越大，免疫原性越强。

特异性：某一特定抗原只能刺激机体产生特定的抗体或致敏淋巴细胞，并仅能与该抗体或淋巴细胞专一性结合，因每个抗原中存在抗原表位。

2. 答：其结构基础是抗原表位。

抗原表位：Ag 中决定抗原特异性的特殊化学基团。常由 5~15 个氨基酸（AA）残基或 5~7 个多糖或核苷酸残基组成。抗原的抗原表位的总数叫抗原结合价。根据抗原表位的结构特点可分为顺序表位和构象表位。根据淋巴细胞识别不同可分为 B 细胞表位和 T 细胞表位。

	T 细胞表位	B 细胞表位
识别表位的受体	TCR	BCR
MHC 分子参与	必须	无须
表位性质	处理后的线性短肽	天然多肽、多糖、LPS 等
表位大小	CD8$^+$T：8~10AA CD4$^+$T：13~17AA	5~15AA，5~7 多糖、核苷酸
表位类型	线性表位	线性表位、构象表位
表位位置	抗原分子任何位置	抗原分子表面

顺序表位 / 线性表位：连续线性排列的短肽构成，T 细胞表位和部分 B 细胞表位。

构象表位 / 非线性表位：短肽、多糖或核苷酸残基在空间上形成的特定结构。

3. 答：

	TD-Ag	TI-Ag
组成	B 细胞和 T 细胞表位	B 细胞表位
结构特点	复杂，要与 MHC 分子结合	简单，不需与 MHC 分子结合
化学性质	蛋白质	多聚蛋白、LPS、细菌多糖
抗体类型	IgG 为主	低亲和力的 IgM
免疫记忆	有	无
免疫应答类型	体液免疫、细胞免疫	体液免疫
活化 B 细胞	B2 细胞	B1 细胞
免疫耐受	不易	易

4. 答：

（1）抗原分子的理化性质

①化学性质：蛋白质、糖蛋白、脂蛋白、多糖类、LPS 及肿瘤细胞的 DNA、组蛋白；

②分子量大小：> 10kD，分子量大的免疫原性强；

③结构复杂性：含芳香族 AA 的 Ag 免疫原性强；

④分子构象：抗原表位；

⑤易接近性：抗原表位被淋巴细胞受体接近容易程度，易接近免疫原性强；

⑥物理状态：颗粒性抗原免疫原性强。

（2）宿主方面的因素：遗传因素，年龄、性别及健康状态。

（3）抗原进入机体的方式：抗原进入机体的数量、途径、次数、两次免疫的间隔时间、佐剂的应用和类型。佐剂：要适量，太高或太低易造成耐受；弗氏佐剂诱导 IgG，明矾佐剂诱导 IgE；免疫途径：皮内注射 > 皮下注射 > 腹腔注射、静脉注射 > 口服（耐受）。

5. 答:

	超抗原	普通抗原
T 细胞反应频率	高，1/20~1/5	低，$1/10^6$~$1/10^4$
化学性质	细菌外毒素、逆转录病毒蛋白	普通蛋白质、多糖
TCR 结合部位	Vβ 链的 CDR3 外侧区域	Vα、Jα 和 Vβ、Jβ、Dβ 围成（抗原结合槽）
MHC 结合部位	非多肽区	多肽区肽结合槽
MHC 限制性	无	有
应答特点	直接刺激 T 细胞	APC 处理后被 T 细胞识别
反应细胞	CD4$^+$T 细胞	T 细胞、B 细胞

（梅　钧）

第4章 抗 体

1. 掌握 抗体、免疫球蛋白、单克隆抗体等概念，掌握抗体的基本结构、水解片段，掌握抗体的功能，掌握各类抗体的特性与功能。
2. 熟悉 抗体的抗原性。
3. 了解 多克隆抗体、基因工程抗体。

抗体（antibody，Ab）是免疫系统在抗原刺激下，由 B 细胞或记忆 B 细胞增殖分化成的浆细胞所产生的、可与相应抗原发生特异性结合的免疫球蛋白（immunoglobulin，Ig），主要存在于血清等体液中。1937 年 Tiselius 和 Kabat 用电泳方法将血清蛋白分为白蛋白以及 α_1、α_2、β 和 γ 球蛋白等组分，并发现抗体活性主要存在于 γ 区，故相当长一段时间内，抗体又被称为 γ 球蛋白（丙种球蛋白）。1968 年和 1972 年世界卫生组织和国际免疫学会联合会的专门委员会先后决定，将具有抗体活性或化学结构与抗体相似的球蛋白统一命名为免疫球蛋白。

★ 第 1 节 抗体的结构

一、抗体的基本结构

抗体的基本结构是一 "Y" 形四肽链结构，由两条完全相同的重链和两条完全相同的轻链以二硫键连接而成。

（一）重链和轻链

任何一类天然抗体分子均含有四条多肽链，其中，分子量较大的称为重链（heavy chain，H），而分子量较小的为轻链（light chain，L）。同一天然 Ab 分子中的两条 H 链和两条 L 链的氨基酸组成完全相同。

1. **重链** 分子量约为 50 kD ~75kD，由 450~550 个氨基酸残基组成。各类抗体的重链恒定区氨基酸组成和排列顺序不尽相同，因而其抗原性也不同。据此，可将免疫球蛋白重链分为五类（class），即 μ 链、δ 链、γ 链、α 链和 ε 链，其相应的 Ab 分别为 IgM、IgD、IgG、IgA 和 IgE。不同类的重链具有不同的特征，如链内二硫键的数目和位置、连接寡糖的数量、结构域的数目以及铰链区的长度等均不完全相同。即使是同一类 Ab，铰链区氨基酸组成和二硫键的数目、位置也不同，据此又可将同一类 Ab 分为不同的亚类（subclass）。如人 IgG 可分为 IgG1、IgG2、IgG3、IgG4；IgA 可分为 IgA1 和 IgA2。IgM、IgD 和 IgE 尚未发现有亚类。

2. **轻链** 分子量约为 25 kD，由约 214 个氨基酸残基构成。轻链根据其恒定区的氨基酸组成和排列顺序不同有两型（type），分别为 κ（kappa）型和 λ（lambda）型。一个天然 Ab 分子上两条轻链的型别总是相同的，但同一个体内可存在分别带有 κ 或 λ 轻链的抗体分子。每类 Ab 都可以有 κ 链或 λ 链，两型轻链的功能无差异。不同种属生物体内两型轻链的比例不同，正常

人血清免疫球蛋白 κ∶λ 约为 2∶1。根据 λ 链恒定区个别氨基酸的差异，又可分为 λ1、λ2、λ3 和 λ4 四个亚型（subtype）。

（二）可变区和恒定区

通过分析针对不同抗原特异性的相应抗体 IgG 重链和轻链的氨基酸序列，发现重链和轻链靠近 N 端的约 110 个氨基酸的序列变化很大，其他部分氨基酸序列则相对恒定。抗体轻链和重链中靠近 N 端氨基酸序列变化较大的区域称为可变区（variable region，V），分别占重链和轻链的 1/4 和 1/2；而靠近 C 端氨基酸序列相对稳定的区域，称为恒定区（constant region，C 区），分别占重链和轻链的 3/4 和 1/2。

1. 可变区 重链和轻链的 V 区分别称为 VH 和 VL。VH 和 VL 各有 3 个区域的氨基酸组成和排列顺序具有更高程度变易性，称为高变区（hypervariable region，HVR）或互补决定区（complementarity determining region，CDR），分别用 HVR1（CDR1）、HVR2（CDR2）和 HVR3（CDR3）表示，一般 CDR3 变化程度更高。VH 和 VL 的 3 个 CDR 共同组成 Ig 的抗原结合部位（antigen-binding site），决定着抗体的特异性，负责识别及结合抗原，从而发挥免疫效应。V 区中 CDR 之外区域的氨基酸组成和排列顺序相对不易变化，称为骨架区（framework region，FR）。VH 或 VL 各有四个骨架区，分别用 FR1、FR2、FR3 和 FR4 表示。

2. 恒定区 重链和轻链的 C 区分别称为 CH 和 CL。不同型（λ 或 κ）轻链其 CL 的长度基本一致，但不同类重链其 CH 的长度不一，IgG、IgA 和 IgD 重链 C 区有 CH1、CH2 和 CH3 三个结构域，IgM 和 IgE 重链 C 区有 CH1、CH2、CH3 和 CH4 四个结构域。同一种属的个体，所产生针对不同抗原的同一类别 Ab，尽管其 V 区各异，但其 C 区氨基酸组成和排列顺序比较恒定，其免疫原性相同。

（三）铰链区

铰链区（hinge region）位于 CH1 与 CH2 之间，含有丰富的脯氨酸，因此易伸展弯曲，能改变两个结合抗原的"Y"形臂之间的距离，有利于两臂同时结合两个不同的抗原表位。铰链区易被木瓜蛋白酶、胃蛋白酶等水解，产生不同的水解片段。

二、抗体的其他成分

Ab 轻链和重链除上述基本结构外，某些类别的 Ab 还含有其他辅助成分，如 J 链和分泌片。

（一）J 链

J 链（joining chain）是一富含半胱氨酸的多肽链，由浆细胞合成，主要功能是将单体 Ab 分子连接为二聚体或多聚体。2 个 IgA 单体由 J 链连接形成二聚体，5 个 IgM 单体由二硫键相互连接，并通过二硫键与 J 链连接形成五聚体。IgG、IgD 和 IgE 常为单体，无 J 链。

（二）分泌片

分泌片（secretory piece，SP）又称为分泌成分（secretory component，SC），是分泌型 IgA 分子上的一个辅助成分，为一种含糖的肽链，由黏膜上皮细胞合成和分泌，并结合于 IgA 二聚体上，使其成为分泌型 IgA（SIgA），并一起被分泌到黏膜表面。分泌片具有保护分泌型 IgA 的铰链区免受蛋白水解酶降解的作用，并介导 IgA 二聚体从黏膜下通过黏膜等细胞转运到黏膜表面。

三、抗体的水解片段

在一定条件下，抗体分子肽链的某些部分易被蛋白酶水解为各种片段。木瓜蛋白酶（papain）和胃蛋白酶（pepsin）是最常用的两种 Ab 蛋白水解酶，并可借此研究 Ab 的结构和功能，分离和纯化特定的 Ab 多肽片段。

（一）木瓜蛋白酶水解片段

木瓜蛋白酶水解 IgG 的部位是在铰链区的重链链间二硫键近 N 端侧，可将 Ig 裂解为 2 个完全相同的 Fab 段和 1 个 Fc 段。Fab 段即抗原结合片段（fragment of antigen binding，Fab），由一条完整的轻链和重链的 VH 和 CH1 结构域组成。一个 Fab 片段为单价，可与抗原结合但不发生凝集反应或沉淀反应。Fc 段即可结晶片段（fragment crystallizable，Fc），相当于 IgG 的 CH2 和 CH3 结构域。Fc 无抗原结合活性，是 Ab 与效应分子或细胞相互作用的部位。

（二）胃蛋白酶水解片段

胃蛋白酶作用于铰链区的重链链间二硫键近 C 端侧，水解 Ab 后可获得 1 个 F（ab'）$_2$ 片段和一些小片段 pFc'。F（ab'）$_2$ 是由 2 个 Fab 及铰链区组成，由于 Ab 分子的两个臂仍由二硫键连接，因此 F（ab'）$_2$ 片段为双价，可同时结合两个抗原表位，故与抗原结合可发生凝集反应和沉淀反应。由于 F（ab'）$_2$ 片段保留了结合相应抗原的生物学活性，又避免了 Fc 段抗原性可能引起的不良反应，因而被广泛用作生物制品。如白喉抗毒素、破伤风抗毒素经胃蛋白酶水解后精制提纯的制品，因去掉 Fc 段而减少超敏反应的发生。胃蛋白酶水解 Ab 后所产生的 pFc' 最终被降解，无生物学作用。

第 2 节　抗体的多样性和免疫原性

不同抗原刺激 B 细胞所产生的抗体在特异性以及类型等方面均不尽相同，呈现出明显的多样性。抗体的多样性是由免疫球蛋白基因重排决定并经抗原选择表现出来的。

抗体既可与相应的抗原发生特异性的结合，其本身又可激发机体产生特异性免疫应答。其结构和功能基础是在抗体分子中包含有多种不同的抗原表位，呈现出不同的免疫原性。Ab 分子上有三类不同的抗原表位，分别为同种型、同种异型和独特型抗原表位。

（一）同种型（isotype）

不同种属来源的抗体分子对异种动物来说具有免疫原性，可刺激机体产生抗该异种抗体的免疫应答。这种存在于同种抗体分子中的抗原表位即为同种型，是同一种属所有个体 Ab 分子共有的抗原特异性标志，为种属型标志，存在于 Ab 的 C 区。

（二）同种异型（allotype）

同一种属但不同个体来源的抗体分子也具有免疫原性，也可刺激机体产生特异性免疫应答。这种存在于同种但不同个体中的免疫原性，称为同种异型，是同一种属不同个体间 Ab 分子所具有的不同抗原特异性标志，为个体型标志，存在于 Ab 的 C 区。

（三）独特型（idiotype，Id）

即使是同一种属、同一个体来源的抗体分子，其免疫原性亦不尽相同，称为独特型，是每个抗体分子所特有的抗原特异性标志，其表位又称为独特位（idiotope）。抗体分子每一 Fab 段约有 5~6 个独特位，它们存在于 V 区。独特型在异种、同种异体甚至同一个体内均可刺激产生相应抗体，即抗独特型抗体（anti-idiotype antibody，AId 或 Ab2）。

★第 3 节　抗体的功能

抗体的功能与其结构密切相关。抗体的 V 区和 C 区的氨基酸组成和顺序的不同，决定了它们功能上的差异。V 区和 C 区的作用，构成了抗体的生物学功能。

一、AbV 区的功能

识别并特异性结合抗原是抗体的主要功能，执行该功能的结构是抗体 V 区，其中 CDR 在识别和结合特异性抗原中起决定性作用。抗体的 V 区与抗原结合后，在体内可结合病原微生物及其产物，具有中和毒素、阻断病原入侵、清除病原微生物等免疫防御功能。B 细胞膜表面的 IgM 和 IgD 等 Ig 构成 B 细胞的抗原识别受体，能特异性识别抗原分子。在体外可发生各种抗原抗体结合反应，有利于抗原或抗体的检测和功能的判断。

二、Ab C 区的功能

（一）激活补体

IgG1、IgG2 和 IgG3 以及 IgM 与相应抗原结合后，可因构型改变而使其 CH2 和 CH3 结构域内的补体结合点暴露，从而通过经典途径激活补体系统，产生多种效应功能，其中 IgM、IgG1 和 IgG3 激活补体系统的能力较强，IgG2 较弱。IgA、IgE 和 IgG4 本身难以激活补体，但形成聚合物后可通过旁路途径激活补体系统。通常，IgD 不能激活补体。

（二）结合 Fc 段受体

IgG、IgA 和 IgE 抗体，可通过其 Fc 段与表面具有相应受体的细胞结合，产生不同的生物学作用。

1. 调理作用（opsonization） 指抗体如 IgG（特别是 IgG1 和 IgG3）的 Fc 段与中性粒细胞、巨噬细胞上的 IgG Fc 受体结合，从而增强吞噬细胞的吞噬作用。例如，细菌特异性的 IgG 抗体可以其 Fab 段与相应的细菌抗原结合后，以其 Fc 段与巨噬细胞或中性粒细胞表面相应 IgG Fc 受体结合，通过 IgG 的 Fab 段和 Fc 段的"桥联"作用，促进吞噬细胞对细菌的吞噬。

2. 抗体依赖的细胞介导的细胞毒作用（antibody-dependent cell-mediated cytotoxicity，ADCC） 指具有杀伤活性的细胞如 NK 细胞通过其表面表达的 Fc 受体（FcR）识别包被于靶抗原（如细菌或肿瘤细胞）上抗体的 Fc 段，直接杀伤靶细胞。NK 细胞是介导 ADCC 的主要细胞。

3. 介导 I 型超敏反应 IgE 为亲细胞抗体，可通过其 Fc 段与肥大细胞和嗜碱性粒细胞表面的高亲和力 IgE Fc 受体（FcεRI）结合，并使其致敏。若相同变应原再次进入机体与致敏靶细胞表面特异性 IgE 结合，即可促使这些细胞合成和释放生物活性物质，引起 I 型超敏反应。

（三）穿过胎盘和黏膜

在人类，IgG 是唯一能通过胎盘的抗体。IgG 穿过胎盘的作用是一种重要的自然被动免疫机制，对于新生儿抗感染具有重要意义。另外，分泌型 IgA 可通过呼吸道和消化道的黏膜，是黏膜局部免疫的最主要因素。

此外，抗体分子还对免疫应答有调节作用。

★第4节 各类抗体的特性与功能

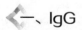

一、IgG

IgG 是血清和胞外液中含量最高的 Ab，约占血清总 Ab 的 75%~80%。人 IgG 有 4 个亚类，分别为 IgG1、IgG2、IgG3、IgG4。IgG 半寿期约 20~23 天，是再次免疫应答产生的主要抗体，其亲和力高，在体内分布广泛，具有重要的免疫效应，是机体抗感染的"主力军"。IgG1、IgG3、IgG4 可穿过胎盘屏障，在新生儿抗感染免疫中起重要作用。IgG1、IgG2 和 IgG3 的 CH2 能通过经典途径活化补体，并可与巨噬细胞、NK 细胞表面 Fc 受体结合，发挥调理作用、ADCC 作用等。人 IgG1、IgG2 和 IgG4 可通过其 Fc 段与葡萄球菌蛋白 A（SPA）结合，借此可纯化抗体，并用于免疫诊断。某些自身抗体如抗甲状腺球蛋白抗体、抗核抗体，以及引起 II、III 超敏反应的抗体也属于 IgG。

二、IgM

IgM 占血清免疫球蛋白总量的 5%~10%，血清浓度约 1mg/ml。单体 IgM 以膜结合型（mIgM）表达于 B 细胞表面，构成 B 细胞抗原受体（BCR）。分泌型 IgM 为五聚体，是分子量最大的 Ig，沉降系数为 19S，称为巨球蛋白（macroglobulin），一般不能通过血管壁，主要存在于血液中。

五聚体 IgM 含 10 个 Fab 段，具有很强的抗原结合能力；含 5 个 Fc 段，比 IgG 更易激活补体。天然的血型抗体为 IgM，血型不符的输血，可致严重溶血反应。IgM 是个体发育过程中最早合成和分泌的抗体，在胚胎发育晚期的胎儿即能产生 IgM，故脐带血 IgM 升高提示胎儿有宫内感染（如风疹病毒或巨细胞病毒等感染）。IgM 也是初次体液免疫应答中最早出现的抗体，是机体抗感染的"先头部队"；血清中检出 IgM，提示新近发生感染，可用于感染的早期诊断。膜表面 IgM 是 B 细胞抗原受体的主要成分。只表达 mIgM 是未成熟 B 细胞的标志。

三、IgA

IgA 有血清型和分泌型两种。血清型为单体，主要存在于血清中，仅占血清免疫球蛋白总量的 10%~15%。分泌型 IgA（secretory IgA，SIgA）为二聚体，由 J 链连接，含由上皮细胞合成的 SP，经上皮细胞分泌至外分泌液中。SIgA 合成和分泌的部位在肠道、呼吸道、乳腺、唾液腺和泪腺，因此主要存在于胃肠道和支气管分泌液、初乳、唾液和泪液中。SIgA 是外分泌液中的主要抗体类别，参与黏膜局部免疫，通过与相应病原微生物（细菌、病毒等）结合，阻止病原体黏附到细胞表面，从而在局部抗感染中发挥重要作用。SIgA 在黏膜表面也有中和毒素的作用。新生儿易患呼吸道、胃肠道感染可能与 IgA 合成不足有关。婴儿可从母亲初乳中获得 SIgA，为一重要的自然被动免疫。

四、IgD

正常人血清 IgD 浓度很低（约 30mg/ml），仅占血清免疫球蛋白总量的 0.2%。五类 Ab 中，IgD 的铰链区较长，易被蛋白酶水解，故其半寿期很短（仅 3 天）。IgD 分为两型：血清 IgD 的生物学功能尚不清楚；膜结合型 IgD（mIgD）构成 BCR，是 B 细胞分化发育成熟的标志，未成熟 B 细胞仅表达 mIgM，成熟 B 细胞可同时表达 mIgM 和 mIgD，称为初始 B 细胞（naive B cell）；活化的 B 细胞或记忆 B 细胞其表面的 mIgD 逐渐消失。

五、IgE

IgE 是正常人血清中含量最少的 Ab，血清浓度极低，约为 5×10^{-5} mg/ml。主要由黏膜下淋巴组织中的浆细胞分泌。IgE 分子量为 160kD，IgE 的重要特征为亲细胞性，其 CH2 和 CH3 结构域可与肥大细胞、嗜碱性粒细胞上的高亲和力 FcεRⅠ结合，当结合再次进入机体的抗原后可引起Ⅰ型超敏反应。此外，IgE 可能与机体抗寄生虫免疫有关。

★第 5 节　人工制备抗体

抗体的上述生物学特性使得其在疾病的诊断、免疫防治及其基础研究中发挥着重要作用，人们对抗体的需求也随之增大。人工制备抗体是大量获得抗体的有效途径。

一、多克隆抗体

天然抗原分子中常含多种不同抗原特异性的抗原表位，以该抗原物质刺激机体免疫系统，体内多个 B 细胞克隆被激活，产生的抗体中实际上含有针对多种不同抗原表位的免疫球蛋白，为多克隆抗体（polyclonal antibody，pAb）。获得多克隆抗体的途径主要有动物免疫血清、恢复期病人血清或免疫接种人群。多克隆抗体的优势是：作用全面，具有中和抗原、免疫调理、介导补体依赖的细胞毒作用（CDC）、ADCC 等重要作用，来源广泛，制备容易；其缺点是：特异性不高、易发生交叉反应，也不易大量制备和标准化，从而应用受限。

二、单克隆抗体

Köhler 和 Milstein 将可产生特异性抗体但短寿的 B 细胞与无抗原特异性但长寿的恶性骨髓

瘤细胞融合，建立了可产生单克隆抗体的 B 淋巴细胞杂交瘤细胞和单克隆抗体技术。通过该技术融合形成的杂交细胞系即杂交瘤（hybridoma），既有骨髓瘤细胞大量扩增和永生的特性，又具有免疫 B 细胞合成和分泌特异性抗体的能力。每个杂交瘤细胞由一个 B 细胞融合而成，而每个 B 细胞克隆仅识别一种抗原表位，故经筛选和克隆化的杂交瘤细胞仅能合成及分泌抗单一抗原表位的特异性抗体。这种由单一杂交瘤细胞产生，针对单一抗原表位的特异性抗体，称为单克隆抗体（monoclonal antibody，mAb）。其优点是结构均一、纯度高、特异性强、效价高、少或无血清交叉反应、制备成本低、易标准化。

三、基因工程抗体

既保持单克隆抗体均一性、特异性强的优点，又能克服其为鼠源性的弊端，是拓展 mAb 人体内使用的重要思路。通过基因工程技术可以制备基因工程抗体（genetic engineering antibody），如人 - 鼠嵌合抗体（chimeric antibody）、人源化抗体（humanized antibody）、双特异性抗体（bispecific antibody）、小分子抗体及人抗体等。

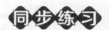

1. 试述抗体的结构及其功能。
2. 试述抗体分子的多样性、免疫原性及其决定因素。
3. 试比较各类抗体分子结构和功能的异同点。
4. 简述人工制备抗体的方法。

1. 答：Ig 的基本结构是由四条对称的多肽链构成的单体。单体包括两条相同的分子量较大的重链和两条相同的分子量较小的轻链。重链间及重、轻链间有二硫键相连形成对称结构。免疫球蛋白分子的各条肽链按其结构特点可分为可变区和恒定区，可变区在 Ig 近 N 端轻链的 1/2 和重链的 1/4 或 1/5 范围内，其氨基酸组成及序列变化较大，其中变化最为剧烈的特定部位称为超变区，除超变区之外的部位氨基酸组成及排列相对保守，通常称为骨架区。Ig 近 C 端在 L 链的 1/2 及 H 链的 3/4 或 4/5 区域内，氨基酸组成在同一物种的同一类 Ig 中相对稳定，称恒定区。生物学活性如下。

（1）特异性结合抗原　抗体与抗原结合的特异性是由 IgV 区的氨基酸组成及空间构型所决定。

（2）激活补体　IgG1、IgG2、IgG3、IgM 可通过经典途径激活补体，凝聚的 IgA、IgG4 和 IgE 可通过替代途径激活补体。

（3）通过与细胞 Fc 受体结合发挥生物效应　①调理作用：IgG、IgM 的 Fc 段与吞噬细胞表面的 FcγR、FcμR 结合，促进吞噬细胞吞噬功能的作用；② ADCC 作用：抗体依赖的细胞介导的细胞毒作用，IgG 与靶抗原结合后，其 Fc 段可与 NK、Mφ、单核细胞的 FcγR 结合促使细胞毒颗粒释放，导致靶细胞的溶解；③ IgE 介导 I 型超敏反应。

（4）穿过胎盘和黏膜　人 IgG 能借助 Fc 段选择性与胎盘微血管内皮细胞结合，主动穿过胎盘。SIgA 可经黏膜上皮细胞进入消化道及呼吸道发挥局部免疫作用。

（5）具有免疫调节作用。

2. 答：不同抗原刺激 B 细胞所产生的抗体在特异性以及类型等方面均不尽相同，呈现出明显的多样性。抗体的多样性是由免疫球蛋白基因重排决定并经抗原选择表现出来的。

抗体既可与相应的抗原发生特异性的结合，其本身又可激发机体产生特异性免疫应答。其结构和功能基础是在抗体分子中包含有多种不同的抗原表位，呈现出不同的免疫原性。Ab 分子上有三类不同的抗原表位，分别为同种型、同种异型和独特型抗原表位。

3. 答：IgG：IgG 的血清含量最高，是唯一能主动穿过胎盘的 Ig，对防止新生儿感染具有重要的自然被动免疫作用。可分为 4 个亚类，即 IgG1、IgG2、IgG3、IgG4。IgG1、IgG2、IgG3 通过经典途径激活补体。是机体再次免疫应答的主要抗体，是主要的抗感染抗体，具有抗菌、抗病毒、中和毒素及免疫调节作用。

SIgA：黏膜局部抗感染（免疫）作用：抗菌，抗病毒、免疫排除功能：结合饮食中可溶性抗原、肠道正常菌群病原微生物释放的热原物质，防止它们进入血液。

IgM：IgM 为五聚体，分子量最大，一般不易透出血管，主要分布在血液中。具有较多的抗原结合部位，其激活补体和免疫调理作用较 IgG 强。是个体发育中最早合成的 Ig，不能通过胎盘，在抗原诱导的体液免疫中最早合成并分泌。人天然血型抗体为 IgM，是造成血型不符输血反应的重要因素。B 细胞识别抗原受体。

IgD：B 细胞表面抗原受体、成熟 B 细胞同时表达 SmIgM 和 SmIgD，B 细胞活化后 SmIgD 逐渐消失，对抗原的刺激出现正应答。

IgE：介导 I 型超敏反应，抗寄生虫感染。

4. 答：多克隆抗体：动物免疫血清、恢复期病人血清或免疫接种人群。单克隆抗体：将可产生特异性抗体但短寿的 B 细胞与无抗原特异性但长寿的恶性骨髓瘤细胞融合即杂交瘤，既有骨髓瘤细胞大量扩增和永生的特性，又具有免疫 B 细胞合成和分泌特异性抗体的能力。每个杂交瘤细胞由一个 B 细胞融合而成，而每个 B 细胞克隆仅识别一种抗原表位，故经筛选和克隆化的杂交瘤细胞仅能合成及分泌抗单一抗原表位的特异性抗体。基因工程抗体。

（黄彬红）

第5章 补体系统

1. 掌握 补体的概念、基本组成，补体的三条激活途径及其特点，补体的生物学作用。
2. 熟悉 补体的命名规律，补体激活的调节机制，补体受体。
3. 了解 补体系统的理化性质、生物合成，补体系统和临床的关系。

第1节 概　述

19 世纪末，在发现体液免疫后不久，Bordet 即证实新鲜血清中存在一种不耐热成分，可辅助特异性抗体介导溶菌作用。由于这种成分是抗体发挥溶细胞作用的必要补充条件，故被称为补体（complement，C）。补体是广泛存在于血清、组织液和细胞表面的一组经活化后具有酶活性的蛋白质，包括三十余种可溶性蛋白和膜结合蛋白，故被称为补体系统（complement system）。补体的活化产物具有溶解细胞、调理吞噬、清除免疫复合物和介导炎症反应等生物学功能，且具有精密的调控机制。补体系统广泛参与机体的抗感染免疫及免疫调节，也可介导某些免疫病理的损伤性反应，与多种疾病的发生和发展密切相关。

一、补体系统的基本组成

补体系统各成分根据其生物学功能不同可分为三类。

（一）补体固有成分

补体固有成分指存在于血浆和体液中，参与补体活化级联反应的各种成分如下。

（1）经典激活途径的 C1q、C1r、C1s、C2、C3、C4、C5、C6、C7、C8、C9。

（2）旁路激活途径的 B 因子、D 因子、备解素（properdin，P 因子）、C3、C5、C6、C7、C8、C9。

（3）甘露糖结合凝集素（mannose-binding lectin，MBL）激活途径的 MBL、MBL 相关丝氨酸蛋白酶（MASP）、C2、C3、C4、C5、C6、C7、C8、C9。

（二）补体调节蛋白

补体调节蛋白（complement regulatory protein）指以可溶性形式或膜结合形式存在，通过调节补体激活途径中关键酶而控制补体活化强度和范围的蛋白分子，包括血浆中的 C1 抑制物（C1INH）、I 因子、H 因子、C4 结合蛋白（C4bp）、S 蛋白、Sp40/40、羧肽酶 N（过敏毒素灭活因子）；存在于细胞膜表面的衰变加速因子（DAF）、膜辅助蛋白（MCP）、C8bp、CD59 等。

（三）补体受体

补体受体（complement receptor，CR）指存在于不同细胞膜表面，可与补体激活过程中所形成的活性片段结合，介导多种生物效应的受体分子。目前有 CR1、CR2、CR3、CR4、CR5、C3aR、C4aR、C5aR、C1qR、C3eR 等。

二、补体系统的命名

参与补体活化经典途径和末端通路的固有成分按其发现的先后顺序，分别命名为 C1、C2、C3、C4、C5、C6、C7、C8、C9；补体系统的其他成分以英文大写字母表示，如 B 因子、D 因子、P 因子、H 因子等；补体活化后的裂解片段，以该成分后加英文小写字母表示，如 C3a/C3b、C5a/C5b 等；某些补体调节蛋白则按其功能命名，如 C1INH、C4bp、DAF、MCP 等。

三、补体系统的理化性质

补体成分均为糖蛋白，多数为 β 球蛋白，少数为 α 或 γ 球蛋白。血清中补体占血清球蛋白总量的 10% 左右，其中 C3 含量最高，D 因子含量最低。多数补体成分对热不稳定，经 56℃ 加热 30min 即可灭活，即使在室温下也会很快灭活，故用于研究或检测的补体标本应保存于 -20℃ 以下。紫外线、机械震荡或某些添加剂等理化因素也可能破坏补体的活性。

四、补体的生物合成

机体约 90% 血浆补体成分由肝脏合成，其他器官和细胞也能合成补体的某些成分，如：单核 / 巨噬细胞、内皮细胞、淋巴细胞、肾脏上皮细胞、生殖器官等。在感染、组织损伤急性期及炎症状态下，多种促炎细胞因子（如 IFN-γ、IL-1、IL-6、TNF-α 等）可刺激补体基因转录和表达，Mφ 合成大量补体，导致血清补体水平升高。补体代谢速率极快，每天约有一半血清补体被更新。

★第 2 节 补体系统的激活

在生理情况下，血清中大多数补体固有成分以非活化形式存在于体液中，在某些激活物的作用下，或在特定的固相表面上，补体通过级联酶促反应而激活，产生具有生物学活性的产物。已发现三条补体激活途径，即经典途径、MBL 途径和旁路途径，它们有共同的终末反应过程。

★一、补体活化的经典途径

经典途径（classical pathway）是以抗原 - 抗体复合物为主要激活物质，经 C1 启动，依次活化 C4、C2、C3，形成 C3 转化酶与 C5 转化酶的级联酶促反应过程。

（一）激活物

经典途径的主要激活物是抗原与抗体（IgG、IgM）特异性结合形成的免疫复合物（immune complex，IC）。游离或可溶性抗体不能激活补体。此外，C 反应蛋白、细菌脂多糖（LPS）和某些病毒蛋白（如 HIV 的 gp120）等也可作为激活物。

（二）活化过程

C1 是由 1 个 C1q、2 个 C1r 和 2 个的 C1s 分子组成的多聚体复合物，其中 C1q 为六聚体，是与 Ig 结合的部位。当 C1q 与 2 个以上 IC 中 IgG 或 IgM Fc 段结合后，构型即发生改变，导致 C1r 被裂解活化，活化的 C1r 可激活 C1s 的丝氨酸蛋白酶活性，可依次裂解 C4 和 C2。

在 Mg^{2+} 存在下，C1s 使底物 C4 裂解为 C4a 和 C4b，约 5% 的 C4b 能结合至紧邻抗原抗体结合处的细胞或颗粒表面。同样 C2 作为 C1s 的另一底物，被裂解后产生 C2a 和 C2b，C2a 可与 C4b 结合形成 C4b2a 复合物，即 C3 转化酶（C3 convertase）。C4b2a 继而裂解 C3 产生 C3a 和 C3b，约 10% 左右的 C3b 可与细胞表面的 C4b2a 结合，形成 C4b2a3b 复合物，即 C5 转化酶（C5 convertase）。C3 是血浆中含量最高的补体成分，其活化是补体活化级联反应中的枢纽性步骤。上述过程中产生的小分子片段 C2b、C3a、C4a 游离于液相，成为重要的炎症介质。

C5 转化酶将 C5 裂解成 C5a 和 C5b，C5a 游离于液相，C5b 可与 C6 稳定结合为 C5b6；C5b6 自发与 C7 结合成 C5b67 复合物，可与附近的细胞膜结合，进而与 C8 高亲和力结合，所形成的 C5b678 可促进 12~16 个 C9 分子聚合，形成 C5b6789 大分子复合物，即膜攻击复合物（membrane attack complex，MAC）。MAC 为中空管状的 C9 聚合体，插入细胞膜磷脂双层的 MAC 形成一个跨膜通道，导致胞内渗透压发生改变，细胞崩解。此外，MAC 插入胞膜可使致死量钙离子向细胞内弥散，最终导致细胞死亡。

★ 二、补体活化的旁路途径

旁路途径（alternative pathway）又称替代途径，指不依赖抗体，由微生物或外源异物直接激活 C3，在 B 因子、D 因子和 P 因子参与下，形成 C3 转化酶与 C5 转化酶的级联酶促反应过程。

（一）激活物

旁路途径的激活物，实际上是为补体活化提供保护性环境和接触表面的成分，如某些细菌、脂多糖、酵母多糖、葡聚糖等。

（二）活化过程

天然 C3 与水分子结合形成 C3（H_2O），在 Mg^{2+} 存在下，C3（H_2O）与 B 因子结合，B 因子被 D 因子裂解为 Ba 和 Bb，Bb 与 C3（H_2O）结合为 C3（H_2O）Bb，即旁路途径的起始 C3 转化酶，其中 Bb 片段具有丝氨酸蛋白酶活性。C3（H_2O）Bb 极不稳定，易被血清中 H 因子与 I 因子灭活，但其酶活性仍足以活化若干 C3 分子生成 C3b。

绝大多数 C3b 在液相中快速失活，少数可与附近的膜表面结构共价结合。结合于自身组织细胞表面的 C3b，可被 H 因子、I 因子、DAF、MCP、CRI 等调节蛋白降解、灭活；结合于"激活物"表面的 C3b 则不能被有效灭活，而与 B 因子结合，结合的 B 因子可被 D 因子裂解为 Ba 和 Bb，Bb 仍与 C3b 结合，形成 C3bBb，即旁路途径 C3 转化酶。P 因子与 C3bBb 分子结合可稳定转化酶，防止其被降解。结合于激活物表面的 C3bBb 可裂解 C3 产生 C3a 和 C3b，C3b 与上述 C3bBb 结合形成 C3bBb3b 多分子复合物，即旁路途径 C5 转化酶。其后的终末通路与经典途径完全相同。

C3 是启动旁路途径并参与其后级联反应的关键分子。补体活化过程中形成的 C3 转化酶不断使 C3 裂解，生成大量的 C3b，新产生的 C3b 又可与 B 因子结合，形成 C3 转化酶，从而构成 C3 正反馈环，放大了补体的激活效应。

★ 三、补体活化的凝集素途径

凝集素途径（lectin pathway）又称 MBL 途径（MBL pathway），指由血浆中甘露聚糖结合凝集素（mannose-binding lectin，MBL）或纤维胶原素（ficolin，FCN）直接识别多种病原微生物表面的糖结构，进而依次活化 MBL 相关的丝氨酸蛋白酶（MBL associated serine protease，MASP-1、MASP-2）、C4、C2、C3，形成与经典途径相同的 C3 和 C5 转化酶的级联酶促反应过程。

（一）激活物

凝集素途径的主要激活物为病原体表面的糖结构。MBL 或 FCN 可选择性识别多种病原体表面以甘露糖、甘露糖胺等为末端糖基的糖结构。正常血清中 MBL 水平极低，在病原微生物感染早期，机体在巨噬细胞和中性粒细胞产生的 TNF-α、IL-1 和 IL-6 等炎症因子作用下发生急性期反应，MBL 水平明显升高。MBL 结构类似于 C1q 分子，在 Ca^{2+} 存在下，可直接识别并结合多种病原微生物表面的糖结构，从而启动 MBL 途径。

（二）活化过程

与病原体表面糖结构结合后，MBL 或 FCN 发生构象改变，导致 MASP 活化。MASP 有两类：①活化的 MASP2 能以类似于 C1s 的方式依次裂解 C4 和 C2，形成与经典途径类似的 C3 转化酶 C4b2a，进而激活后续补体成分；②活化的 MASP1 可直接裂解 C3，生成 C3b，促使其进一步与 B 因子，结合形成旁路途径 C3 转化酶 C3bBb，参与并增强旁路途径的正反馈环路。因此，MBL 途径对补体经典途径和旁路途径活化均具有交叉促进作用。

★四、补体三条活化途径的特点与比较

补体是一种相对独立的天然免疫防御机制，在种系进化中，三条途径出现的顺序依次为旁路途径、MBL 途径和经典途径。旁路途径和 MBL 途径主要参与固有免疫的效应机制，是机体抵御微生物感染强有力的非特异性防线，而经典途径则在特异性体液免疫的效应阶段发挥作用。三者起点不同，但相互间存在交叉，并具有共同的末端通路。补体三条活化途径的比较见表5-1。

表 5-1　补体三条活化途径的比较

	经典途径	MBL 途径	旁路途径
激活物	IgM、IgG1 IgG2、IgG3 与抗原的复合物	病原微生物表面的 N 氨基半乳糖或甘露糖与 MBL 结合	细胞脂多糖、酵母多糖、葡聚糖等
起始分子	C1q	C4、C2	C3
参与成分	C1、C2、C3、C4、C5、C6、C7、C8、C9	C2、C3、C4、C5、C6、C7、C8、C9、MASP	C3、C5、C6、C7、C8、C9、B 因子、D 因子
C3 转化酶	C4b2a	C4b2a	C3bBb
C5 转化酶	C4b2a3b	C4b2a3b	C3bBb3b
意义	参与特异性体液免疫的效应阶段，感染后期发挥作用	参与非特异性免疫的效应阶段，感染早期发挥作用	参与非特异性免疫的效应阶段，感染早期发挥作用

第 3 节　补体系统活化的调节

补体系统的活化存在着精密的调控机制，如果补体系统活化失控，则会对自身组织细胞造成损伤。其机制主要包括：控制补体活化的启动；补体活性片段的自发性衰变；血浆中和细胞膜表面存在的多种补体调节蛋白，通过控制级联酶促反应过程中酶活性和 MAC 组装等关键步骤而发挥调节作用。

一、经典途径的调节

补体活化经典途径的调节主要是调控 C3 转化酶和 C5 转化酶的形成。

（一）C1 抑制物（C1 inhibitor，C1INH）

是血浆糖蛋白，可抑制 C1r/C1s 和 MASP 活性，使之不能裂解 C4 和 C2，从而阻断 C4b2a 形成。

（二）C4 结合蛋白（C4 binding protein，C4bp）

为血浆蛋白，可通过与 C2 竞争性结合 C4b 而阻断 C4b2a 组装或使 C4b2a 失活，还可促进 I 因子对 C4b 的裂解作用。

（三）补体受体1（CR1，CD35）

广泛表达于红细胞及有核细胞表面，可识别C3b和C4b。CR1与C4b结合，可阻断C4b与C2结合，抑制C4b2a形成。CR1也可促进I因子对C4b和C3b的灭活作用。

（四）I因子

为血浆蛋白，在C4bp、H因子、MCP和CR1等辅助下，可将C4b和C3b裂解失活，从而阻断C3转化酶和C5转化酶的形成或抑制其活性。

（五）衰变加速因子（decay accelerating factor，DAF）（CD55）

表达于所有外周血细胞、内皮细胞和各种黏膜上皮细胞表面的膜蛋白，可抑制C4b2a形成，并分解已在细胞膜表面形成的C4b2a，或促进C3bBb中Bb与C3b的解离。

（六）膜辅助蛋白（membrane cofactor protein，MCP）（CD46）

广泛表达于多种组织细胞膜上，可促进I因子对C3b和C4b的裂解灭活。

二、旁路途径的调节

补体活化旁路途径C3转化酶和C5转化酶的形成受多种调节蛋白的调控。如：I因子可裂解C3b；CR1、MCP可促进I因子对C3b的灭活作用；H因子能与C3b结合，辅助I因子裂解C3b，竞争性抑制B因子与C3b结合，阻止旁路途径C3转化酶和C5转化酶的形成。此外，P因子与C3bBb结合可形成稳定的C3bBbP，增强其裂解C3的作用。

三、攻膜复合物形成的调节

（一）膜反应性溶解抑制物（membrane inhibitor of reactive lysis，MIRL）（CD59）

广泛表达于多种组织细胞表面，可阻止MAC的组装，抑制MAC对自身正常细胞的溶解破坏。

（二）C8结合蛋白（C8 binding protein，C8bp）

表达于多种血细胞和组织细胞表面，能与C8结合，从而抑制MAC形成，保护自身组织细胞免受溶解破坏。

（三）S蛋白（S protein，SP）

又称玻连蛋白，可阻止C5678与靶细胞膜结合，抑制MAC形成。

（四）同源限制因子（homologous restriction factor，HRF）

同源限制性（homologous restriction）指靶细胞与补体来源于同一种属时，补体的溶细胞效应可受抑制，从而保护组织细胞免受自身补体的损伤，参与此效应的补体调节蛋白称为同源限制因子，包括DAF、MCP、CR1和CD59。HRF广泛分布于机体多种细胞和组织。

★第4节　补体系统的生物学意义

一、补体系统的生物学功能

补体活化的终末效应是在细胞膜上组装攻膜复合体，介导溶细胞效应。同时，补体活化过程中产生多种裂解片段，可通过与细胞膜相应受体结合而介导多种生物学功能。

1. 细胞毒作用　补体系统活化后产生MAC，形成穿膜的亲水性通道，破坏局部磷脂双层，最终导致靶细胞溶解，这种补体介导的细胞溶解是机体抵抗微生物感染的重要防御机制。

补体的溶细胞效应对革兰阴性菌的作用较强，而革兰阳性菌相对不敏感。补体不仅可以抗细菌，也可抵抗其他微生物及寄生虫感染，如：病毒与相应的抗体结合后，补体的参与可防止病毒对易感细胞的吸附和穿入，或直接溶解有包膜的病毒，显著增强抗体对病毒的灭活作用。某些病理情况下，补体也可引起宿主细胞溶解，从而导致组织损伤与疾病，如：异型输血时的溶血反应，自身免疫病时的细胞溶解等。

2. 调理作用 补体活化过程中产生的 C3b、C4b 和 iC3b 等均具有调理作用（opsonization），它们可附着于细菌或其他颗粒表面，与中性粒细胞或巨噬细胞表面相应受体 CR1、CR3 或 CR4 结合，作为靶细胞（或免疫复合物）和吞噬细胞间的连接成分，促进了吞噬作用。CR1 和 Ig Fc 受体同时参与调理作用，称为联合调理作用。补体的调理吞噬作用是机体抵抗全身性细菌感染或真菌感染的主要防御机制之一。

3. 清除免疫复合物 补体成分的存在有助于减少循环免疫复合物（IC）产生，并使已生成的 IC 解离或溶解，避免 IC 过度生成或沉积所致的组织损伤，从而发挥自我稳定作用。其机制有：补体与 Ig 结合，在空间上干扰 Fc 段之间的相互作用，抑制新的 IC 形成或使已形成的 IC 发生解离；循环 IC 可激活补体，IC 借助 C3b 与表达 CR1 的红细胞结合，并通过血流运送到肝脏而被巨噬细胞清除，称为免疫黏附作用（immune adherent reaction）。由于红细胞的数量巨大，故成为清除 IC 的主要参与者。

4. 炎症介质作用 补体是机体的重要炎症介质之一，可通过多种途径引起不同的炎症。

C3a 和 C5a 可与肥大细胞和嗜碱性粒细胞表面的相应受体结合，使细胞脱颗粒，释放组胺等活性介质，引起过敏反应样的病理变化，故 C3a、C4a 和 C5a 亦称为过敏毒素（anaphylatoxin）。

C5a 是中性粒细胞趋化因子，可趋化中性粒细胞向炎症部位聚集，诱导中性粒细胞表达黏附分子，产生氧自由基，增强对病原体的吞噬和消除，并引起炎症反应。

C2b 和 C4a 具有激肽样活性，可引起血管扩张、毛细血管通透性增高、平滑肌收缩等。

补体作为相对独立的固有免疫防御机制，其出现远早于适应性免疫。在抗感染防御机制中，补体是固有免疫和适应性免疫间的桥梁。病原微生物侵入机体后，在特异性抗体出现之前，补体旁路途径或 MBL 途径即可活化，产生的裂解片段和复合物通过溶解细菌、调理吞噬和炎症反应而发挥抗感染作用；在特异性抗体产生之后，可活化经典途径，与旁路途径的 C3 正反馈环协同作用，形成更有效的抗感染防御机制。此外，补体活化产物、补体受体及补体调节蛋白还可通过不同机制参与适应性免疫应答，并与体内其他蛋白系统，如凝血系统、纤溶系统和激肽系统相互联系，具有重要的生物学意义。

第5节 补体系统与临床

补体遗传缺陷、功能障碍或过度活化，均可参与某些疾病的病理过程，如：感染性疾病、炎症性疾病。

几乎所有补体成分均可能发生遗传缺陷，其多为常染色体隐性遗传。补体成分缺失可影响机体的防御功能，易遭受感染或发生免疫性疾病。例如：C3 及 MBL 缺乏可导致严重的反复感染；C1INH 缺陷可引起遗传性血管神经性水肿；I 因子缺乏可导致 C3 转化酶生成失控，血浆 C3 被大量消耗，常伴发肾小球肾炎；红细胞表面 CR1 减少可致循环 IC 清除障碍，引发某些自身免疫病（如 SLE）。

补体系统在机体抵御致病微生物感染中起重要作用，但在某些情况下，病原微生物亦可借补体入侵细胞。C3b、iC3b 和 C4b 等补体片段与微生物结合后，可通过 CR1、CR2 进入细胞，导致感染扩散；某些微生物以补体受体或补体调节蛋白作为受体而入侵细胞，如：EB 病毒以 CR2（CD21）为受体；麻疹病毒以 MCP 为受体等。

补体活化是炎症反应中重要的早期事件。创伤、烧伤、感染、缺血再灌注、体外循环、器官移植等均可激活补体系统，所产生的炎性因子或复合物，可激活单核细胞、内皮细胞和血小板，使之释放炎症介质和细胞因子而参与炎症反应。此外，补体系统通过与凝血、激肽和纤溶系统间的相互作用，并与 TNF-α、PAF、IL-1、IL-6、IL-8 等细胞因子相互协同或制约，在体内形成极为复杂的炎症介质网络，扩大并加剧炎症反应，从而参与多种感染和非感染性炎症疾病的病理生理过程。

同 步 练 习

1. 比较补体激活的三条途径的异同及其生物学意义。
2. 简述补体激活的调节。
3. 简述补体的生物学功能。

参 考 答 案

1. 答：

	经典途径	旁路途经	MBL 途径
激活物	IgG、IgM-Ag 复合物	保护病原体的成分	N 氨基半乳糖、甘露糖
C3 转化酶	活化的 C4b2a	活化的 C3bBbP	活化的 C4b2a
C5 转化酶	活化的 C4b2a3b	活化的 C3bnBp	活化的 C4b2a3b
起始补体	C1q	C3	凝集素
生物学意义	后期、再次感染	最早、初次感染	早期、初次感染
种系发育	最迟	最早	旁路到经典的过渡

2. 答：补体活性片段发生自发性衰变；控制补体活化的启动；补体调节蛋白对酶反应和 MAC 组装的调节。具体有：对经典途径 C3、C5 转化酶的调控，对旁路途径 C3、C5 转化酶的调控，对 MAC 组装的调控。

（1）对经典途径 C3、C5 转化酶的调控（6 种）：

C1 抑制物 /C1INH：抑制 C1r、C1s、MASP 活性，阻断活性 C4b2a 形成。

补体受体 1/CR1/CD35：竞争性结合 C4b，阻断 C4b 与 C2 结合；促进 I 因子灭活 C4b。

C4b 结合蛋白 /C4bp：竞争性结合 C4b，阻断 C4b 与 C2 结合；促进 I 因子灭活 C4b。

衰变加速因子 /DAF/CD55：加速活性 C3b、C4b 的衰变，阻断活性 C4b2a 和 C4b2a3b 的形成。

膜辅助蛋白 /MCP/CD46：加速 I 因子裂解 C3b。

I 因子：裂解 C4b 为 C4c 和 C4d，裂解 C3b 为 C3c 和 C3d。

（2）对旁路途径 C3、C5 转化酶的调控（6 种）：

除 I 因子、MCP、DAF 外，还有：

CR1：与 C3b 牢固结合。

H 因子：直接裂解活化的 C3bnBp；间接促进 I 因子作用。

P 因子 / 备解素：与 C3bBb 结合形成稳定的 C3 转化酶 - 活化的 C3bBbP。

（3）对 MAC 组装的调控（4 种）：

膜反应性溶解抑制物 /MIRL/CD59：阻止 MAC 组装，限制 MAC 对自身组织的进攻。

C8 结合蛋白 /C8bp：竞争性结合 C8，抑制 MAC 的组装。

玻连蛋白 /S 蛋白 /SP：阻碍 C5b67 与靶细胞膜结合而抑制 MAC 的形成。

群集素：抑制 MAC 组装、促进 MAC 在靶细胞膜上解离。

3. 答：活化最终组装 MAC 介导细胞溶解效应：溶菌、溶解病毒和细胞的细胞毒作用，即溶解红细胞、血小板、有核细胞；参与宿主抗细菌和抗病毒。

活化过程中活性裂解片段的生物学功能：

调理作用，C3b、C4b 附着于细菌等颗粒性抗原表面，并与吞噬细胞和中性粒细胞表面的 CR1、CR3、CR4 结合促进吞噬作用。

炎症介质作用，过敏毒素：C3a、C5a；趋化因子：C5a 对中性粒细胞的趋化和诱导激活。

免疫黏附作用，清除循环免疫复合物，避免过度堆积。

（梅 钧）

第6章 细胞因子

1. 掌握 细胞因子的概念、生物学分类及作用特点。
2. 熟悉 细胞因子的生物学活性。
3. 了解 细胞因子在临床上的应用及前景。

★ 细胞因子（cytokine，CK）是由活化的免疫细胞（如单核 / 巨噬细胞、T 细胞、B 细胞等）或非免疫细胞 [如表皮细胞、内皮细胞、纤维母细胞（成纤维细胞）等] 经刺激而合成和分泌的一类具有高效性、多功能的小分子多肽或糖蛋白。细胞因子作为细胞间的信息传递分子，在调节免疫应答、介导炎症反应、刺激造血和组织修复等方面均发挥重要作用。迄今已发现 200 多种人类的细胞因子。

★ 第 1 节 细胞因子的共同特性

一、理化特性

绝大多数细胞因子为低分子量（8000~30000）的多肽或可溶性糖蛋白。多数细胞因子以单体形式存在，少数细胞因子（如 IL-5、IL-10、IL-12、M-CSF、TGF-β 等）以二聚体或三聚体（如 TNF）形式存在。

二、分泌特点

1. **多细胞来源** 体内各种免疫细胞如 T 细胞、B 细胞、NK 细胞、单核 - 巨噬细胞、粒细胞、肥大细胞等，某些非免疫细胞如血管内皮细胞、成纤维细胞、上皮细胞等，以及某些肿瘤细胞如骨髓瘤细胞等都能够产生细胞因子。接受某种抗原或丝裂原刺激后，一种细胞可以分泌多种细胞因子，几种不同类型的细胞也可以产生一种或几种相同的细胞因子。

2. **短暂的自限性分泌** 免疫细胞和非免疫细胞在静息状态下不能产生细胞因子，当经抗原、丝裂原或其他刺激物活化后，可以立即启动细胞因子基因转录及蛋白合成，从而介导相应的生物学功能。但此过程持续时间短暂，特别是受多种负反馈机制调节，如刺激终止后转录、合成也随之终止。

三、生物学作用特点

1. **作用方式** 细胞因子以自分泌、旁分泌或内分泌的形式发挥作用。

自分泌：指细胞因子作用于产生细胞因子的细胞本身。如 IL-2，由活化的 T 细胞和 NK 细胞产生，又可诱导活化 T 细胞增殖分化和增强 NK 细胞的杀伤活性。旁分泌：指细胞因子作用于邻近细胞。如巨噬细胞向 T 细胞提呈抗原时分泌的 IL-1 可诱导 T 细胞活化。内分泌：指少数细胞因子在高浓度时可以通过血流作用于远处的靶细胞，如高剂量的 IL-1 和 M-CSF。

2. 通过细胞因子受体发挥效应　细胞因子必须与靶细胞表面特异性受体结合才能发挥其生物学效应。细胞因子与相应受体的结合具有很高的亲和力，只需极微量（pmol/L 水平）就能发挥明显的生物学效应（效率高）。

3. 作用的多样性　细胞因子可以介导和调节免疫应答、炎症反应，或作为生长因子，促进靶细胞增殖、分化，并刺激造血、促进组织修复等。

4. 效应的复杂性

（1）多效性　一种细胞因子可以作用于多种不同类型的靶细胞，产生多种生物学效应。

（2）重叠性　几种不同的细胞因子可以作用于同一种靶细胞，产生相同或相似的生物学效应。

（3）拮抗性　一种细胞因子可以抑制另一种细胞因子的某种生物学作用。

（4）协同性　一种细胞因子可以增强另一种细胞因子的某种生物学作用。

（5）网络性　细胞因子的作用不是孤立存在的，它们之间可通过合成分泌的相互调节、受体表达的相互控制、生物学效应的相互影响而形成复杂的网络。

5. 作用的两面性　在生理条件下，细胞因子可发挥免疫调节、促进造血功能和抗感染、抗肿瘤等对机体有利的作用。而在某些特定条件下，细胞因子又具有介导强烈炎症反应和参与自身免疫病、肿瘤、血液系统疾病和肾病发生等对机体有害的病理学作用。如 IL – 4 与哮喘等速发型超敏有关，TNF-α 与类风湿性关节炎发病有关。

第 2 节　细胞因子的分类

根据结构和生物学活性不同，将细胞因子分为白细胞介素、干扰素、肿瘤坏死因子、集落刺激因子、趋化因子和生长因子等六类。

一、白细胞介素

白细胞介素（interleukin，IL）是一组由淋巴细胞、单核 - 巨噬细胞和其他非免疫细胞产生的，能介导白细胞之间或白细胞与其他细胞之间相互作用的细胞因子。其主要作用是调节细胞生长分化、参与免疫应答和介导炎症反应等。目前已发现的白细胞介素有 38 种，按发现顺序在名称后加阿拉伯数字编号排列，IL-1~IL-38。

二、干扰素

干扰素（interferon，IFN）因其具有干扰病毒感染和复制的能力故称干扰素。根据来源和理化性质不同，可将干扰素分 I 型和 II 型干扰素。

1. I 型干扰素　主要包括 IFN-α 和 IFN-β，IFN-α 主要由白细胞产生，IFN-β 主要由成纤维细胞产生。抗病毒和抗肿瘤作用强，免疫调节作用较弱。主要诱生物为病毒和 polyI ：C。

2. II 型干扰素　即 IFN-γ，主要由活化的 T 细胞和 NK 细胞产生。免疫调节作用强，抗病毒和抗肿瘤作用较弱。主要诱生物为抗原或有丝分裂原。

三、肿瘤坏死因子家族

肿瘤坏死因子（tumor necrosis factor，TNF）是在 1975 年发现的一类能使肿瘤发生出血、坏死的细胞因子。根据来源和结构不同，将肿瘤坏死因子分为 TNF-α 和 TNF-β 两种类型。TNF-α 主要由活化的单核 - 巨噬细胞产生，T 细胞、NK 细胞和肥大细胞也可产生；TNF-β 主要由抗原或丝裂原激活的 T 细胞产生，通常只在局部发挥效应，又称淋巴毒素（lymphotoxin，LT）。

四、集落刺激因子

集落刺激因子（colony stimulating factor，CSF）是一类由活化的 T 细胞、单核 - 巨噬细胞、血管内皮细胞和成纤维细胞等产生的能选择性刺激多能造血干细胞和不同发育分化阶段的造血干细胞增殖分化，在体外半固体培养基中形成相应细胞集落的细胞因子。

根据功能和作用细胞不同，集落刺激因子分为巨噬细胞集落刺激因子（macrophage-CSF，M-CSF）、粒细胞集落刺激因子（granulocyte-CSF，G-CSF）、粒细胞 - 巨噬细胞集落刺激因子（GM-CSF）、红细胞生成素（erythropoietin，EPO）、血小板生成素（thrombopoietin，TPO）、干细胞因子（stem cell factor，SCF）等。

◀ 五、趋化因子

趋化因子（chemokine）是一组对白细胞具有趋化和激活作用的细胞因子。趋化因子由 70~90 个氨基酸组成，为小分子蛋白（8000~10000）。几乎所有的趋化因子的多肽链中都有 4 个保守的丝氨酸残基。主要功能是招募血液中的单核细胞、中性粒细胞、淋巴细胞等进入炎症发生的部位。

趋化因子的作用广泛，除了趋化作用外，还能够调控造血祖 / 干细胞的增殖，促进或抑制血管形成，对肿瘤的发生、发展和转移有重要的影响，与 HIV 感染之间的密切联系，广泛参与机体的多种生理和病理过程。

根据氨基端半胱氨酸的位置、排列方式和数量，趋化因子可分为 4 个亚族。

1. CXC 亚族（α 亚族）　近氨基端存在 CXC（半胱氨酸 - 一个其他氨基酸 - 半胱氨酸）基序。如 IL-8，对中性粒细胞和未致敏的 T 细胞有趋化作用。

2. CC 亚族（β 亚族）　近氨基端存在两个相邻的半胱氨酸（CC）。如单核细胞趋化蛋白 -1（MCP-1），对单核细胞、T 细胞、嗜碱性粒细胞和树突状细胞有趋化作用。

3. C 亚族（γ 亚族）　近氨基端只有一个半胱氨酸（C）。如淋巴细胞趋化蛋白（lymphotactin），对 T 细胞、NK 细胞和树突状细胞有趋化作用。

4. CXXXC 亚族（δ 亚族）　近氨基端存在 CXXXC（半胱氨酸 - 三个其他氨基酸 - 半胱氨酸）基序。如 Fractalkine 对单核细胞和 T 细胞有趋化作用。

◀ 六、生长因子

生长因子（growth factor，GF）是一类可以调节和促进不同类型的细胞生长和分化的细胞因子。生长因子种类很多，主要包括转化生长因子 -β（transforming growth factor-β，TGF-β）、表皮生长因子（epidermal growth factor，EGF）、血管内皮生长因子（vascular endothelial cell growth factor，VEGF）、成纤维细胞生长因子（fibroblast growth factor，FGF）、神经生长因子（nerve growth factor，NGF）和血小板衍生的生长因子（platelet-derived growth factor，PDGF）等。

第 3 节　细胞因子受体

细胞因子通过与靶细胞表面相应的细胞因子受体结合而发挥生物学作用。已知的细胞因子受体绝大多数是跨膜蛋白，包括胞外区（细胞因子结合区）、跨膜区（富含疏水性氨基酸区）和胞内区（信号转导区）。

细胞因子的效应机制较复杂，但基本过程包括受体识别、信号转导和细胞内效应等环节。其过程为：①细胞因子与相应受体结合，膜受体交联、聚集；②酪氨酸激酶活化，使受体胞内区磷酸化，通过胞内区一系列级联反应，启动胞内信号转导途径（如 STAT 途径、PI-3 激酶途径等）；③激活胞内相关转录因子，活化的转录因子转入核内，结合到特定的基因序列，启动该基因转录，最终导致效应分子合成，产生生物学效应。

在众多细胞因子中，某些细胞因子的作用十分相似，如：IL-3、IL-5、GM-CSF 都可作用于造血系统，促进造血干细胞和定向造血干细胞增生；IL-2、IL-4、IL-7、IL-9等均有刺激T、B细胞增生的作用。这种细胞因子功能的重叠性，通过对相应受体的研究已得到初步解释。即大多数细胞因子受体是由两个或两个以上亚单位组成的异二聚体或多聚体分子，通常包括一个能与特异性配体结合的α链和一个参与信号转导的β链。有些细胞因子受体共同使用同一种类型的多肽链，如IL-3、IL-5和GM-CSF共同使用同一β链，IL-2、IL-4和IL-7为同一γ链，因此有可能识别相同的配体或使用共同的信号传导途径，从而产生相同或类似的生物学效应。

近年来，细胞因子受体的研究进展相当迅速。根据存在的形式大致可分为膜结合型和可溶性两类。有时同一种细胞因子的受体既有膜结合型受体又有可溶性受体。

一、膜型细胞因子受体

根据细胞因子受体胞外区的结构特征和氨基酸序列的相似性，可将细胞因子受体分为五类：免疫球蛋白超家族、Ⅰ型细胞因子受体家族、Ⅱ型细胞因子受体家族、肿瘤坏死因子受体家族和趋化因子受体家族。

1. 免疫球蛋白超家族 该家族成员胞外区均具有一个或数个免疫球蛋白样的结构域。包括IL-1、IL-6、M-CSF、SCF等的受体。

2. Ⅰ型细胞因子受体家族 也称造血因子受体家族，该家族成员胞外区有保守的半胱氨酸和Trp-Ser-X-Trp-Ser（X代表任一氨基酸）序列。包括IL-2、IL-3、IL-4、IL-5、IL-7、IL-9、IL-13、IL-15、G-CSF、GM-CSF等的受体。

3. Ⅱ型细胞因子受体家族 也称干扰素家族受体，该家族成员胞外区有保守的半胱氨酸，但无Trp-Ser-X-Trp-Ser序列。包括IFN-α、IFN-β、IFN-γ、IL-10和M-CSF等的受体。

4. 肿瘤坏死因子受体家族 该家族成员胞外区含有4~6个富含半胱氨酸的结构域。包括TNF-α受体、NGF受体、CD40分子和Fas分子等。

5. 趋化因子受体家族 为G-蛋白偶联受体，该家族成员含有7个跨膜结构域。如IL-8的受体属此类受体。

二、可溶性细胞因子受体

许多细胞因子如IL-1、IL-2、IL-4、IL-5、IL-6、IL-7、IL-8、G-CSF、GM-CSF、IFN-γ和TNF的受体在体液中存在着游离的形式即可溶性细胞因子受体（soluble cytokine receptor，SCKR）。

SCKR是细胞因子受体的一种特殊形式，其氨基酸序列与膜结合型细胞因子受体（membrane-bound cytokine receptor，MCKR）的胞外区同源，仅缺少跨膜区和胞内区。SCKR也可与相应配体特异性结合，但亲和力比MCKR低。

SCKR可作为相应细胞因子的运载体，也可与MCKR竞争结合配体而起到抑制细胞因子功能的作用。此外，检测某些SCKR的水平有助于某些疾病的诊断及病程发展和转归的监测。

★第4节　细胞因子的免疫学功能

细胞因子具有广泛的生物学活性，在抗感染、免疫调节、刺激造血、肿瘤免疫等多种生理或病理过程发挥着重要作用。

一、抗感染和抗肿瘤作用

某些细胞因子作为免疫效应分子可直接作用于组织细胞或瘤细胞，产生抗感染或抗肿瘤作用。如IFN可诱导正常组织细胞产生抗病毒蛋白，从而抑制病毒在细胞内的复制，起到防止病毒感染和扩散的作用。TNF也可直接作用于肿瘤细胞，启动肿瘤细胞发生凋亡从而产生杀瘤作用。

有些细胞因子则可以通过激活效应细胞产生抗感染或抗肿瘤作用。如 IL-2、IL-12 和 IFN-γ 等可以激活 NK 细胞和促进效应 CTL 细胞生成，由这些活化的杀伤细胞杀伤靶细胞，增强机体抗病毒和抗肿瘤作用。IFN-γ、TNF 和 IL-12 等可以激活巨噬细胞，产生抗病毒、杀瘤和抑瘤作用。

二、免疫调节作用

细胞因子是启动免疫应答必不可少的因子，而且还是调节免疫应答的重要物质。在免疫应答的识别和活化阶段，IFN 和 TNF 等可促进抗原提呈细胞表达 MHC Ⅱ类分子，增强抗原提呈作用；IL-10 则可减少 MHC Ⅱ类分子和 B7 等协同刺激分子的表达，降低抗原提呈作用。在免疫应答的增殖分化阶段，IL-2、IL-4、IL-5、IL-6、IL-12 和 IFN-γ 等细胞因子可以促进 T 或 B 细胞活化、增殖、分化，进而形成效应 T 细胞或合成分泌抗体，产生细胞或体液免疫应答。在免疫应答的效应阶段，IFN-γ、IL-2、IL-8 和 GM-CSF 等细胞因子可有效激活单核 - 巨噬细胞、中性粒细胞和 NK 细胞，发挥非特异性免疫作用。

有些细胞因子如 TGF-β 在免疫应答的效应阶段表现出抑制免疫应答活性，从而有序地调节免疫应答。另外，TGF-β 可以抑制多种免疫细胞如造血干细胞、T 细胞、B 细胞的生长，还可以抑制巨噬细胞和 NK 细胞的吞噬或杀伤活性。此外，IL-10 和 IL-13 则可以抑制巨噬细胞产生炎性细胞因子，调节免疫应答的强度。

三、刺激造血功能

在免疫应答和炎症反应过程中，白细胞、红细胞和血小板不断被消耗，因此机体需不断从骨髓造血组织补充这些血细胞。在造血干细胞分化、发育，形成各种新生血细胞过程中，许多细胞因子尤其是集落刺激因子的刺激，是不可缺少的。如 IL-3 和 SCF 等主要作用于多能造血干细胞以及多种定向祖细胞；GM-CSF、M-CSF 和 G-CSF 能刺激粒细胞、单核 - 巨噬细胞增殖分化；EPO 能促进红细胞生成；IL-7 是 T 细胞和 B 细胞发育过程中的早期促分化因子。IL-11 和 TPO 可促进巨核细胞的分化和血小板的生成。

四、参与和调节炎症反应

多种细胞因子参与天然免疫和炎症反应的启动及其效应。细胞因子可介导不同的炎症反应。IL-1、IL-6、TNF、IFN-γ 和趋化因子等被称为促炎细胞因子，它们可促进炎性细胞表达黏附分子，从而增强白细胞与血管内皮细胞的黏附作用，促进白细胞的炎性渗出；IL-1、IL-6、TNF、趋化因子等可促进炎性细胞激活，增强它们的吞噬和杀伤作用；趋化因子可介导炎性细胞的趋化运动，促进它们向炎症灶集聚；在炎症反应早期，IL-1、IL-6、TNF 可促进肝脏产生急性期蛋白，增强机体抵御病原微生物的侵袭；IL-1、IL-6、TNF 还是内源性致热源，可作用于体温调节中枢，引起发热；某些细胞因子具有致痛作用。

适当的炎症反应对机体有益，可产生抗感染免疫保护作用。严重感染时，体内产生过量促炎细胞因子和其他炎性介质，可产生有害的病理变化，引发感染性休克，重者可因弥散性血管内凝血而导致死亡。

五、促进创伤的修复

许多细胞因子在组织损伤的修复中具有重要的作用。如 TGF-β 可通过刺激成纤维细胞和成骨细胞促进损伤组织的修复；VEGF 可促进血管和淋巴管的生成；FGF 可促进多种细胞的增殖，有利于慢性软组织溃疡的愈合；EGF 可促进上皮细胞、成纤维细胞和内皮细胞的增殖，有利于皮肤溃疡和创口的愈合。

第 5 节　细胞因子与临床

细胞因子和其他免疫分子一样，既可以发挥免疫调节作用，在一定条件下也可以参与多种疾病的发生。由于细胞因子为人体自身成分，通过调节机体生理过程和提高免疫力来治疗疾病，在低剂量即可发挥作用，因而疗效显著，不良反应小，是一种全新的生物疗法，将会很快获得突飞猛进的发展。

一、细胞因子与疾病的发生

（一）引发内毒素中毒性休克

革兰阴性菌等病原体严重感染时，菌体脂多糖（内毒素）释放，刺激单核 - 巨噬细胞、中性粒细胞过度表达 IL-1、IL-6 和 TNF-α 等促炎细胞因子，可导致产生内毒素中毒性休克，重者可产生弥散性血管内凝血而导致死亡。而给予 TNF-α 抗体可阻止内毒素性休克发生、发展。

（二）与某些肿瘤的形成有关

细胞因子及其受体异常表达与某些肿瘤的形成密切相关。如某些肿瘤细胞可通过分泌大量 TGF-β 和 IL-10 等细胞因子，对巨噬细胞、NK 细胞和 CTL 细胞的杀瘤活性产生抑制作用，从而有助于肿瘤的形成；某些肿瘤细胞如骨髓瘤、心脏黏液瘤、子宫颈癌和膀胱癌细胞可产生大量 IL-6，并通过自分泌作用促其自身生长，形成肿瘤。

（三）与某些免疫相关性疾病的发生有关

1. **免疫缺陷病**　某些细胞因子或其受体缺陷可引发免疫缺陷病，如 IL-2Rγ 链基因突变，可导致 X 性联重症联合免疫缺陷病（X-linked severe combined- immunodeficiency disease，XSCID）。

2. **Ⅰ型超敏反应**　体内 Th1 细胞和 Th2 细胞之间的动态平衡破坏，Th2 细胞功能异常增高，可产生过量 IL-4、IL-5、IL-6、IL-13 等细胞因子，导致特异性 IgE 类抗体产生，引发Ⅰ型超敏反应。

3. **自身免疫病**　体内 Th1 细胞功能异常增高，产生过量 IFN-γ，可诱导自身组织细胞表达 MHC Ⅱ类分子，使相应自身反应性 T 细胞活化，引发自身免疫病，如胰岛素依赖型糖尿病。

4. **移植排斥反应**　IL-2 和 IFN-γ 等细胞因子参与急性移植排斥反应。测定 IL-2、IFN-γ 等细胞因子或其可溶性细胞因子受体的水平，可作为监测移植排斥反应的指标之一。

二、细胞因子与疾病的诊断及治疗

由于细胞因子种类多，发挥生物学功能时错综复杂，因此检测细胞因子用于诊断缺少特异性，只能作为疾病诊断的参考指标。如 IL-2、IL-4、IL-5、IFN-γ 等缺失——T 细胞活化及功能缺陷；血清 TNF-α 升高——类风湿关节炎、感染性休克等；IL-1、IL-6 及关节囊滑液 TNF-α 升高——类风湿关节炎；血清 IL-1 升高——慢性血清病、免疫复合物肾病等；血清 sIL-2R 升高——白血病、多发性硬化、AIDS、移植排斥反应等。细胞因子用于疾病治疗包括细胞因子补充疗法和细胞因子阻断疗法。

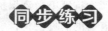

同步练习

1. 简述细胞因子的共同特点。
2. 简述细胞因子的分类和生物学活性。
3. 比较临床应用的三种 IFN。

参考答案

1. 答：多为小分子多肽；较低浓度即发挥生物学活性；通过结合高亲和受体发挥生物学作用；

以自分泌、旁分泌或内分泌形式发挥作用；具有多效性、重叠性、拮抗或协同性。

2. 答：（1）常见分为 6 类，即白介素、干扰素、肿瘤坏死因子、集落刺激因子、趋化因子和生长因子。

白介素 /IL：多由白细胞产生（内皮细胞、基质细胞也产生）而主要作用于白细胞（内皮细胞、成纤维细胞、神经细胞也被作用）。

干扰素家族 /IFN：干扰病毒感染和复制，除 IFN-γ 是 Ⅱ 型外，其余都是 Ⅰ 型。

肿瘤坏死因子超家族 /TNF：使肿瘤发生出血坏死，包括 TNF-α 和 TNF-β/ 淋巴毒素 /LT。

集落刺激因子 /CSF：刺激多功能造血干细胞和不同发育阶段造血祖细胞的增殖分化；借此分为多功能造血干细胞集落刺激因子（干细胞因子、IL-3、GM-CSF、M-CSF、G-CSF，G 为粒细胞，M 为巨噬细胞）和造血祖细胞集落刺激因子（红细胞生成素和血小板生成素、IL-7）。

趋化因子家族：根据结构和功能分为 4 个亚家族，CC 亚家族（近 N 端 2 个半胱氨酸）、CXC 亚家族（近 N 端两个半胱氨酸中插入任意 AA）、C 亚家族、CX3C 亚家族。

生长因子 /GF：转化生长因子 TGF、血管内皮细胞生长因子 /VEGF、表皮生长因子 /EGF、成纤维细胞生长因子 /FGF。

（2）生物学活性包括直接杀伤、调节免疫应答、刺激造血和参与创伤修复。

①促进凋亡，直接杀伤靶细胞：TNF-α、LT-α 直接杀伤肿瘤细胞和病毒感染细胞。

②调节免疫应答包括调节固有免疫应答和适应性免疫应答。

调节固有免疫应答：对 DC，IL-1β、TNF-α 促进 iDC 分化、IFN-γ 上调 DC 的 MHC 分子表达、趋化因子调节 DC 迁移和归巢；对单核 - 巨噬细胞，MCP/ 单核细胞趋化 P 趋化其到达炎症部位，IL-2、IFN-γ、M-CSF、GM-CSF 刺激活化、IFN-γ 上调的其 MHC 分子表达，TGF-β、IL-10、IL-13 抑制其功能；对中性粒细胞，炎症产生因子，IL-1β、TNF-α、IL-6、8 促进中性粒细胞达到炎症部位、CSF 激活它；对 NK，IL-15 早期促分化，IL-2、15、12、18 促杀伤；NK T 细胞，IL-2、12、18、IFN-γ 活化、促杀伤；γδT 细胞，受肠道上皮和巨噬细胞产生的 IL-1、7、12、15 的激活。

③调节适应性免疫：B 细胞，IL-4、5、6、13+TNF 刺激活化，多 Th、DC 分泌的细胞因子促其抗体类别转化（IL-4 促 IgG1 和 IgE，IL-5、TNF-β 促 IgA）；对 αβT 细胞，IL-2、7、18 促其增殖，IL-12、IFN-γ 促 Th0 向 Th1 分化，IL-4 促 Th0 向 Th2 分化，IL-1β+IL-6 联合促进 Th0 向 Th17 分化、IL-23 促进 Th17 增殖，TGF-β 促 Treg 分化，IL-2、6、IFN-γ 促 CTL 分化且促杀伤。

④刺激造血：作用造血干细胞，IL-3 和干细胞因子；作用于髓样祖细胞和髓系细胞，GM-CSF 促髓样祖细胞分化、M-CSF 促向单核 - 巨噬细胞分化、G-CSF 促向中性粒细胞分化；作用于淋巴样干细胞，IL-7 促向 T、B 细胞分化发育；作用单个谱系细胞，红细胞生成素促向红细胞分化、血小板生成素和 IL-11 促向血小板分化、IL-15 促向 NK 细胞分化。

参与创伤修复：生长因子的作用。

3. 答：

干扰素	类型	主要产生细胞	主要功能
IFN-α	Ⅰ 型	浆细胞样 DC、淋巴细胞、单核 - 巨噬细胞	抗病毒、免疫调节、促 MHC 分子的表达
IFN-β	Ⅰ 型	成纤维细胞	IFN-α 功能 + 抗细胞增殖
IFN-γ	Ⅱ 型	活化的 T 细胞 Nk 细胞	抗病毒、促 MHC 分子表达、激活巨噬细胞、诱导 Th1 分化而抑制 Th2 分化

（梅 钧）

第7章 白细胞分化抗原和黏附分子

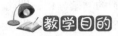教学目的

    1. 掌握   白细胞分化抗原、CD 分子、细胞黏附分子的基本概念；与免疫细胞识别、活化和效应相关的 CD 分子。

    2. 熟悉   黏附分子的类别及功能。

    3. 了解   常见的黏附分子。

    免疫应答过程依赖多种免疫细胞间的相互作用，包括细胞间直接接触和通过分泌细胞因子或其他生物活性分子介导的作用。免疫细胞之间相互识别和作用的重要物质基础是表达于细胞膜表面的免疫分子，通常被称为细胞表面标记（surface marker），包括细胞表面的多种抗原、受体和黏附分子等。白细胞分化抗原和黏附分子就是两类重要的细胞表面标记。

第 1 节   白细胞分化抗原

    人白细胞分化抗原（human leukocyte differentiation antigens，HLDA）是指不同谱系的血细胞在分化、成熟的不同阶段及细胞活化过程中表达的细胞表面标记。白细胞分化抗原广泛分布于粒细胞系、红细胞系和巨核细胞 / 血小板谱系以及非造血细胞如血管内皮细胞、成纤维细胞、上皮细胞、神经内分泌细胞等表面，大都是跨膜的蛋白或糖蛋白，含胞膜外区、跨膜区和胞浆区。

    早期对白细胞分化抗原的研究，大多是通过其与特异性抗体的反应来进行的，因而同一分化抗原可能有不同命名。由于单克隆抗体技术问世以及分子生物学技术的发展，极大地促进了白细胞分化抗原的研究和应用。1982 年第一次人白细胞分化抗原国际协作组会议决定应用以单克隆抗体鉴定为主的方法，将来自不同实验室的单克隆抗体所鉴别的同一种白细胞分化抗原归为同一个分化群（cluster of differentiation，CD），使用在字母 CD 后加编号来代替以往的命名。

    人白细胞分化抗原具有多种重要的功能，据此可分为受体、共刺激（或抑制）分子和黏附分子等，仅从受体来讲就包括特异性抗原识别受体及其共受体、模式识别受体、细胞因子受体、补体受体、NK 细胞受体和免疫球蛋白 Fc 受体等。本章仅介绍与免疫细胞识别、信号转导以及活化与效应相关的 CD 分子。

★一、与 T 细胞识别、黏附和活化过程有关的 CD 分子

    参与 T 细胞识别、黏附和活化过程的 CD 分子主要有 CD2、CD3、CD4、CD8、CD58、CD28/CD152 和 CD154 等（表 7-1）。

表 7-1　与 T 细胞识别、黏附和活化过程有关的 CD 分子

CD	主要功能
CD2	CD58、CD48、CD59 和 CD150 的受体，参与 T 细胞活化，参与细胞黏附
CD3	参与构成 TCR/CD3 复合体，参与抗原识别信号传导
CD4	与 MHC Ⅱ 类分子结合，T 细胞抗原识别的共受体，信号传导，HIV 受体
CD8	与 MHC Ⅰ 类分子结合，T 细胞抗原识别的共受体，信号传导
CD28	与 CD80/CD86 互为配体，T 细胞活化的协同刺激分子
CD152（CTLA-4）	与 CD80/CD86 结合，下调 T 细胞活化
CD154（CD40L）	CD40 的配体，为 B 细胞活化提供的协同刺激信号；调节 Th1 细胞的生成和作用；与生发中心的形成和抗体的类别转换有关

★二、与 B 细胞识别、黏附和活化过程有关的 CD 分子

参与 B 细胞识别、黏附和活化过程的 CD 分子主要有 CD79a、CD79b、CD19、CD21、CD81、CD80、CD86 和 CD40 等（表 7-2）。

表 7-2　与 B 细胞识别、黏附和活化过程有关的 CD 分子

CD	主要功能
CD79α/CD79β	BCR 复合物的部分；参与抗原识别信号传递
CD19	与 CD21、CD81 相连组成 B 细胞共受体，调节 B 细胞发育、活化和分化
CD21	与抗原 - 抗体 - 补体复合物中的补体结合，辅助 BCR 结合抗原；C3d、C3dg、iC3b、EBV 的受体
CD81	与 CD19、CD21 相连组成 B 细胞共受体，辅助 B 细胞结合抗原；HCV 的受体
CD80/CD86	CD28、CTLA-4 配体；辅助 BCR 结合抗原，提供 T 细胞协同刺激信号
CD40	与 CD40L 结合，为 B 细胞活化提供第二信号，协助 B 细胞生长、分化和记忆细胞的产生

★三、参与免疫效应的 CD 分子

（一）构成免疫球蛋白 Fc 段受体的 CD 分子

五类 Ig 的不同功能主要与其结构有关。机体内许多细胞表面具有不同类或亚类 Ig 的 Fc 受体，Ig Fc 段通过与 Fc 受体结合介导 Ig 重要的生理功能或参与病理损伤过程。属于 CD 分子的 Fc 受体有 FcγR、FcαR 和 FcεR。其中 FcγR 分为 FcγR Ⅰ、FcγR Ⅱ 和 FcγR Ⅲ 三类；FcεR 分为 FcεR Ⅰ 和 FcεR Ⅱ 两类（表 7-3）。

表 7-3　构成免疫球蛋白 Fc 段受体的 CD 分子

Fc 受体		CD 编号	主要功能
FcγR	FcγR Ⅰ	CD64	表达于单核 - 吞噬细胞及 DC；为高亲和力 FcγR，介导 ADCC 和调理作用
	FcγR Ⅱ	CD32	分布广泛，为低亲和力 FcγR，介导吞噬作用和呼吸爆发
	FcγR Ⅲ	CD16	为低亲和力 FcγR，主要结合 IgG1、IgG3，可促进吞噬和介导 ADCC 作用。
FcαR		CD89	为中亲和力 FcαR，介导调理作用、超氧阴离子的产生、释放炎症介质以及 ADCC 作用
FcεR	FcεR Ⅰ	尚无 CD 编号	为高亲和力，分布于肥大细胞、嗜碱性粒细胞，介导 Ⅰ 型超敏反应。
	FcεR Ⅱ	CD23	表达于 B 细胞和单核细胞，是低亲和力 FcεR，参与 IgE 合成的调节

（二）细胞凋亡相关的 CD 分子

1. CD95 又称 Fas，属肿瘤坏死因子受体超家族（TNFRSF）成员，可组成性或诱导性表达于体内许多类型细胞表面。其胞浆区内含 60~70 个氨基酸的保守序列，与细胞死亡密切相关，称死亡结构域（death domain，DD）。Fas 主要以膜受体形式存在，通过转录水平的不同拼接也可形成可溶性 Fas 分子。

2. CD178 即 Fas 配体（Fas ligand，FasL），属肿瘤坏死因子超家族（TNFSF）成员，主要分布于活化的 T 细胞表面，亦可分泌或脱落至细胞外，成为可溶性活性分子。细胞表面 Fas 通过与抗 Fas 抗体交联或与 FasL 结合导致细胞内胱天蛋白酶caspase-8 活化，启动细胞凋亡通路，是免疫杀伤细胞的效应机制之一，与多种免疫现象有关。

第 2 节　黏附分子

★黏附分子（adhesion molecule，AM）是一类介导细胞与细胞之间或细胞与细胞外基质（extracellular matrix，ECM）之间相互接触和结合的分子。黏附分子以受体 - 配体结合的形式发挥作用，使细胞与细胞间、细胞与基质间或细胞与基质细胞间发生黏附，参与细胞的识别，细胞的活化和信号转导，细胞的增殖与分化，细胞的伸展与移动，是免疫应答、炎症发生、凝血、肿瘤转移以及创伤愈合等一系列重要生理和病理过程的分子基础。

黏附分子属于白细胞分化抗原。黏附分子是以黏附功能来归类，其配体有膜分子、细胞外基质以及血清和体液中的可溶性因子和补体 C3 片段。白细胞分化抗原是用单克隆抗体识别、归类而命名，范围十分广泛，其中包括了黏附分子，大部分黏附分子已有 CD 编号，但也有部分黏附分子尚无 CD 编号。

★一、黏附分子类别及其特点

黏附分子根据其结构特点可分为整合素家族、选择素家族、免疫球蛋白超家族、钙黏蛋白家族，此外还有一些尚未归类的黏附分子。

1. 免疫球蛋白超家族 具有免疫球蛋白 V 区或 C 区样结构域的黏附分子属于免疫球蛋白超家族（immunoglobulin superfamily，IgSF）。其成员繁多，分布广泛，功能多样，主要参与淋巴细胞的抗原识别，免疫细胞间相互作用和细胞的信号转导。该类黏附分子的分布和功能在本书的相应章节中详细介绍，如分布在 APC 表面的 CD80/86，ICAM-1，MHC Ⅱ，ICOSL（CD275）和分布在 T 细胞表面的 CD28，CDLA-4（CD152），CD2，CD4，ICOS（CD278），TCR 等都属于 IgSF 成员。

2. 整合素家族 整合素家族（integrin family）主要介导细胞与细胞外基质的黏附。整合素家族的黏附分子都是由 α、β 两条链（或称亚单位）经非共价键连接组成的异源二聚体。α、β链共同组成识别配体的结合点。该家族至少有 14 种 α 亚单位和 8 种 β 亚单位，以 β 亚单位可将整合素家族分为 8 个组（β_1~β_8）。同一个组不同成员中，β 链均相同，α 链不同。大部分 α 链结合一种 β 链，有的 α 链可分别结合两种或两种以上的 β 链。整合素家族 β_1、β_2、β_3 组较为重要。整合素分子在体内分布十分广泛，一种整合素可分布于多种细胞，同一种细胞也往往有多种整合素的表达。某些整合素的表达有显著的细胞类型特异性，如 gp Ⅱ β/ Ⅲ α 分布于巨核细胞和血小板，白细胞黏附受体组（β_2 组）分布于白细胞。整合素分子的表达水平可随细胞分化和生长状态发生改变。

3. 选择素家族 选择素家族(selectin family)家族有 L- 选择素（CD62L）、P- 选择素（CD62P）和 E- 选择素（CD62E）三个成员，L、P、E 最初时期分别表示白细胞、血小板和血管内皮细胞，各成员胞膜外区结构相似，均由 C 型凝集素（CL）样结构域、表皮生长因子（EGF）样结构域和补体调控蛋白（CCP）样结构域组成，其中 CL 结构域是选择素结合配体的部位，其配体是一些寡糖基团，主要是唾液酸化的路易斯寡糖（sialyl-Lewis^x，sLe^x 即 CD15s）或类似结构分子，主要表达于白细胞、内皮细胞和某些肿瘤细胞表面。

4. **钙黏蛋白家族**　钙黏蛋白是一类钙离子依赖的黏附分子家族（Ca^{2+} dependent adhesion molecules family，cadherin）。钙黏蛋白在维持实体组织的形成以及在生长发育过程中细胞选择性的相互聚集、重排有重要作用。大多数钙黏蛋白分子胞膜外区有 5 或 6 个约由 110 个氨基酸组成的重复结构域。其中 1~3 重复结构域有 Ca^{2+} 结合位点，N 端区域是结合配体的部位，Cadherin 分子的配体是与自身相同 Cadherin 分子，介导相同分子的相互黏附，称同型黏附作用。胞浆区与细胞骨架蛋白相连。该家族中与免疫学关系密切的有 E-cadherin、N-cadherin 和 P-cadherin，E、N 和 P 分别表示上皮、神经和胎盘（表 7-4）。钙黏蛋白在体内有着各自独特的组织分布，而在细胞表面钙黏蛋白倾向于集中分布于细胞与细胞的连接处。肿瘤细胞钙黏蛋白的改变与肿瘤细胞的浸润和转移有关。

以同型黏附作用相互作用的黏附分子除 Cadherin 家族的黏附分子外，还有属于免疫球蛋白超家族的 CD31（PECAM）和 CD56（NCAM）。

表 7-4　钙黏蛋白家族的组成和分布

钙黏蛋白家族成员	分子量（kD）	组织分布	配体
E-cadherin	124	上皮组织	E-cadherin
N-cadherin	127	神经组织、横纹肌、心肌	N-cadherin
P-cadherin	118	胎盘、间皮组织、上皮组织	P-cadherin

二、黏附分子的生物学作用

黏附分子参与机体多种重要的生理功能和病理过程，本章仅介绍与免疫密切相关的生物学作用。

（一）参与免疫细胞间相互作用和活化

免疫应答的全过程均依赖多种免疫细胞所表达的黏附分子的相互作用。

T 细胞活化不仅需要抗原所提供的特异性信号，还需要黏附分子与其相应配体相互作用而产生的共刺激信号。CD28-CD80/CD86、LFA-1-ICAM-1、LFA-2-LFA-3 等黏附分子对的相互作用加强了 APC 与 T 细胞的直接接触，增强 TCR 与抗原肽-MHC 复合物结合的亲和力，在免疫应答的启动阶段发挥了极其重要的作用。T 细胞识别 APC 细胞提呈的抗原后，如缺乏 CD80（或 CD86）提供的辅助刺激信号，则 T 细胞的应答处于无能（anergy）状态。

在免疫应答的效应阶段，细胞毒性 T 细胞（CTL）杀伤靶细胞时，黏附分子的相互作用导致效靶细胞紧密接触，促使 CTL 分泌的效应分子有效地发挥作用。

（二）参与炎症过程中白细胞与血管内皮细胞黏附

炎症的一个重要特征就是白细胞黏附并穿越血管内皮细胞向炎症部位渗出。该过程的重要的分子基础是白细胞与血管内皮细胞间黏附分子的相互作用。不同白细胞的渗出过程或在渗出的不同的阶段，所涉及的黏附分子不尽相同。例如在炎症发生初期，中性粒细胞（PMN）表面的 sLe^x（CD15s）可与血管内皮细胞表面的 P-选择素和 E-选择素结合而黏附于血管壁并随血流一起滚动。随后在血管内皮细胞的膜结合型 IL-8 诱导下已黏附的 PMN 表面 LFA-1 和 Mac-1（CR3）等整合素分子表达上调，与内皮细胞上的 ICAM-1 结合，导致 PMN 与内皮细胞的稳定黏附。稳定黏附后，PMN-内皮细胞黏附作用减弱，黏附的 PMN 易与内皮细胞分离，继而 PMN 有步骤地迁移、渗出到血管外参与炎症反应。其他白细胞如淋巴细胞的黏附渗出过程与 PMN 相似，但参与的黏附分子有所不同。

（三）参与淋巴细胞归巢

淋巴细胞归巢（lymphocyte homing）是淋巴细胞的定向游动，包括淋巴干细胞向中枢淋巴器官归巢，成熟淋巴细胞向外周淋巴器官归巢，继而经淋巴管、胸导管进入血液进行淋巴细胞再循环，以及淋巴细胞向炎症部位渗出。其分子基础是称之为淋巴细胞归巢受体（lymphocyte homing receptor，LHR）的黏附分子与内皮细胞上相应的地址素（addressin）黏附分子的相互作用。在外周淋巴结或肠道相关淋巴组织高内皮静脉（HEV）上选择性表达的地址素分别称为外周淋巴结地址素（peripheral node addressin，PNAd）和黏膜地址素（mucosal addressin，MAd）。已知 L- 选择素和 CD44 可作为归巢受体分别与 PNAd（包括 CD34 和 GlyCAM-1 等）和 MAd 结合，介导淋巴细胞 - 高内皮细胞（HEC）间的相互作用，从而参与淋巴细胞再循环。另外，与白细胞与内皮细胞黏附相似，LFA-1 和 Mac-1 与 ICAM-1 的活化和结合是淋巴细胞与 HEC 相互稳定黏附的必需条件。LFA-1-ICAM-2、VLA-4-VCAM-1 等黏附分子也可能参与介导淋巴细胞向外周淋巴结归巢。

（四）其他作用

黏附分子还具有其他多种重要的生物学功能。例如：IgSF 黏附分子参与诱导胸腺细胞的分化、成熟；胚胎发育过程中，cadherin 等参与细胞黏附及有序结合，对胚胎细胞发育并形成组织和器官至关重要；黏附分子还参与细胞迁移和细胞凋亡等。

第 3 节　白细胞分化抗原及其单克隆抗体的临床应用

白细胞分化抗原及其单克隆抗体已作为一种重要的手段和方法用于基础理论研究、发病机制的探讨以及临床多种免疫性疾病的诊断与防治。此处仅就白细胞分化抗原及其相应的单克隆抗体在疾病的发病机制、诊断、预防和治疗中的应用举例加以介绍。

一、阐明发病机制

白细胞分化抗原及其单克隆抗体能简要阐明以下几种疾病的发病机制。

（一）自身免疫性疾病

CD95（Fas）通过与 FasL 结合导致细胞内 caspase- 8 活化，启动细胞凋亡通路，在不同情况下，这种凋亡信号的启动可具有生理意义或参与病理损伤过程。目前认为 Fas/FasL 的相互作用是人类某些器官特异性自身免疫性疾病的一种共同机制，如胰岛素依赖型糖尿病、多发性硬化症、桥本甲状腺炎、再生障碍性贫血、自身免疫性肝病等。由于 Fas 基因的部分缺失或突变引起的正常 Fas 蛋白表达障碍，导致 Fas 不能转导凋亡信号，结果引起淋巴增殖性疾病，表现为淋巴结病和脾肿大，发生自身免疫性疾病。

（二）遗传性疾病

白细胞黏附缺陷症（leukocyte adhesion deficiency，LAD）是一种常染色体隐性遗传病，其临床表现为反复发作的严重感染。LAD 分为 LAD-1 和 LAD-2，LAD-1 的发病机制是 CD18 基因缺陷导致白细胞 LFA-1（CD11a/CD18）表达异常；而 LAD-2 型的发病机制是由于岩藻糖代谢障碍导致白细胞 sLe^x 合成缺陷。两型 LAD 均使白细胞不能黏附及穿过血管内皮细胞聚集到炎症部位。

（三）炎症

黏附分子在多种炎症性疾病的发病机制中被证明发挥了重要的作用。在类风湿性关节炎的急性发作期，淋巴细胞、单核细胞表面的 CD2、LFA-1、CD44 等表达增加，与血管内皮细胞表面的相应配体结合，增强炎症细胞的组织浸润，加重局部病变和器官功能损害。病毒性肝炎和酒精性肝炎时，肝细胞 ICAM-1 表达增加；病毒性脑炎的脑血管内皮细胞亦可见 ICAM-1 分子表达增加。

（四）移植排斥反应

黏附分子介导免疫细胞向移植部位的浸润，提供 T 细胞激活的共刺激信号，诱导效应 T 细胞形成并介导效应细胞黏附和杀伤移植物靶细胞。抗 LFA-1、ICAM-1 等的单克隆抗体可阻断免疫细胞间的相互作用，降低免疫细胞的活化水平，延长移植物的存活。检测患者血中可溶性黏附分子（sICAM-1，sVCAM-1）水平，可作为监测移植排斥的指标。

（五）肿瘤

黏附分子通过不同机制参与肿瘤的发生、发展和转移。如大肠癌、乳腺癌等多种肿瘤细胞表面 E-cadherin 表达明显减少或缺失，细胞间附着力减弱，肿瘤细胞与其他细胞脱离，导致肿瘤细胞浸润及转移。肿瘤细胞异常表达某些黏附分子，促进进入血液的肿瘤细胞与血管内皮细胞黏附，造成血行转移。例如，人结肠癌细胞表面可大量表达 CD15，通过与血管内皮细胞表达的 E-选择素结合，参与癌细胞的血行转移。黏附分子还可用于辅助判断肿瘤的分期和预后。如分化良好的上皮性肿瘤细胞 E-cadherin 表达正常；中等分化肿瘤细胞 E-cadherin 表达降低；低分化肿瘤细胞 E-cadherin 几乎不表达。

二、在诊断中的应用

检测 HIV 感染者和 AIDS 患者外周血 CD4$^+$T /CD8$^+$T 比值和 CD4$^+$T 细胞绝对数，对于辅助诊断和判断病情和药物疗效有重要参考价值。正常人外周血 CD4$^+$T 细胞绝对数在 500 个 /μl 以上，CD4$^+$T /CD8$^+$T 比值在 1.7~2.0 左右，当 HIV 感染后，CD4$^+$T /CD8$^+$T 比值迅速降低甚至倒置，当 HIV 感染者 CD4$^+$T 细胞数目降至 200 个 /μl 时，则为疾病恶化的先兆。

此外，CD 单克隆抗体为白血病、淋巴瘤的免疫学分型提供了精确的手段，用单克隆抗体免疫荧光染色和流式细胞术分析可进行常规免疫学分型。

三、在疾病预防和治疗中的应用

抗胸腺细胞球蛋白（ATG）以及抗 CD3、CD25 等单克隆抗体在临床上被用于免疫抑制剂已取得明显疗效。体内注射一定剂量抗 CD3 单克隆抗体后，抗 CD3 单克隆抗体与 T 细胞结合活化补体，迅速去除 T 细胞，通过降低机体的免疫应答水平，来达到预防和治疗移植排斥反应的目的。此外，抗 CD 分子单克隆抗体交联某些毒素后可形成免疫毒素，借助免疫毒素中单克隆抗体识别的特异性可使毒素选择性杀伤肿瘤细胞或其他靶细胞，如抗 CD19 单克隆抗体免疫毒素已用于治疗 B 系白血病和淋巴瘤。

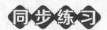

1. 简述白细胞分化抗原、CD 分子、黏附分子的基本概念。
2. 简述黏附分子的分类和主要功能。

1. 答：白细胞分化抗原是指造血干细胞在分化成熟为不同谱系、谱系分化的不同阶段及成熟细胞活化过程中，出现或消失的细胞表面分子，广泛表达在白细胞、红系和巨核细胞 / 血小板谱系及许多非造血细胞上，大部分为糖蛋白少数为 C 水化合物。

CD：应用以单克隆抗体鉴定为主的方法，将来自不同实验室的单克隆抗体所识别的同一分化抗原称 CD。CD 分子具有参与细胞的识别、黏附和活化等功能。

细胞黏附分子：介导细胞间、细胞与细胞外基质间接触和结合（或黏附）的膜表面糖蛋白。分布于细胞表面或细胞外基质中，以配体 - 受体相对应的形式发挥作用。

2. 答：分为免疫球蛋白超家族、整合素家族、选择素家族、黏蛋白样血管地址素、钙黏蛋白家族，此外还有一些尚未归类的黏附分子。

免疫细胞识别中的辅助受体和协同刺激或抑制信号：T 细胞 -APC 识别中，CD4-MHC Ⅱ 类分子、CD8-MHC Ⅰ 类分子、CD2/LFA-2-CD58/LFA-3、CD28-B7（CD80、CD86）、LFA-1-ICAM-1。

炎症过程中白细胞与内皮细胞的黏附：中性粒细胞表面的 CD15s/ 唾液酸化的路易斯寡糖 - 内皮细胞表面的 E- 选择素中在血管壁上滚动和最初的不紧密结合，中的 IL-8R- 内皮细胞表面的 mIL-8 中的 LFA-1 表达上调，LFA-1- ICAM-1 内皮细胞和中紧密结合且穿过血管内皮，到达炎症部位（其中的 CD15s 和 IL-8 均为炎性介质）。

淋巴细胞归巢（即淋巴细胞的定向迁移，包括淋巴细胞再循环和白细胞向炎症部位迁移）：初始 T 细胞 L- 选择素 -HEV 的外周淋巴结地址素初始 T 细胞在静脉壁上滚动和初始结合，血管内皮细胞上的趋化因子 -T 细胞表面的趋化因子受体 LFA-1 激活，LFA-1- ICAM-1 内皮细胞和中紧密结合且穿过血管内皮，到达淋巴结中。

（梅　钧）

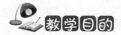

第8章　主要组织相容性复合体

1. 掌握　MHC、HLA复合体的基本概念，HLA Ⅰ类、Ⅱ类结构及其组织分布，HLA分子的生物学功能。

2. 熟悉　经典HLA Ⅰ类、Ⅱ类基因定位，HLA复合体的遗传特性。HLA与临床医学的关系。

3. 了解　免疫功能相关基因。

★ 主要组织相容性复合体（major histocompatibility complex，MHC）是一组决定移植组织是否相容、与免疫应答相关、紧密连锁的基因群。小鼠的MHC称为H-2复合体，人的MHC称为人类白细胞抗原（human leukocyte antigen，HLA）复合体。

第1节　人类MHC结构及其遗传特性

HLA基因复合体位于人第6号染色体短臂，全长3600kb，共224个基因座位，其中128个功能基因，96个假基因。HLA显示多基因性和多态性。多基因性指基因复合体由多个紧密相邻的基因座位组成，编码的产物具有相同或相似的功能。MHC的各基因传统上分为Ⅰ类、Ⅱ类和Ⅲ类基因，近年倾向于以两种类型概括：一是经典的Ⅰ类、Ⅱ类基因，它们的产物具有抗原提呈功能，显示丰富的多态性；二是免疫相关基因，包括传统的Ⅲ类基因，以及新确认的基因，参与调控固有免疫应答或参与抗原加工，不显示或显示有限的多态性。

一、经典的 HLA Ⅰ类及Ⅱ类基因

经典的 HLA Ⅰ类包括 A、B、C 三个座位，产物为 HLA Ⅰ类分子异二聚体中的重链（α链）。经典的 HLA Ⅱ类基因包括 DP、DQ、DR 三个亚区，每个亚区包括 A、B 两种功能基因，分别编码分子量相近的 HLA Ⅱ类分子的 α 链和 β 链，形成 α/β 异二聚体蛋白。

二、免疫功能相关基因

表 8-1　HLA 基因的结构

	分类	基因	编码产物及功能
经典的Ⅰ类及Ⅱ类基因	经典的Ⅰ类基因	HLA-A	编码 HLA Ⅰ类分子的 α 链，功能为识别和提呈内源性抗原肽，与 CD8 结合，对 CTL 的限制性
		HLA-B	
		HLA-C	
	经典的Ⅱ类基因	HLA-DP	编码 HLA Ⅱ类分子，功能为识别和提呈外源性抗原肽，与 CD4 结合，对 Th 细胞的限制性
		HLA-DQ	
		HLA-DR	

分类		基因	编码产物及功能
免疫功能相关基因	编码补体基因	C2、Bf、C4A、C4B	编码补体成分
	抗原加工相关基因	PSMB8、PSMB9	编码蛋白酶体 β 亚单位，加工内源性抗原肽
		TAP1、TAP2	抗原加工相关转运物（TAP）为内质网膜上的转运蛋白，参与内源性抗原加工
		HLA-DM	DM 分子参与 APC 对外源性抗原加工提呈
		HLA-DO	DO 分子是 HLA-DM 分子的调节蛋白
	非经典 I 类基因	HLA-E	HLA-E 分子表达于各种组织细胞，在羊膜和滋养层细胞表面高表达。是 NK 细胞表面 C 型凝集素受体家族（CD94/NKG2）的专一性配体，抑制 NK 细胞对自身细胞的杀伤
		HLA-G	HLA-G 分子主要分布于滋养层细胞，在母胎耐受中发挥功能。其专一性受体属于杀伤细胞免疫球蛋白样受体（KIR）家族
	炎症相关基因	TNF、LTA、LTB	编码肿瘤坏死因子（TNF）
		IκB	IκB 可以调节 NFκB 活性
		MICA、MICB	MHC I 类链相关分子（MIC）是 NK 细胞活化受体（NKG2D）的配体
		HSP70	热休克蛋白（HSP）参与炎症和应激反应，并参与内源性抗原的加工提呈

三、人类 MHC 的遗传特点

（一）HLA 的多态性

多态性（polymorphism）指群体中单个基因座位存在两个以上不同等位基因的现象。HLA 复合体是人体多态性最丰富的基因系统。目前发现的 HLA 等位基因总数为 8712 个，最多的是 HLA-B（2798 个）。

HLA I 类和 II 类基因产物的表达具有共显性特点，即同一个体，一个基因座位上来自同源染色体的两个等位基因都能得到表达，因此一个个体拥有经典 HLA I 类和 II 类基因产物有 12 种。

（二）单体型和连锁不平衡

1. **MHC 的单体型（haplotype）** 指同一染色体上紧密连锁的 MHC 等位基因组合。MHC 的各等位基因很少发生同源染色体之间的交换。

2. **等位基因的非随机性表达** 群体中各等位基因并不以相同频率出现。如 HLA-DRB1 等位基因数为 1196，理论上每个等位基因出现的频率应为 0.1%（1/1196），而北方汉族人 HLA-DRB1*0901 高达 15.6%。斯堪的纳维亚白人 HLA-DRB1*0501 表达最高。

3. **连锁不平衡（linkage disequilibrium）** 指分属两个或两个以上基因座位的等位基因同时出现在一条染色体上的概率高于随机出现的频率。如北方汉族人 DRB1*0901 和 DQB1*0701 同时出现在一条染色体上概率为 3.4%（0.156×0.219），而实际上为 11.3%。

第2节 人类MHC产物——HLA分子

 一、HLA Ⅰ类和HLA Ⅱ类分子组织分布

详见表8-2。

二、HLA分子的结构及其与抗原肽的相互作用

（一）HLA分子的结构

表8–2 HLA Ⅰ类和HLA Ⅱ类分子的结构、组织分布和功能的特点

	HLA Ⅰ类分子	HLA Ⅱ类分子
编码基因	HLA-A、B、C（α链）	HLA-DP、DQ、DR
分子结构	α链（α_1、α_2、α_3）45kD $\beta_2 m^*$ 12kD	α链（α_1、α_2）35kD β链（β_1、β_2）28kD
肽结合区	$\alpha_1 + \alpha_2$	$\alpha_1 + \beta_1$
肽结合槽特点	两端封闭，接纳8~10氨基酸残基	两端开放，接纳13~17氨基酸残基
组织分布	所有有核细胞表面	APC、活化T细胞
功能	识别和提呈内源性抗原肽，与CD8结合，对CTL的限制性	识别和提呈外源性抗原肽，与CD4结合，对Th细胞的限制性

注：*$\beta_2 m$编码基因在15号染色体。

（二）HLA分子与抗原肽的相互作用

HLA结合抗原肽的结构，位于远膜端的抗原肽结合槽。HLA的抗原肽结合槽与抗原肽互补结合，其中有两个或两个以上与抗原肽结合的关键部位，称锚定位（anchor position）。在该位置抗原肽与HLA分子结合的氨基酸残基称为锚定残基（anchor residue）。如小鼠MHC接纳8肽抗原的锚定位在p5（锚定残基Y或F）和p8（锚定残基L）。此分子接纳抗原肽的共用基序为x-x-x-x-Y/F-x-x-L。

★三、HLA分子的功能

（一）作为抗原提呈分子参与适应性免疫应答

（1）MHC限制性（MHC restriction）T细胞以其TCR对抗原肽和自身MHC进行双重识别，即T细胞只能识别自身MHC分子提呈的抗原肽。

（2）参与T细胞在胸腺中的选择和分化。

（3）决定疾病易感性的个体差异。

（4）参与构成种群基因结构的异质性。

（二）作为调节分子参与固有免疫应答

（1）经典的Ⅲ类基因编码补体成分，参与固有免疫。

（2）非经典的Ⅰ类基因和MICA基因产物可作为配体分子，以不同的亲和力结合激活性和抑制性受体，调节NK细胞和部分杀伤细胞的活性。

（3）炎症相关基因参与启动和调控炎症反应，并在应激反应中发挥作用。

第3节　HLA与临床医学

一、HLA与器官移植

器官移植的成败主要取决于供、受体间的组织相容性，其中HLA等位基因的匹配程度尤为重要。组织相容性程度的确定，涉及对供者和受者分别作HLA分型和进行供、受体间交叉配合试验。另外，测定血清中可溶性HLA分子的含量，有助于监测移植物的排斥危象。

二、HLA分子的异常表达和临床疾病

肿瘤细胞Ⅰ类分子表达往往减弱甚至缺如，以至于不能有效地激活特异性CTL，造成肿瘤逃逸免疫监视。另一方面，某些自身免疫病时，原先不表达HLAⅡ类分子的细胞，可被诱导表达Ⅱ类分子，如胰岛素依赖性糖尿病中的胰岛B细胞等。

三、HLA和疾病关联

带有某些特定HLA等位基因或单体型的个体易患某一疾病（阳性关联）或对该疾病有较强抵抗力（阴性关联）称为HLA和疾病关联。典型的例子为HLA-B27等位基因阳性者易患强直性脊柱炎（AS），其相对风险率为55~367。此外，类风湿关节炎、乳糜泻、胰岛素依赖性糖尿病、多发性硬化症也和某些HLA等位基因相关联。

四、HLA与亲子鉴定和法医学

HLA的多基因性和多态性，意味着无亲缘的个体之间，所有HLA基因座位拥有相同等位基因的概率几乎为零。并且，每个人HLA等位基因型别终生不变。因此HLA基因分型在法医学上用于个体识别和亲子鉴定。

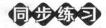

1. 什么是HLA基因复合体的多基因性和多态性？
2. 比较HLAⅠ类分子和HLAⅡ类分子在结构、组织分布与抗原肽相互作用等方面的特点。
3. 为什么MHC的主要生物学功能体现在结合与提呈抗原肽？ HLA与临床医学有什么关系？

1. 答：HLA多基因性指基因复合体由多个紧密相邻的基因座位组成，编码产物具有相同或相似的功能。如HLA-A、B、C三个基因编码HLAⅠ类分子具有相同的功能。

HLA多态性指群体中HLA多个基因座位上存在两个以上不同等位基因的现象。HLA复合体是人体多态性最丰富的基因系统。目前发现的HLA各个基因座位上等位基因总数为8712个，最多的是HLA-B（2798个）。

2. 答：Ⅰ类分子由α链与β_2微球蛋白构成（β_2m）。α链胞外段有三个结构域（α_1、α_2、α_3），α_1与α_2构成抗原肽结合槽，α_3与β_2m属于免疫球蛋白超家族（IgSF）结构域。Ⅱ类分子的α与β链各有两个胞外结构域（α_1、α_2；β_1、β_2），其中α_1与β_1构成抗原肽结合槽，α_2与β_2为免疫球蛋白超家族（IgSF）结构域。

Ⅰ类分子分布于所有有核细胞表面。Ⅱ类分子表达于淋巴组织中一些特定的细胞，如专职抗原提呈细胞（B细胞、巨噬细胞、树突状细胞）、胸腺上皮细胞和活化的T细胞等。

3. 答：MHC复合物编码产物主要为MHCⅠ类分子和MHCⅡ类分子，其功能为结合抗原

肽并提呈给 T 细胞。

　　HLA 与临床医学关系紧密。①器官移植：器官移植的成败主要取决于供、受体间的组织相容性，其中 HLA 等位基因的匹配程度尤为重要。另外，测定血清中可溶性 HLA 分子的含量，有助于监测移植物的排斥危象。②肿瘤细胞的 I 类分子表达往往减弱甚至缺如，不能有效地激活特异性 CTL，造成肿瘤逃逸免疫监视。另一方面，某些自身免疫病时，原先不表达 HLA II 类分子的细胞，可被诱导表达 II 类分子。③ HLA 和许多疾病相关联。如 HLA-B27 等位基因阳性者易患强直性脊柱炎（AS），其相对风险率为 55~367。④ HLA 基因分型在法医学上用于个体识别和亲子鉴定。

（龙 锴）

第9章 B淋巴细胞

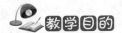

教学目的

1. 掌握 B细胞表面的主要分子及功能。B1细胞的特点。
2. 熟悉 BCR基因结构及重排。BCR多样性产生的机制，B细胞中枢免疫耐受的形成。B2细胞的特点。
3. 了解 B细胞的各发育阶段，B淋巴细胞的功能。

B淋巴细胞（B lymphocyte）由哺乳动物骨髓或禽类法氏囊中的淋巴样干细胞分化发育而来。成熟B细胞主要定居于外周免疫器官，约占淋巴细胞总数的20%。B细胞表面的多种膜分子在其分化和功能执行中有重要作用。B细胞不仅能通过产生抗体发挥特异性体液免疫功能，同时也是重要的抗原提呈细胞，并参与免疫调节。

第1节 B细胞的分化发育

哺乳动物的B细胞是在中枢免疫器官——骨髓中发育成熟的。B细胞在骨髓中的分化发育过程中发生的主要事件是功能性B细胞受体（B cell receptor，BCR）的表达和B细胞自身免疫耐受的形成。

一、BCR的基因结构及其重排

BCR是表达于B细胞表面的免疫球蛋白，即膜型免疫球蛋白（mIg）。编码BCR的基因群在胚系阶段是以分隔的、数量众多的基因片段的形式存在。基因重排（gene rearrangement）是在B细胞的分化发育过程中，BCR基因片段发生重新排列组合，从而产生数量巨大、能识别特异性抗原的BCR。TCR和BCR基因结构及重排的机制相似。

1. BCR的胚系基因结构 人Ig重链基因群位于第14号染色体长臂，其中V基因片段（VH）、D基因片段（DH）、J基因片段（JH）编码可变区；C基因片段编码恒定区。人Ig轻链基因群分为κ基因和λ基因，分别定为于第2号染色体短臂和第22号染色体长臂。轻链V区基因只有V、J基因片段。

轻重链基因分别由多个基因片段组成。（表9-1、表9-2、表9-3）

表9-1 人Ig重链基因

基因	可变区			恒定区								
	VH	DH	JH	Cμ	Cδ	Cγ3	Cγ1	Cα1	Cγ2	Cγ4	Cε	Cα2
数量	45	23	6	1	1	1	1	1	1	1	1	1

表 9-2　人 κ 轻链基因

基因	可变区		恒定区
	Vκ	Jκ	Cκ
数量	40	5	1

表 9-3　人 λ 轻链基因

基因	可变区		恒定区			
	Vλ	Jλ	Cλ1	Cλ2	Cλ3	Cλ7
数量	30	4	1	1	1	1

2. BCR 的基因重排及其机制　Ig 的胚系基因是以被分隔开的基因片段的形式成簇存在的，只有通过基因重排，才能编码完整的多肽链，加工组装为 BCR。IgV 区基因的重排主要是通过重组酶的作用来实现的。

重组酶包括：①重组激活酶基因（RAG）编码重组激活酶，有 RAG1 和 RAG2 两种，形成 RAG1/RAG2 复合物，只表达于 B 细胞或 T 细胞的重排阶段，可特异性的识别并切除 V、D、J 基因片段两边的称为重组信号序列（RSS）的保守序列；②末端脱氧核苷酸转移酶（TdT）可将数个至数十个核苷酸序列通过一种非模版编码的方式插入到 V、D、J 基因重排过程中出现的 DNA 断端；③其他如 DNA 外切酶等。

通过重组酶的作用，可以从众多 V（D）J 基因片段中各选择一个并重排在一起，形成 V（D）J 连接，首先为重链可变区发生重排，然后是轻链发生重排，最终表达为有功能的 BCR。

3. 等位排斥和同型排斥　一个 B 细胞克隆只表达一种 BCR，只分泌一种抗体，这通过等位排斥和同型排斥来完成。等位排斥（allelic exclusion）是指 B 细胞中一条染色体上的重链（或轻链）基因重排成功后，抑制另一条同源染色体上基因的重排。同型排斥（isotype exclusion）是指 κ 轻链基因重排成功后抑制 λ 轻链基因的重排。

二、抗原识别受体多样性产生的机制

1. 组合多样性　免疫球蛋白 V、D、J 基因片段重排时，只能在众多 V、D、J 基因片段中各取一个，因而可以产生众多 V 区基因片段的组合。如人类重链 V 区排列组合种类可达 40（VH）× 25（VD）× 6（VJ）=6000 种。

2. 连接多样性　Ig 基因片段之间往往有插入、替换或缺失核苷酸的情况发生，从而产生新的序列，称为连接多样性。包括：①密码子错位，替换缺失 3n 个核苷酸，后续序列不变；②框架移位，替换缺失 3n+1 或 3n+2 个核苷酸，后续序列完全改变；③N 序列插入，TdT 将 N 序列插入待接 DNA 的断端。

3. 受体编辑（receptor editing）　一些完成基因重排并表达 BCR 的 B 细胞识别自身抗原后未被清除，而是发生 RAG 基因重新活化，导致轻链 VJ 基因再次重排，合成新的轻链，替代自身反应性轻链，从而使 BCR 获得新的特异性。若受体编辑不成功，则该细胞凋亡。

4. 体细胞高频突变（somatic hypermutation）　Ig 基因重排完成后，B 细胞在外周免疫器官接受抗原刺激，编码 V 区 CDR 部位的基因序列发生点突变，可导致抗体亲和力成熟。

三、B 细胞在中枢免疫器官中的发育分化

B 细胞在骨髓中的发育经历了祖 B 细胞、前 B 细胞、未成熟 B 细胞和成熟 B 细胞等几个阶段。

1. 祖 B 细胞（pro-B cell）　早期祖 B 细胞重排重链 V 区基因 D-J，晚期祖 B 细胞重排 V-D-J 基因，但无 mIgM 表达。祖 B 细胞开始表达 Igα/Igβ。

2. **前 B 细胞（pre–B cell）**　特征性表达前 B 细胞受体（pre-BCR），并经历大 pre-B 和小 pre-B 两个阶段。pre-BCR 由 μ 链和替代轻链组成，可抑制另一条重链基因的重排（等位基因排斥）。大 pre-B 发育为小 pre-B，小 pre-B 发生轻链 V-J 重排，但仍不表达功能性 BCR。

3. **未成熟 B 细胞**　可以表达完整的 BCR，此时受到抗原刺激则引发凋亡导致克隆清除，形成自身免疫耐受。

4. **成熟 B 细胞**　又称初始 B 细胞，同时表达 mIgM 和 mIgD，其可变区完全相同。

四、B 细胞中枢免疫耐受的形成——B 细胞发育过程中的阴性选择

未成熟 B 细胞前表面表达仅完整的 mIgM。此时 mIgM 与骨髓中的自身抗原结合，导致细胞凋亡，形成克隆清除。一些识别自身抗原的未成熟 B 细胞通过受体编辑改变 BCR 的特异性。某些情况下，自身抗原结合 BCR 导致未成熟 B 细胞 mIgM 表达下调，这类细胞进入外周免疫器官，但对抗原刺激不产生应答，称为失能（anergy）。在骨髓中发育的未成熟 B 细胞通过上述的克隆清除、受体编辑和失能等机制形成了对自身抗原的中枢免疫耐受，成熟的 B 细胞到达外周免疫器官后仅能被外来抗原激活。

★ 第 2 节　B 细胞的表面分子及其作用

B 细胞的表面分子及其作用见表 9-4。

表 9–4　B 细胞的表面分子及其作用

类型	分子	功能
BCR 复合物	mIg	与特异性抗原结合
	Igα/Igβ（CD79a/CD79b）	与 mIg 形成复合物，其胞内含 ITAM，转导抗原与 BCR 结合的信号（第一活化信号）
B 细胞共受体	CD19/CD21/CD81	CD21（CR2）可以结合 C3d，形成 CD21-C3d- 抗原 -BCR 复合物，通过 CD19 传递信号，能增强 BCR 与抗原结合的稳定性，并与 Igα/Igβ 共同传递第一活化信号 CD21 为 EB 病毒受体，与 EB 病毒选择性感染 B 细胞有关
共刺激分子	CD40	与活化 T 细胞上的配体 C40L（CD154）结合，为 B 细胞活化的第二信号，对 B 细胞分化成熟和抗体产生起到重要作用
	CD80/CD86（B7-1/B7-2）	在活化 B 细胞表达增强，与 T 细胞表面的 CD28 相互作用，提供 T 细胞第二活化信号，与 CTLA-4（CD152）作用，提供抑制信号
	黏附分子，如 ICAM-1（CD54）与 LFA-1 等	与 T 细胞上的黏附分子结合起黏附与共刺激作用
其他	CD20	调节钙离子跨膜流动，从而调节 B 细胞的增殖和分化
	CD22	胞内段含有 ITIM，是抑制性受体，能负调节 CD19/CD21/CD81 共受体
	CD32	有 a、b 两个亚型，CD32b 即 FcγR ⅡB，能负反馈调节 B 细胞活化及抗体分泌

★ 第 3 节　B 细胞的分类

外周成熟的 B 细胞分为两个亚群。根据是否表达 CD5 分子，可分为 CD5$^+$ 的 B1 细胞和 CD5$^-$ 的 B2 细胞两个亚群。（表 9-5）

表 9-5　B1 细胞和 B2 细胞亚群的比较

性质	B1 细胞	B2 细胞
初次产生时间	胎儿期	出生后
CD5 分子表达	+	-
更新的方式	自我更新	由骨髓产生
自发性 Ig 的产生	高	低
针对的抗原	碳水化合物	蛋白质类
是否需 Th 辅助	否	是
分泌的 Ig 类别	主要为 IgM	IgG ＞ IgM
特异性	多反应性	单特异性
体细胞高频突变	低 / 无	高
免疫记忆	少 / 无	有

第 4 节　B 淋巴细胞的功能

一、产生抗体介导体液免疫应答

B 细胞产生抗体介导体液免疫应答，抗体具有中和作用、激活补体、调理作用、ADCC 等作用。

二、提呈抗原

B 细胞是专职抗原提呈细胞能够摄取、加工并提呈抗原。

三、免疫调节功能

B 细胞产生多种细胞因子参与调解巨噬细胞，树突状细胞、NK 细胞及 T 细胞功能。

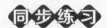

1. 试述 B 细胞的胚系基因结构及其基因重排机制。
2. 试述 B 细胞的主要表面分子及其与功能的关系。
3. 试述 B 细胞的分类和功能。

1. 答：人 Ig 重链基因群位于第 14 号染色体长臂，其中 V 基因片段（VH）、D 基因片段（DH）、J 基因片段（JH）编码可变区；C 基因片段编码恒定区。轻链基因群分为 κ 基因和 λ 基因，分别定于为第 2 号染色体短臂和第 22 号染色体长臂。轻链 V 区基因只有 V、J 基因片段。

人的 VH、DH 和 JH 的基因片段数分别为 45、23 和 6 个；重链 C 基因片段有 9 个，顺序为 5′-Cμ-Cδ-Cγ3-Cγ1-Cα1-Cγ2-Cγ4-Cε-Cα2-3′。Vκ 和 Jκ 基因片段分别为 40 和 5 个，Cκ 基因片段只有 1 个。Vλ 和 Jλ 分别有 30 和 4 个，Cλ 有 4 个（Cλ1、Cλ2、Cλ3、Cλ7）。

Ig 的胚系基因是以被分隔开的基因片段的形式成簇存在的，只有通过基因重排，才能编码完整的的多肽链，加工组装为 BCR。IgV 区基因的重排主要是通过重组酶的作用来实现的。

重组酶包括：①重组激活酶基因（RAG）编码重组激活酶，可特异性的识别并切除 V、D、J 基因片段两边的称为重组信号序列（RSS）的保守序列；②末端脱氧核苷酸转移酶（TdT）可将数个至数十个核苷酸序列通过一种非模版编码的方式插入到 V、D、J 基因重排过程中出现的 DNA 断端；③其他如 DNA 外切酶等。

通过重组酶的作用，可以从众多 V（D）J 基因片段中各选择一个并重拍在一起，形成 V（D）J 连接，首先为重链可变区发生重排，然后是轻链发生重排，最终表达为有功能的 BCR。

2. 答：（1）膜表面免疫球蛋白（mIg）：结合特异性抗原。

（2）Igα/Igβ（CD79a/CD79b）转导 BCR 与抗原结合所产生的活化信号。

（3）B 细胞共受体　CD19、CD21 与 CD81 交联形成复合体，促进 BCR 对抗原的识别及 B 细胞的活化。

（4）CD40　与 CD40L 结合产生对 B 细胞活化的第二信号。

（5）CD80（B7-1）和 CD86（B7-2）　与 T 细胞表面的 CD28 相互作用，提供 T 细胞第二活化信号，与 CTLA-4（CD152）作用，提供抑制信号。

（6）黏附分子　在 B 细胞与 Th 细胞相互接触中起重要作用，B 细胞表面表达 ICAM-1（CD54）、LFA-1（CD11a/CD18）等，黏附分子也具有共刺激作用。

3. 答：外周成熟的 B 细胞根据是否表达 CD5 分子，可分为 CD5$^+$ 的 B1 细胞和 CD5$^-$ 的 B2 细胞两个亚群。

B1 细胞主要针对碳水化合物（如细菌多糖等）产生的应答，无须 Th 细胞的辅助，不发生免疫球蛋白类别转换。B1 细胞所合成的低亲和力 IgM 能与多种不同的抗原表位结合，表现为多反应性。B1 细胞属于固有免疫细胞，在免疫应答早期发生作用。B1 细胞产生对自身抗原的抗体，与自身免疫病的发生有关。

B2 细胞是参与体液免疫应答的主要细胞。B2 细胞在个体发育中出现较晚，定位于外周免疫器官。在抗原刺激和 Th 辅助下，B2 细胞最终分化成浆细胞，产生抗体，行使体液免疫功能。初次免疫应答后存活下来的部分细胞分化为记忆 B 细胞，当再次感染时记忆 B 细胞可以快速分化为浆细胞，介导迅速的再次免疫应答。

（龙　锴）

第10章 T 淋巴细胞

教学目的

1. 掌握　T 淋巴细胞的表面标志、亚群与主要特征及其功能；掌握 T 淋巴细胞胸腺内发育的阳性选择与阴性选择。

2. 熟悉　T 细胞亚群的分类方法及各亚群特点。

3. 了解　调节性 T 细胞和 γδT 细胞的功能。

　　T 淋巴细胞（T lymphocyte）来源于胸腺（Thymus），故称 T 细胞。成熟 T 细胞定居于外周免疫器官的胸腺依赖区，它们不但介导适应性免疫应答，在胸腺依赖性抗原诱导的体液免疫应答中亦发挥重要的辅助作用，所以 T 细胞在适应性免疫应答中占据核心地位。T 细胞缺陷既影响机体细胞免疫应答，也影响体液免疫应答，可导致对多种病原微生物甚至条件致病微生物的易感性、抗肿瘤效应减弱等病理现象。

第 1 节　T 细胞的分化发育

　　骨髓多能造血干细胞（hematopoietic stem cell，HSC）在骨髓中分化成淋巴样祖细胞（lymphoid progenitor cell）。HSC 和淋巴样祖细胞均可经血液循环进入胸腺，在胸腺中完成 T 细胞的发育，成为成熟 T 细胞。再随血液循环进入外周淋巴器官，主要定居于外周淋巴器官的胸腺依赖区，接受抗原刺激发生免疫应答。整个过程中 T 细胞在胸腺中的发育至关重要。

★一、T 细胞在胸腺中的发育

　　正常机体的成熟 T 细胞既要对多样性的非我抗原发生免疫应答，又要对自身抗原发生免疫耐受。为达到此要求，在胸腺 T 细胞的发育过程中，首先要经历其抗原识别受体（TCR）的基因重排，为达到多样性的 TCR，然后经历阳性选择和阴性选择。因此，T 细胞在胸腺中发育的最核心事件是获得多样性 TCR 的表达、自身 MHC 限制性（阳性选择）以及自身免疫耐受（阴性选择）的形成。

★（一）T 细胞在胸腺中的发育和 TCR 的重排

　　在胸腺微环境的影响下，T 细胞的发育经历淋巴样祖细胞→祖 T 细胞（pro-T）→前 T 细胞（pre-T）→未成熟 T 细胞→成熟 T 细胞等阶段，不同阶段 T 细胞表达不同的表型和功能。依据 CD4 和 CD8 的表达，胸腺中的 T 细胞又可分为双阴性细胞（double negative cell，DN 细胞）、双阳性细胞（double positive cell，DP 细胞）和单阳性细胞（single positive cell，SP 细胞）三个阶段。

　　1. CD4 – CD8– 双阴性细胞阶段　pre-T 以前的 T 细胞均为 DN 细胞。其中 pro-T 开始重排 TCR 基因：γδ 细胞重排 γ 和 δ 链基因；而 αβT 细胞重排 β 链基因，此处是 γδ 细胞和 αβT 细胞分化的分支点。在胸腺中，αβT 细胞约占 T 细胞总数的 95%~99%，γδT 细胞约占 1%~5%。

αβT 细胞表达的 β 链与前 T 细胞 α 链（pre-T cell α，pTα）组装成前 TCR（pTα：β），成功表达前 TCR 的细胞即是 pre-T。在 IL-7 等因子的诱导下，pre-T 增殖活跃，并表达 CD4 和 CD8，细胞进入 DP 细胞阶段。

2. CD4$^+$CD8$^+$ 双阳性细胞阶段　DP 的 pre-T 细胞停止增殖，开始重排 α 基因，并与 β 链组装成 TCR（α：β TCR）。成功表达 TCR 的细胞即是未成熟 T 细胞。未成熟 T 细胞经历阳性选择并进一步分化为 SP 细胞。

3. CD4$^+$CD8$^-$ 或 CD4$^-$CD8$^+$ 单阳性细胞阶段　SP 细胞经历阴性选择后成为成熟 T 细胞，通过血液循环进入外周免疫器官。

★（二）T 细胞发育过程中的 αβTCR 基因重排

TCR 基因群包括 Vβ、Dβ 和 Jβ 三类基因片段。重排时先从 Dβ 和 Jβ 中各选 1 个片段，重排 D-J，然后与 Vβ 中的一个片段重排成 V-D-J，再与 Cβ 重排成完整的 β 链，最后与 pTα 组装成前 TCR，表达于 pre-T 表面。TCRα 基因群包括 Vα 和 Jα 两类基因片段。重排时从 Vα 和 Jα 中各选 1 个片段，重排成 V-J，再与 Cα 重排成完整的 α 链，最后与 β 链组装成完整的 TCR，表达于成熟 T 细胞的表面。TCR 的多样性机制主要是组合多样性和连接多样性，但其 N 序列插入的概率远高于 BCR 和 Ig，故 TCR 的多样性可达 10^{16}，而此阶段 BCR 的多样性只有 10^{11}。

★（三）T 细胞发育过程中的阳性选择

阳性选择（positive selection），在胸腺皮质中，同胸腺上皮细胞表面的抗原肽 -MHC 分子复合物以适当亲和力发生特异性结合的 DP 细胞可继续分化为单阳性（SP）细胞，其中与 I 类分子结合的 DP 细胞，CD8 表达水平升高，CD4 表达水平下降直至丢失；而与 II 类分子结合的 DP 细胞，CD4 表达水平升高，CD8 表达水平下降直至丢失；不能与抗原肽 -MHC 发生有效结合或亲和力过高 DP 细胞在胸腺皮质中发生凋亡，此过程称为胸腺的阳性选择。

★（四）T 细胞发育过程中的阴性选择

阴性选择（negative selection）经过阳性选择的 SP 细胞在皮质髓质交界处及髓质区，与胸腺树突状细胞、巨噬细胞等表面的自身抗原肽 -MHC I 类分子复合物或自身抗原肽 -MHC II 类分子复合物相互作用。高亲和力结合的 SP 细胞（即自身反应性 T 细胞）发生凋亡，少部分分化为调节性 T 细胞；而不能结合的 SP 细胞（阴性）存活为成熟 T 细胞并进入外周免疫器官。因此，阴性选择的意义是清除自身反应性 T 细胞，保留多样性的抗原反应性 T 细胞，以维持 T 细胞的中枢免疫耐受。

经过胸腺发育的 CD4$^+$T 细胞或 CD8$^+$T 细胞，进入胸腺髓质区，成为能特异性识别抗原肽 -MHC II 类分子复合物或抗原肽 - MHC I 类分子复合物、具有自身 MHC 限制性以及自身免疫耐受性的初始 T 细胞，迁出胸腺，进入外周 T 细胞库。

二、T 细胞在外周免疫器官中的增殖分化

从胸腺进入外周免疫器官尚未接触抗原的成熟 T 细胞称初始 T 细胞，主要定居于外周免疫器官的胸腺依赖区。T 细胞的定居与它在胸腺发育中获得相应的淋巴细胞归巢受体有关。T 细胞在外周免疫器官与抗原接触后，最终分化为具有不同功能的效应 T 细胞亚群、调节性 T 细胞或记忆 T 细胞。

★第 2 节　T 淋巴细胞的表面分子及其作用

T 细胞表面具有许多重要的膜分子，它们参与 T 细胞识别抗原，活化、增殖、分化，以及效应功能的发挥，其中，一些膜分子还是区分 T 细胞及 T 细胞亚群的重要标志。

★ 一、TCR-CD3 复合物

1. TCR 的结构和功能　T 细胞通过 TCR 识别抗原。T 细胞抗原受体（T cell antigen receptor，TCR）为所有 T 细胞表面的特征性标志，以非共价键与 CD3 分子结合，形成 TCR-CD3 复合物。

TCR 识别抗原的特点：① TCR 不能直接识别抗原表面的表位，只能特异性识别抗原提呈细胞或靶细胞表面的抗原肽 -MHC 分子复合物（pMHC）;② TCR 识别抗原肽 -MHC 分子复合物时，具有双重特异性，即既识别抗原肽的表位，又识别自身 MHC 分子的多态性部位。

TCR 是由两条不同肽链构成的异二聚体，构成 TCR 的肽链有 α、β、γ、δ 四种类型。根据所含肽链的不同，TCR 分为 TCRαβ 和 TCRγδ 两种类型。体内大多数 T 细胞表达 TCRαβ，仅少数 T 细胞表达 TCRγδ。TCR 为跨膜蛋白，由二硫键相连，肽链分为胞外区、跨膜区和胞浆区，其胞浆区肽链很短，不能转导活化信号；两条肽链的跨膜区通过盐桥与 CD3 分子的跨膜区连接，形成 TCR/CD3 复合体。TCR 识别抗原所产生的活化信号由 CD3 分子传导至 T 细胞内。

2. CD3 的结构和功能　CD3 分子具有 γ、δ、ε、ζ 及 η 五种肽链，通常以 γε、δε 和 ζη 形成异二聚体或 ζζ 形成同二聚体形式存在。这五种肽链均有免疫受体酪氨酸活化基序（immunoreceptor tyrosine-based activation motif，ITAM）。ITAM 由 18 个氨基酸残基组成，其中含有两个 YxxL/V 保守序列。因此 CD3 分子的功能是转导 TCR 识别抗原所产生的活化信号。

★ 二、CD4 和 CD8

成熟的 T 细胞只表达 CD4 或 CD8 分子，即 CD4$^+$T 细胞或 CD8$^+$T 细胞。CD4 或 CD8 的主要功能是辅助 TCR 识别抗原和参与 T 细胞活化信号的传导，又称 TCR 的共受体。

CD4 分子是单链跨膜蛋白，胞外区具有 4 个 Ig 样结构域，其中远膜端的两个结构域能够与 MHC Ⅱ 类分子 β 链的 β$_2$ 结构域结合。CD4 分子还是 HIV 包膜糖蛋白 gp120 受体。与 CD4 分子结合是 HIV 侵入并感染 CD4$^+$T 细胞或巨噬细胞的机制之一。CD8 分子由 α 和 β 肽链组成，两条肽链均为跨膜蛋白，由二硫键连接。CD8 分子由 α 和 β 肽链的细胞外区含一个 Ig 样结构域，能够与 MHC Ⅰ 类分子的 α$_3$ 结构域结合。

CD4 和 CD8 分别与 MHC Ⅱ 类和 MHC Ⅰ 类分子的结合，可增强 T 细胞与 APC 或靶细胞之间的相互作用并辅助 TCR 识别抗原。CD4 和 CD8 的胞质区可结合酪氨酸蛋白激酶 p56^{lck}。p56^{lck} 激活后，可催化 CD3 胞质区 ITAM 中酪氨酸残基的磷酸化，参与 TCR 识别抗原所产生的活化信号的转导过程。CD4 还是人类免疫缺陷病毒（HIV）的受体。表 10-1 列表比较了 CD4 分子和 CD8 分子在结构、功能等方面的差异。

表 10-1　CD4 分子和 CD8 分子的比较

	CD4 分子	CD8 分子
结构	单链跨膜蛋白	α 和 β 肽链组成的异二聚体
表达	60%～65% αβT 细胞及部分 NKT 细胞	30%～35% αβT 细胞和部分 γδT 细胞
结合	MHC Ⅱ 类分子 β$_2$ 结构域	MHC Ⅰ 类分子 α$_3$ 结构域
功能	增强 T 细胞与 APC 之间的相互作用并辅助 TCR 识别抗原，参与 TCR 识别抗原所产生的活化信号传导过程	增强 T 细胞与靶细胞之间的相互作用并辅助 TCR 识别抗原，参与 TCR 识别抗原所产生的活化信号传导过程
其他	是 HIV 包膜蛋白 gp120 的受体	

★ 三、共刺激分子

共刺激分子（co-stimulatory molecule）是为 T（或 B）细胞完全活化提供共刺激信号的细胞表面分子及其配体。

初始 T 细胞的完全活化需要两种活化信号的协同作用。第一信号（或抗原刺激信号）由初始 TCR 识别 APC 提呈的 pMHC 而产生，经 CD3 转导信号，CD4 或 CD8 起辅助作用，第一信号使 T 细胞初步活化，代表适应性免疫应答严格的特异性。第二信号（或共刺激信号）则由 APC 或靶细胞表面的共刺激分子与 T 细胞表面的相应的共刺激分子相互作用而产生。共刺激信号使 T 细胞完全活化，只有完全活化的 T 细胞才能进一步分泌细胞因子和表达细胞因子受体，在细胞因子的作用下分化和增殖。没有共刺激信号，T 细胞不能活化而克隆失能。

T 细胞表面的共刺激分子大多数是免疫球蛋白超家族（IgSF）成员，如 CD28 家族成员（CD28、CTLA-4）、ICOS 和 PD-1 以及 CD2 和 ICAM 等，CD28 家族的配体为 CD80（B7-1）、CD86（B7-2）、ICOSL、PD-L1 和 PD-L2 等。此外，还有肿瘤坏死因子超家族（TNFSF）成员（如 CD40L 和 FasL）和整合素家族成员（如 LFA-1 等）。

1. CD28 由两条肽链组成的同源二聚体，90% 的 CD4$^+$ T 细胞和 50% 的 CD8$^+$ T 细胞表达之。CD28 是 B7 的受体。CD28 与 B7 结合可促进 T 细胞增殖、分化和 IL-2 等其他细胞因子的合成。

2. CTLA-4（CD152） 表达于活化的 CD4$^+$ 和 CD8$^+$ T 细胞，其配体也是 B7 分子。CTLA-4 与 B7 结合产生抑制性信号，下调或终止 T 细胞活化。

3. ICOS ICOS（inducible costimulator）表达于活化的 T 细胞，人的 ICOS 配体为 ICOSL/B7-H2。初始 T 细胞的活化主要依赖 CD28 提供协同刺激信号；而 ICOS 则在 CD28 之后起作用，调节活化 T 细胞多种细胞因子的产生，并促进 T 细胞增殖。

4. PD-1 PD-1（programmed death 1）表达于活化的 T 细胞，配体为 PD-L1/L2。PD-1 与配体结合后，可抑制 T 细胞增殖以及 IL-2 和 IFN-γ 等细胞因子的产生，并抑制 B 细胞的增殖、分化和 Ig 的分泌；PD-1 还参与外周免疫耐受的形成。

5. CD2 CD2（即 LFA-2）又称绵羊红细胞（SRBC）受体。95% 成熟 T 细胞，50%~70% 胸腺细胞及部分 NK 细胞表达 CD2。CD2 分子与其配体 LFA-3（CD58）和 CD48（小鼠和大鼠）结合，其作用除介导细胞间黏附外，还为 T 细胞提供活化信号。

6. CD40 配体 CD40L 主要表达于活化的 CD4$^+$ T 细胞，CD40 表达于 APC。CD40L 与 CD40 结合作用为双向性的，一方面是促进 APC 的活化，促进 B7 分子表达和细胞因子的分泌；另一方面，因 APC 表达 B7 分子增加和分泌促进 T 细胞分化的细胞因子，也促进 T 细胞的活化。CD40L 与 B 细胞表面 CD40 分子结合可促进 B 细胞的增殖、分化、抗体生成和 Ig 类别转换和诱导 Bm 细胞的生成。

7. LFA-1 和 ICAM-1 LFA-1 和 ICAM-1 细胞表面的淋巴细胞功能相关抗原 -1（LFA-1）和细胞间黏附分子 -1（ICAM-1）分子的作用，两者互为配体。其功能为介导 T 细胞与 APC 或靶细胞的黏附。表 10-2 列出了各共刺激分子的分布于功能。

表 10-2 共刺激分子分布与功能比较

名称	结合（APC）	表达	功能
CD28	B7	90%CD4$^+$T、50%CD8$^+$T	促进 T 细胞增殖分化
CTLA-4（CD152）	B7	活化的 T 细胞	亲和力＞CD28，胞质区有 ITIM，抑制 T 细胞活化信号的传导
ICOS	ICOSL/B7-H2	活化的 T 细胞	调节活化 T 细胞多种细胞因子的产生，并促进 T 细胞的增殖

名称	结合（APC）	表达	功能
PD-1	PD-L1、PD-L2	活化的 T 细胞	抑制 T 细胞的增殖以及 IL-2 和 IFN-γ 等细胞因子的产生，并抑制 B 细胞的增殖、分化和 Ig 的分泌
CD2（IFA-2）	CD58（LFA-3）	95% 成熟 T 细胞、50%~70% 胸腺细胞、部分 NK 细胞	介导 T 细胞与 APC 或靶细胞之间的黏附，为 T 细胞提供活化信号；绵羊红细胞受体
CD40L（CD154）	CD40	活化的 CD4$^+$T 细胞	促进 APC 活化，促进 T 细胞的活化，促进 B 细胞活化、增殖、分化和抗体生成，诱导记忆性 B 细胞的产生
LFA-1	ICAM-1	T 细胞、APC	介导 T 细胞与 APC 或靶细胞的黏附

四、丝裂原受体及其他表面分子

T 细胞表面还表达多种丝裂原（mitogen）受体，能使静息 T 细胞活化、增生和分化，但作用无特异性。常用的 T 细胞丝裂原有刀豆蛋白 A（concanavalin CON A）、植物血凝素（phytohemagglutinin，PHA）、美洲商陆丝裂原（pokeweed mitogen，PWM）。PWM 除诱导 T 细胞活化外，还可诱导 B 细胞活化。

T 细胞活化后还表达许多与效应功能有关的分子，如细胞因子受体（IL-1R、IL-2R、IL-4R、IL-6R、IL-7R 和 IFN-γR 等）及可诱导细胞凋亡的 FasL（CD95L）等。

★第 3 节　T 细胞的分类和功能

T 细胞具有高度的异质性，按照不同的分类方法，T 细胞可分为若干亚群，各亚群之间相互调节，共同发挥其免疫学功能。

★一、根据所处的活化阶段分类

（一）初始 T 细胞

初始 T 细胞（naive T cell）是从未接受过抗原刺激的成熟 T 细胞，表达 CD45RA、L- 选择素，参与淋巴细胞再循环。其功能是识别抗原，无免疫效应功能。

（二）效应 T 细胞

效应 T 细胞（effector T cell）高表达高亲和力 IL-2R，表达整合素、CD44 和 CD45RO。不参与淋巴细胞再循环，而是向外周炎症部位或某些器官组织组织迁移。

（三）记忆 T 细胞

记忆性 T 细胞（memory T cell）长期存活，可达数年。表达 CD45RO 和 CD44 及向外周炎症组织迁移，介导再次免疫应答，接受相同抗原刺激后可迅速活化，并分化为记忆性 T 细胞和效应 T 细胞。

表 10–3　三类不同阶段的 T 细胞的特性比较

类型	初始 T 细胞	效应 T 细胞	记忆性 T 细胞
抗原刺激	从未接受过抗原刺激	抗原刺激	抗原刺激
表达	CD45RA，高水平 L- 选择素（CD62L^{high}）	高水平高亲和力 IL-2R、CD45RO	CD45RO、整合素、CD44
存活	G0 期，存活期短	存活期较短	G0 期，存活期长（数年）

类型	初始 T 细胞	效应 T 细胞	记忆性 T 细胞
作用	参与淋巴细胞再循环，主要功能是识别抗原	不参与淋巴细胞再循环，主要向外周炎症组织等部位迁移	向外周炎症组织等部位迁移；介导再次免疫应答； 可以在 IL-2 低浓度下实现自分泌性增殖
效应细胞	分化为效应 T 细胞 记忆性 T 细胞		分化为效应 T 细胞 记忆性 T 细胞

★二、根据 TCR 类型分类

根据 TCR 类型，T 细胞可分为表达 TCRαβ 的 T 细胞和表达 TCRγδ 的 T 细胞，分别简称 αβT 细胞和 γδT 细胞。

（一）αβT 细胞

αβT 细胞即通常所指的 T 细胞，占脾脏、淋巴结和循环 T 细胞的 95% 以上，为主要参与免疫应答的 T 细胞。

（二）γδT 细胞

γδT 细胞主要分布于皮肤和黏膜组织，其抗原受体缺乏多样性，识别抗原无 MHC 限制性，主要识别 CD1 分子提呈的多种病原体表达的共同抗原成分，包括糖脂、某些病毒的糖蛋白、分枝杆菌的磷酸糖和核苷酸衍生物、热休克蛋白等。大多数 γδT 细胞为 $CD4^-CD8^-$，少数可表达 CD8。γδT 细胞具有抗感染和抗肿瘤作用，可杀伤病毒或细胞内细菌感染的靶细胞，表达热休克蛋白和异常表达 CD1 分子的靶细胞，以及杀伤某些肿瘤细胞。活化的 γδT 细胞通过分泌多种细胞因子（包括 IL-2、IL-3、IL-4、IL-5、IL-6、GM-CSF、TNF-α、IFN -γ 等）发挥免疫调节作用好介导炎症反应。表 10-4 列表比较了 αβT 细胞和 γδT 细胞的特征及功能。

表 10–4　αβT 细胞和 γδT 细胞的比较

特性	αβT 细胞	γδT 细胞
TCR	极大多态性	较少多态性
发育	胸腺（发生晚）	胸腺（发生早） 存在胸腺外途径
分布外周血	外周血 60%~70%	外周血 5%~15%
组织	外周淋巴组织	皮肤表皮、黏膜上皮
表型 CD3CD2	100%	100%
CD4⁺CD8⁻	60%~65%	< 1%
CD4⁻CD8⁺	30%~35%	20%~50%
CD4⁻CD8⁻	< 5%	≥ 50%
识别的抗原	8~17 个氨基酸组成的多肽	多糖、脂类、HSP
MHC 限制性	有	无
杀伤细胞及功能	CTL，特异性杀伤靶细胞	γδT 杀伤活性

★三、根据 CD 分子亚群分类

根据是否表达 CD4 或 CD8，T 细胞分为 $CD4^+$T 细胞和 $CD8^+$T 细胞。

（一）CD4⁺T 细胞

$CD4^+$ T 细胞识别由 13~17 个残基组成的外源性抗原肽，受自身 MHC Ⅱ 类分子的限制。活化后，分化的效应细胞主要为 Th 细胞，但少数 CD4$^+$T 细胞具有细胞毒和免疫抑制作用。

（二）CD8$^+$T 细胞

CD$_8$$^+$T 细胞识别由 8~10 个残基组成的内源性抗原肽，受自身 MHC Ⅰ类分子的限制。活化后，分化的效应细胞为 Tc（CTL）细胞，具有细胞毒作用，可特异性杀伤靶细胞。

表 10-5 CD4$^+$T 细胞和 CD8$^+$T 细胞比较

TCRαβ	CD4$^+$T 细胞	CD8$^+$T 细胞
CD 分子表型	CD3$^+$CD4$^+$CD8$^-$	CD3$^+$CD4$^-$CD8$^+$
分布	60%~65%αβT 细胞	30%~35% αβT 细胞
	部分 NKT 细胞	部分 γδT 细胞
识别抗原肽	外源性抗原肽 13~17 个氨基酸	内源性抗原肽 8~10 个氨基酸
MHC 限制性	受自身 MHC Ⅱ类分子限制	受自身 MHC Ⅰ类分子限制
分化的效应细胞	主要为 Th 细胞	为 CTL/Tc 细胞
	通过合成和分泌细胞因子发挥作用	具有细胞毒作用
	少数 CD4$^+$ 效应 T 细胞具有细胞毒作用（FasL）	特异性杀伤靶细胞

★四、根据功能特征分亚群

根据功能的不同，T 细胞可分为 Th 细胞、CTL 细胞和调节性 T 细胞。这些细胞实际上是初始 CD4$^+$T 细胞或初始 CD8$^+$T 细胞活化后分化成的效应细胞。

（一）辅助 T 细胞（helper T cell，Th）

Th 均表达 CD4，通常所称的 CD4$^+$T 细胞即指 Th。未受抗原刺激的 CD4$^+$T 为 Th0。Th0 向不同谱系的分化受抗原的性质和细胞因子等因素的调控，而最重要的影响因素是细胞因子的种类和细胞因子之间的平衡。例如，胞内病原体和肿瘤抗原以及 IL-12、IFN-γ 诱导 Th0 向 Th1 分化，其中 IL-12 主要由 APC 产生。普通细菌和可溶性抗原以及 IL-4 诱导 Th0 向 Th2 分化，其中 IL-4 主要由局部环境中 NKT 细胞以及嗜酸粒细胞和嗜碱粒细胞等所产生。TGF-β、IL-4 和 IL-10 诱导 Th0 向 Th3 分化。TGF-β 和 IL-6 诱导 Th0 向 Th17 分化。TGF-β 和 IL-2 诱导 Th0 分化为 Treg。IL-21 和 IL-6 诱导 Th0 分化为 Tfh。

除细胞因子外，APC 表达的共刺激分子对 Th0 的分化方向亦发挥调节作用。例如，ICOS 可促进 Th2 的分化，而 4-1BB（CD137）可能与 Th1 的分化有关。

1. Th1　主要分泌 Th1 型细胞因子，包括 IL-2、IFN-γ、TNF 等。它们能促进 Th1 的进一步增殖，进而发挥细胞免疫的效应，引起炎症反应或迟发型超敏反应，同时还能抑制 Th2 增殖。

Th1 细胞的主要效应是通过分泌的细胞因子增强细胞介导的抗感染免疫，特别是抗胞内病原体的感染。例如，IFN-γ 活化巨噬细胞，增强其杀伤已吞噬的病原体的能力。IFN-γ 还能促进 IgG 的生成。IL-2、IFN-γ 和 IL-12 可增强 NK 细胞的杀伤能力。IL-2 和 IFN-γ 协同刺激 CTL 的增殖和分化。TNF 除了直接诱导靶细胞凋亡外，还能促进炎症反应。另外，Th1 也是迟发型超敏反应中的效应 T 细胞，故也称为迟发型超敏反应 T 细胞（T$_{DTH}$）。在病理情况下，Th1 参与许多自身免疫病的发生和发展，如类风湿关节炎和多发性硬化症等。

2. Th2　主要分泌 Th2 型细胞因子，包括 IL-4、IL-5、IL-6、IL-10 及 IL-13 等细胞因子。它们能促进 Th2 细胞的增殖，进而辅助诱导 B 细胞增殖分化合成并分泌抗体，引起体液免疫应答，同时抑制 Th1 增殖。

Th2 的主要效应是辅助 B 细胞活化，其分泌的细胞因子也可促进 B 细胞的增殖、分化和抗体的生成。Th2 在变态反应及抗寄生虫感染中也发挥重要作用：IL-4 和 IL-5 可诱导 IgE 生成和嗜酸粒细胞活化。特应性皮炎和支气管哮喘的发病与 Th2 型细胞因子分泌过多有关。表 10-6、

10-7 分别列表比较了小鼠与人的 Th1 细胞及 Th2 细胞的生物学作用。

表 10-6　小鼠 Th1 及 Th2 细胞生物学作用的比较

特性	Th1（炎症性 T，Tinf）	Th2（辅助性 T，Th）
功能		
Ig 产生	+	++
B 细胞增殖	+	++
迟发型超敏性（DTH）	++	-
细胞毒性（CTL）	++	-
Mφ 活化	+	+
细胞因子		
IL-2	++	-
IFN-γ	++	-
TNF-β	++	-
IL-3	++	++
GM-CSF	+	++
TNF-α	+	++
IL-4	-	++
IL-5	-	++
IL-6	-	++
IL-10	-	++
细胞因子受体		
IL-1	-	++
IL-2	++	++
IL-4	+	++

表 10-7　人 Th1 及 Th2 细胞生物学作用的比较

特性	Th1	Th2
细胞因子		
IL-2	+	±
IFN-γ-	+	—
IL-4	—	+
IL-5	—	+
辅助功能		
IgG/IgA/IgM 产生	+	++
IgE 产生	—	+
细胞毒性	+	—
抗原反应性		
TT，PPD	+	—
变应原	—	+

注：TT，破伤风类毒素；PPD：纯化结核菌素。

3. Th3　主要分泌大量 TGF-β，引起免疫抑制的作用。

4. Th17　通过分泌 IL-17（包括 IL-17A 到 IL-17F）、IL-21、IL-22、IL-26、TNF-α 等多种细胞因子参与固有免疫和某些炎症的发生，在免疫病理损伤，特别是自身免疫病的发生和发展中起重要作用。

5. Tfh 滤泡辅助 T 细胞（follicular helper T cell，Tfh）是一种存在于外周免疫器官淋巴滤泡的 CD4⁺T 细胞，其产生的 IL-21 在 B 细胞分化为浆细胞、产生抗体和 Ig 类别转换中发挥重要，是辅助 B 细胞应答的关键细胞。

需要指出的是不同亚群的 Th 细胞分泌不同的细胞因子只不过反映了这些细胞处于不同分化状态，这种分化不受恒定不变的，在一定条件下可以相互转变。

（二）细胞毒性 T 细胞（cytotoxic T lymphocyte，CTL）

CTL 表达 CD8，通常所称的 CD8⁺T 细胞即指 CTL，而同样有细胞毒作用的 γδT 细胞和 NKT 细胞不属于 CTL。

CTL 的主要功能是特异性识别内源性抗原肽 -MHC I 类分子复合物，进而杀伤靶细胞（细胞内寄生病原体感染的靶细胞或肿瘤细胞）。杀伤机制主要有两种：一是分泌穿孔素、颗粒酶、颗粒溶素及淋巴毒素等物质直接杀伤靶细胞；二是通过 Fas/FasL 途径诱导细胞凋亡。CTL 在杀伤靶细胞的过程中自身不受伤害，可连续杀伤多个靶细胞。

（三）调节性 T 细胞（regulatory cell，Treg）

通常所称的 Treg 是 CD4⁺CD25⁺Foxp3⁺ 的 T 细胞。Foxp3（forkhead box p3）是一种转录因子，不仅是 Treg 的重要标志，也参与 Treg 的分化的功能。Foxp3 缺陷会使 Treg 减少或缺如，从而导致人、小鼠发生严重自身免疫病。Treg 主要通过两种方式负调控免疫应答：① 直接接触抑制靶细胞活化；②分泌 TGF-β、IL-10 等细胞因子抑制免疫应答。在免疫耐受、自身免疫病、感染性疾病、器官移植及肿瘤等多种疾病中发挥重要作用。根据来源可分为两类（表 10-8）。

表 10-8　两类调节性 T 细胞的比较

特点	自然调节性 T 细胞	适应性（诱导性）调节性 T 细胞
诱导部位	胸腺	外周
CD25 表达	+++	-/+
转录因子 Foxp3	+++	+
抗原特异性	自身抗原（胸腺中）	组织特异性抗原和外来抗原
发挥效应作用的机制	细胞接触，分泌细胞因子	主要依赖细胞因子（Tr1：IL-10 和 TGF-β；Th3：TGF-β），细胞接触
功能	抑制自身反应性 T 细胞介导的免疫应答	抑制自身损伤性炎症反应和移植排斥反应，有利于肿瘤生长
举例	CD4⁺CD25⁺T 细胞	CD4⁺Tr1 和 Th3

1. 自然调节性 T 细胞（natural Treg，nTreg） 直接从胸腺分化而来，约占外周血 CD4⁺T 细胞的 5%~10%。

2. 诱导性调节性 T 细胞（inducible Treg，iTreg） 诱导性调节性 T 细胞或称适应性调节性 T 细胞，由初始 CD4⁺T 细胞在外周经抗原及其他因素（如 TGF-β 和 IL-2）诱导产生。iTreg 还包括 Tr1 和 Th3 两种亚群。

Tr1 主要分泌 IL-10 及 TGF-β，主要抑制炎症性自身免疫反应和由 Th1 介导的淋巴细胞增殖及移植排斥反应。此外，Tr1 分泌的 IL-10 可能在防治超敏反应性疾病（如哮喘）中起作用。

Th3 主要产生 TGF-β，通常在口服耐受和黏膜免疫中发挥作用。

其他调节性 T 细胞

在 CD8⁺T 细胞中也存在一群 CD8⁺ 调节性 T 细胞，对自身反应性 CD4⁺T 细胞具有抑制活性，并可抑制移植物排斥反应。此外，Th1、Th2、NK、NKT 以及 γδT 细胞等亚群也具有免疫调节活性。表 10-8 比较了这三种 T 细胞亚群表型、MHC 限制性及功能性等方面的差异。

表 10-9　T 细胞亚群及其功能

T 亚群	表型	MHC 限制性	功　　　能
Th	CD4+	MHC Ⅱ	Th1　引起炎症反应或迟发型超敏反应
			Th2　辅助抗体产生，参与 Ⅰ 型超敏反应
TC	CD8+	MHC Ⅰ	杀死靶细胞（肿瘤细胞或病毒感染细胞）
Treg	CD8+	MHC Ⅰ	抑制体液免疫和细胞免疫

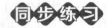

1. T 细胞表面有哪些重要膜分子？它们的功能是什么？
2. T 细胞表面主要的协同刺激分子受体有哪些？其配体各是什么？
3. CD8+ 杀伤性 T 细胞是怎样破坏靶细胞的？
4. Th1 细胞和 Th2 细胞各分泌哪些主要细胞因子？其主要作用是什么？

1. 答：T 细胞表面的重要膜分子及其功能是：① TCR-CD3 复合物：TCR 特异性识别由 MHC 分子提呈的抗原肽，CD3 稳定 TCR 结构和转导 T 细胞活化的第一信号；②CD4 和 CD8 分子：能分别与 MHC Ⅱ 类和 MHC Ⅰ 类分子的非多态区结合，既加强 T 细胞与 APC 或靶细胞的相互作用，又参与抗原刺激 TCR-CD3 信号转导，还参与 T 细胞在胸腺内的发育成熟及分化；③协同刺激分子：主要有 CD28、LFA-1、LFA-2（CD2）、CD40L 等受体，与相应配体结合后提供 T 细胞的活化的第二信号；④结合丝裂原的膜分子：主要有 PHA、ConA、PWM 等丝裂原的受体，丝裂原与相应受体结合可直接使静止状态的 T 细胞活化、增殖、分化为淋巴母细胞。

2. 答：T 细胞表面主要的协同刺激分子受体有 CD28、LFA-1、LFA-2（CD2）、CD40L（CD154）等受体，其相应配体分别为 B7、ICAM-1（CD54）、LFA-3（CD58）、CD40。

3. 答：CD8+ 杀伤性 T 细胞（CTL）通过 TCR 识别靶细胞表面的抗原肽：MHC 分子复合物，在协同刺激分子等参与下，与靶细胞紧密接触，通过两种机制杀伤靶细胞：①细胞裂解：活化后的 CTL 通过颗粒胞吐释放穿孔素，后者插入靶细胞膜内形成空心管道出现小孔，水分通过小孔进入细胞浆，靶细胞胀裂而死亡；②细胞凋亡：活化后的 CTL 通过颗粒胞吐释放颗粒酶（丝氨酸蛋白酶），后者进入靶细胞，通过一系列酶的级联反应，最终激活靶细胞内源型 DNA 内切酶而导致靶细胞凋亡；活化后的 CTL 大量表达 FasL（配体），与靶细胞表面 Fas（受体）结合，通过一系列酶的级联反应，最终激活靶细胞内源型 DNA 内切酶而导致靶细胞凋亡。

4. 答：活化的 Th1 细胞主要分泌 IL-2、IFN-γ、TNF-β 等细胞因子，使局部组织产生以淋巴细胞和单核吞噬细胞浸润为主的慢性炎症反应或迟发型超敏反应；活化的 Th2 细胞主要产生 IL-4、IL-5、IL-6、IL-10 等细胞因子，诱导 B 细胞增殖与分化，合成和分泌抗体，引起体液免疫应答或速发型超敏反应。

（宋　涛）

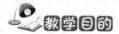

1. 掌握　抗原提呈细胞概念、种类和特点；巨噬细胞、树突状细胞、B细胞提呈抗原的特点；外源性抗原和内源性抗原的加工提呈过程。

2. 熟悉　抗原提呈细胞摄取抗原的方式。专职 APC 的主要特点。LMP、TAP、Ii 链、CLIP 和 HLA-DM 分子在抗原加工、提呈中的作用。

3. 了解　抗原的交叉提呈。

第1节　抗原提呈细胞的种类与特点

抗原提呈细胞（antigen presenting cell，APC）是能够加工抗原并以抗原肽 -MHC 分子复合的形式将抗原肽提呈给 T 细胞的一类细胞，在机体的免疫识别、免疫应答与免疫调节中起重要作用。

一、抗原提呈细胞的分类

1. **通过 MHC Ⅱ类分子提呈外源性抗原的 APC**　此类 APC 能够摄取、加工外源性抗原并以抗原肽 -MHC Ⅱ类分子复合物的形式将抗原肽提呈给 CD4⁺T 细胞，即通常所说的 APC。分两类：①专职性 APC（professional APC），包括单核 - 巨噬细胞、树突状细胞（并指状细胞、朗格汉斯细胞）、B 淋巴细胞，能组成性表达 MHC Ⅱ类分子和 T 细胞活化的共刺激分子，抗原提呈能力强（表 11-1）；②非专职性 APC（non- professional APC），包括内皮细胞、成纤维细胞、上皮细胞等，正常情况下不表达 MHC Ⅱ类分子，亦无抗原提呈能力；而只表达 MHC Ⅰ类分子；但在炎症中或受到某些因子刺激后，诱导性表达 MHC Ⅱ类分子及共刺激分子，抗原提呈能力弱。

表 11-1　专职性抗原提呈细胞的特性比较

类型	缩写	体内分布	吞噬作用	MHC Ⅱ类分子	FcR	C3R
巨噬细胞	Mφ	全身组织、器官	+	+	+	+
树突状细胞	DC					
（1）并指状树突状细胞	IDC	胸腺、淋巴样组织依赖区	−	+	−	−
（2）朗格汉斯细胞	LC	皮肤表皮、淋巴结副皮质区	+	+	+	+
B 细胞	无	外周血、淋巴结	−	+	−	+

2. **通过 MHC Ⅰ类分子提呈内源性抗原的 APC**　表达 MHC Ⅰ类分子的靶细胞是一类特殊的非专职抗原提呈细胞，这类均能将内源性蛋白抗原降解、处理为多肽，并以抗原肽 -MHC Ⅰ类分子复合物的形式表达于细胞表面，提呈给具有杀伤能力的 CD8⁺T 细胞，以便识别和杀伤。此类细胞通常被胞内寄生病原体感染而产生病原体抗原或细胞发生突变产生突变蛋白抗原，提

呈抗原给 CD8$^+$T 细胞而自身被识别、杀伤，故又称为靶细胞，即被 CD8$^+$T 细胞杀伤的靶细胞。

二、专职性抗原提呈细胞

（一）树突状细胞

树突状细胞（Dendritic cells，DC）是一类成熟时具有许多树突样突起的、能够识别、摄取和加工外源性抗原并将抗原肽提呈给初始 T 细胞并诱导 T 细胞活化增殖的、抗原提呈能力最强的 APC。DC 不但参与固有免疫应答，还是连接固有免疫和适应性免疫的"桥梁"，是机体适应性免疫应答的始动者。其特点：①能高水平表达 MHC Ⅱ 类分子；②可表达参与抗原摄取和转运的特殊膜受体；③能有效摄取和处理抗原，然后迁移至 T 细胞区；④能活化未致敏 T 细胞；⑤抗原提呈效率高。

1. DC 的类型　DC 主要分为经典 DC（conventional DC，cDC）及浆细胞样 DC（plasmacytoid DC，pDC）两大类。cDC 根据表型和分化发育途径分为不同亚群。cDC 主要参与免疫应答的诱导和启动。根据成熟状态，DC 又分为未成熟 DC 和成熟 DC，它们在不同组织中有不同名称。部分 DC 具有负向调控免疫应答、维持免疫耐受的作用，称为调节性 DC（regulatory DC）。

pDC 活化后可快速产生大量 I 型干扰素，参与病毒固有免疫应答，在某些情况下也参与自身免疫病的发生发展。pDC 也能加工提呈抗原。

滤泡 DC（follicular DC，FDC）虽然呈树突状形态，但不具备抗原提呈能力，不属于 DC。

2. 经典 DC 的成熟过程　从骨髓前体细胞分化的 DC 经血液进入多种实体器官及非淋巴的上皮组织，称为未成熟 DC（immature DC），未成熟 DC 在外周组织器官摄取抗原后迁移到外周免疫器官发育为成熟 DC。

（1）未成熟 DC　未成熟 DC 主要存在于各组织器官。大多数髓系 DC 离开骨髓后以未成熟状态存在，表面表达低水平的辅助刺激分子和黏附分子，具有强的摄取抗原的能力，但是刺激初始 T 细胞能力很低。其特点有：①表达模式识别受体，能有效识别和摄取外源性抗原；②具有很强的抗原加工能力；③低水平表达 MHC Ⅱ 类分子和共刺激分子、黏附分子，故提呈抗原和激发免疫应答的能力较弱。未成熟 DC 主要包括分布于皮肤的、含特征性 Birbeck 颗粒的朗格汉斯细胞（Langerhans cell，LC）和分布于多种非免疫器官组织间质的间质 DC（interstitial DC）。

（2）迁移期 DC　未成熟 DC 在迁移的过程中逐渐成熟。在输入淋巴管和淋巴液中迁移的 DC 称为隐蔽细胞（veiled cell），而外周血 DC（peripheral blood DC）则包括迁移形式的 DC 和来自骨髓的 DC 前体。

（3）成熟 DC　DC 摄取抗原后逐渐成熟，并向引流淋巴组织迁移。成熟过程中，高表达 MHC 分子（特别是 Ⅱ 类分子）、辅助刺激分子和细胞间黏附分子，分泌 IL-12 诱导 Th1 型免疫应答，能够刺激初始 T 细胞。此外，DC 还能诱导 Ig 类别转换、调节 B 细胞增殖。其特点是：①表面有许多树突样突起；②低表达模式识别受体，识别和摄取外源性抗原的能力弱；③加工抗原的能力弱；④高水平表达 MHC Ⅱ 类分子和共刺激分子、黏附分子，故能有效提呈抗原和激活细胞，启动适应性免疫应答。外周免疫器官 T 细胞区的并指状 DC（interdigitating DC，IDC）即属成熟 DC。表 11-2 比较了未成熟 DC 与成熟 DC 的特点。

表 11-2　非成熟 DC 与成熟 DC 的特点比较

特性	非成熟 DC	成熟 DC
Fc 受体的表达	++	-/+
甘露糖受体表达	++	-/+
MHC Ⅱ 类分子表达	+	++
半衰期	约 10h	大于 100h

特性	非成熟 DC	成熟 DC
细胞膜表面数目	10^6	7×10^6
共刺激分子的表达	-/+	++
抗原摄取加工处理的能力	++	-/+
抗原提呈的能力	-/+	++
迁移的倾向性	炎症组织	外周淋巴组织
主要功能	摄取、加工处理抗原	提呈抗原

3. DC 的功能

（1）识别、摄取和加工抗原，参与固有免疫　利用受体介导的内吞作用摄取可溶性抗原；具有强大的液相吞饮功能；通过吞噬作用摄取大颗粒或微生物。

（2）抗原提呈与免疫激活作用　这是 DC 最重要的功能。作为功能最强的专职性 APC，DC 通过将其膜表面丰富的抗原肽 -MHC Ⅰ类分子复合物、抗原肽 -MHC Ⅱ类分子复合物提呈给相应的 $CD8^+T$ 细胞和 $CD4^+T$ 细胞，可直接激活 T 细胞应答反应。成熟 DC 除了为 T 细胞提供抗原肽 -MHC 分子复合物这一抗原信号（第一信号）外，还高表达 CD80、CD86、CD40 等共刺激分子，为 T 细胞活化提供了充足的第二信号。同时，DC 高表达 ICAM-1 等黏附分子以利于与 T 细胞的进一步结合，DC 分泌 IL-12 等细胞因子有利于诱导初始 T 细胞产生 Th1 型应答。此外，DC 还能通过诱导 Ig 类别的转换和释放某些可溶性因子等促进 B 细胞的增殖与分化。

（3）免疫调节作用　DC 能够分泌多种细胞因子和趋化因子，通过细胞间直接接触的方式或者可溶性因子间接作用的方式，可调节其他免疫细胞的功能。

（4）免疫耐受的维持与诱导　非成熟 DC 参与外周免疫耐受的诱导。胸腺 DC 是胸腺内对发育中 T 细胞进行阴性选择的重要的细胞，通过删除自身反应性 T 细胞克隆，参与中枢免疫耐受的诱导。

（二）单核 - 巨噬细胞

单核细胞（monocyte）来源于骨髓中的前体细胞，进入血液，存留数小时至数日后，移行到全身组织器官，分化为巨噬细胞（macrophage，Mφ）。血循环中的单核细胞和组织中定居的 Mφ 可以趋化至感染部位，因为单核细胞和 Mφ 能表达多种受体包括补体受体、Fc 受体、清道夫受体、模式识别受体等以及表达和分泌多种酶类和生物活性产物，其吞噬和清除病原微生物能力很强，如各种溶酶体酶可销毁吞入细胞内的异物，溶菌酶能水解吞入细胞的革兰阳性菌，故在机体的免疫防御中发挥重要作用。单核细胞和 Mφ 能在病原体组分和趋化因子的作用下，趋化至炎症部位。因其分泌多种炎性细胞因子和小分子炎症介质，故其也参与炎症反应过程。正常情况下，大多数单核细胞和 Mφ 表达 MHC Ⅰ类分子、Ⅱ类分子和共刺激分子水平较低，虽然抗原的摄取和加工处理能力很强，但其抗原提呈能力较弱，在 IFN-γ 等作用下，单核细胞和 Mφ 表达 MHC Ⅰ类分子、Ⅱ类分子和共刺激分子水平显著升高，可将抗原肽 – MHC Ⅱ类分子复合物提呈给 $CD4^+T$ 细胞，发挥专职性 APC 的功能。

（三）B 细胞

B 细胞在体液免疫应答中起关键性作用。此外，作为一类专职性 APC，B 细胞能够通过其膜表面的抗原受体，摄取蛋白抗原并将之加工处理成抗原多肽，多肽与 MHC Ⅱ类分子结合形成复合物表达于 B 细胞表面，有效地提呈给辅助性 T 淋巴细胞。一般情况下，B 细胞不表达 B7 等共刺激分子，但在细菌感染等刺激后可以表达。B 细胞无吞噬功能，除了能够通过非特异性胞饮作用摄取抗原外，其摄取抗原的主要方式是通过其膜表面受体 BCR 特异性识别和结合抗原，然后内吞入胞内进行加工处理。尤其当抗原浓度较低时，B 细胞可通过其高亲和力的抗原受体（IgM 或 IgD）浓集抗原并使之内化，此时 B 细胞的抗原提呈功能显得尤为重要。B 细胞的抗原提呈功能对于辅助性 T 细胞的活化及 B 细胞对 TD 抗原应答产生抗体，具有重要的作用。

第 2 节　抗原的加工和提呈

抗原加工（antigen processing）或称抗原处理，指 APC 将抗原分子降解并加工成多肽，以抗原肽 -MHC 分子复合物形式表达于细胞表面；抗原提呈指将抗原信息传递给 T 细胞识别的过程。T 细胞只能识别 APC 提呈的抗原肽：CD4+T 细胞的 TCR 识别 APC 提呈的抗原肽 -MHC Ⅱ类分子复合物，CD8+T 细胞的 TCR 识别 APC 提呈的抗原肽 -MHC Ⅰ类分子复合物。因此，抗原加工和提呈不但是专职性和非专职性 APC 的功能，也是靶细胞的功能。

一、APC 提呈抗原的分类

根据来源不同可将提呈的抗原分为两大类：①来源于 APC 之外的抗原称为外源性抗原（exogenous antigen），如被吞噬的细胞、细菌、蛋白质抗原等；②细胞（靶细胞或广义 APC）内合成的抗原称为内源性抗原（endogenous antigen），如被病毒感染的细胞合成的病毒蛋白、肿瘤细胞内合成的肿瘤抗原和某些胞内的自身成分等。

二、APC 加工和提呈抗原的途径

根据抗原的性质和来源不同，APC 通过以下四种途径进行抗原的加工、处理和提呈：MHC Ⅰ类分子途径（内源性抗原提呈途径）、MHC Ⅱ类分子途径（外源性抗原提呈途径）、非经典的抗原提呈途径（MHC 分子对抗原的交叉提呈）、脂类抗原的 CD1 分子提呈途径。这四条抗原提呈途径各有特点，表 11-3 归纳了 MHC Ⅰ类分子途径和 MHC Ⅱ类分子途径的差别。

表 11-3　MHC Ⅰ类分子抗原提呈途径和 MHC Ⅱ类分子抗原提呈途径的比较

	MHC Ⅰ类途径	MHC Ⅱ类途径
抗原的主要来源	内源性抗原	外源性抗原
降解抗原的酶结构	蛋白酶体	溶酶体
加工和提呈抗原的细胞	所有有核细胞	专职性 APC 细胞
抗原与 MHC 分子结合部位	内质网	溶酶体及内体
参与的 MHC 分子	MHC Ⅰ类分子	MHC Ⅱ类分子
伴侣分子和抗原肽转运分子	钙联蛋白、TAP	Ii 链、钙联蛋白
提呈对象	CD8+T 细胞（主要是 Tc）	CD4+T 细胞（主要是 Th）

（一）MHC Ⅰ类分子抗原提呈途径

内源性抗原通过 MHC Ⅰ类分子途径加工处理与提呈。由于所有有核细胞（也包括前述的专职性 APC）均表达 MHC Ⅰ类分子，因此，所有有核细胞均具有通过 MHC Ⅰ类分子途径加工处理和提呈抗原的能力。

1. 内源性抗原的加工与转运　完整的抗原需在胞质中降解成抗原肽，才能进行转运。细胞内蛋白首先与泛素结合，泛素化蛋白呈线性进入胞质内的蛋白酶体而被降解。降解的抗原肽经内质网（ER）膜上的抗原加工相关转运物（transporter associated with antigen processing，TAP）转移至 ER 腔内与新组装的 MHC Ⅰ类分子结合。TAP 是由两个 6 次跨膜蛋白（TAP1 和 TAP2）组成的异二聚体，共同在 ER 膜上形成孔道。胞质中的抗原肽先于 TAP 结合，TAP 以 ATP 依赖的方式发生构象改变，开放孔道，主动转运抗原肽通过孔道进入 ER 腔内。TAP 可选择性地转运适合与 MHC Ⅰ类分子结合的含 8~16 个氨基酸且 C 端为碱性或疏水氨基酸的抗原肽。TAP 也能将内质网中多余的抗原肽转运到胞质中。

2. MHC Ⅰ类分子的生成与组装 MHC Ⅰ类分子 α 链和 β_{2m} 在内质网中合成，α 链立即与伴侣蛋白结合。伴侣蛋白包括钙联蛋白（calnexin）、钙网蛋白（calreticulin）和 TAP 相关蛋白（tapasin），它们参与 α 链的折叠及 α 链与 β_{2m} 组装成完整的 MHC Ⅰ类分子、保护 α 链不被降解。

3. 抗原肽–MHC Ⅰ类分子复合物的形成与抗原提呈 在伴侣蛋白的参与下，MHC Ⅰ类分子组装为二聚体，其 α 链的 α_1 和 α_2 功能区构成抗原肽结合槽，与抗原肽结合形成复合物。结合抗原肽的 MHC Ⅰ类分子经高尔基体转运至细胞膜上，提呈给 CD8[+]T 细胞。

总之，内源性蛋白抗原被蛋白酶体降解后，与 TAP 结合并由 TAP 选择性地将 8~12 个氨基酸的抗原肽转运至 ER 腔内，与 ER 内组装的 MHC Ⅰ类分子的抗原结合肽槽结合形成抗原肽-MHC Ⅰ类分子复合物，再经高尔基体将此复合物转运至细胞膜上，供 CD8[+]T 细胞识别，从而完成抗原提呈过程。

（二）MHC Ⅱ类分子抗原提呈途径

外源性抗原主要通过 APC 的 MHC Ⅱ类分子途径加工处理与提呈。

1. 外源性抗原的摄取与加工 外源性抗原被 APC 以胞饮作用、吞噬作用、内吞作用和内化等方式摄入形成内体，内体转运至溶酶体或融合为内体/溶酶体。溶酶体中含有多达四十余种酶，其酸性环境有利于降解抗原，所形成的部分肽段其长度为 13~18 个氨基酸，适于与 MHC Ⅱ分子的抗原结合凹槽结合。外源性抗原在内体和溶酶体中被蛋白酶等降解为短肽。

2. MHC Ⅱ类分子的合成与转运 在内质网中新合成的 MHC Ⅱ类分子与 Ii 形成九聚体，被高尔基体转运到内体，形成富含 MHC Ⅱ类分子腔室（MHC class Ⅱ compartment，M Ⅱ C），在腔内 Ii 被降解，留下 MHC Ⅱ类分子相关的恒定链多肽（class Ⅱ-associated invariant chain peptide，CLIP）。

3. MHC Ⅱ类分子的组装和抗原肽的提呈 HLA-DM 分子辅助使 CLIP 与抗原肽结合槽解离，形成稳定的抗原肽-MHC Ⅱ类分子复合物，转运至细胞膜表面，提呈给 CD4[+]T 细胞。

此外，部分外源性抗原也可不通过 Ii 依赖性途径与 MHC Ⅱ类分子结合，部分短肽直接与表面的空载 MHC Ⅱ类分子结合后被提呈。

总之，外源性抗原被 APC 识别和摄取，在胞内形成内体或吞噬溶酶体，再与 MIIC 融合，在 MIIC 中抗原被降解为多肽。在 ER 中合成和组装的（MHC Ⅱ/Ii）₃ 九聚体经高尔基体形成 MIIC。Ii 链在 MIIC 中被降解而将 CLIP 留于 MHC Ⅱ类分子的抗原肽结合槽中。在 HLA-DM 的作用下抗原肽结合槽的 CLIP 被抗原肽所置换，形成稳定的抗原肽-MHC Ⅱ类分子复合物，然后转运至 APC 表面，供 CD4[+]T 细胞所识别，从而完成抗原提呈过程。

（三）非经典的抗原提呈途径（MHC 分子对抗原的交叉提呈）

抗原的交叉提呈（cross-presentation）也称为交叉致敏（cross-priming），主要是指抗原提呈细胞能够将外源性抗原摄取、加工和处理并通过 MHC Ⅰ类途径提呈给 CD8[+]T 细胞（CTL），这不同于传统性的外源性抗原是通过 MHC Ⅱ类分子途径进行加工、处理和提呈给 CD4[+]T 细胞。现已证实，MHC 分子对抗原的提呈确实存在交叉提呈现象，除了 MHC Ⅰ类分子提呈外源性抗原外，内源性抗原在某些情况下也能通过 MHC Ⅱ类途径加以提呈。目前认为抗原的交叉提呈参与了机体对于病毒（如疱疹病毒）、细菌（如李斯特菌）感染和大多数肿瘤的免疫应答其过程，但是该途径并不是抗原提呈的主要方式。

（四）脂类抗原的 CD1 分子提呈途径

哺乳动物细胞不能将脂类抗原加工处理成为能与 MHC 分子结合的多肽，因而脂类抗原不能被 MHC 限制的 T 淋巴细胞识别。目前发现，脂类抗原（例如分枝杆菌胞壁成分）可与表达于抗原提呈细胞表面的 CD1 分子结合而被提呈。CD1 是一类 MHC Ⅰ类样分子，包括 CD1a~e

五个成员。CD1 分子既可以提呈外源性脂类抗原也可以提呈自身脂类抗原。目前认为，CD1a、CD1b、CD1c 主要将脂类抗原提呈给特定的 T 细胞以介导对于病原微生物的适应性免疫应答，CD1d 主要将脂类抗原提呈给 NKT 细胞以参与固有免疫应答。

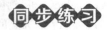

1. 简述抗原提呈细胞的概念、种类。
2. 试述巨噬细胞及树突状细胞在处理和提呈抗原方面的特点。
3. 简述 MHC Ⅰ类分子提呈内源性抗原的过程。
4. 简述 MHC Ⅱ类分子提呈外源性抗原的过程。

1. 答：抗原提呈细胞是指具有摄取、加工、处理抗原，并能将抗原信息提呈给淋巴细胞的一类细胞，在免疫应答过程中起十重要的作用。抗原提呈细胞根据其功能可分为专职抗原提呈细胞和非专职性抗原提呈细胞，前者包括巨噬细胞、树突状细胞和 B 细胞；后者包括内皮细胞、纤维母细胞（成纤维细胞）、上皮细胞和间皮细胞等。

2. 答：巨噬细胞摄取抗原的方式有吞噬作用、胞饮作用和受体介导的胞吞作用三种方式，可摄入较大的固体物质、极小的颗粒状物质、液态物质等。巨噬细胞表面带有大量不同的受体如 FcR、CR 等，也可通过受体介导将抗原摄取。这些抗原被摄取后，首先在细胞内溶酶体的作用下被降解成小分子的多肽片段，然后与细胞内合成的 MHC Ⅱ类分子结合形成抗原肽 -MHC Ⅱ类分子的复合物，提呈给 T 细胞。树突状细胞摄取抗原的方式有巨吞饮作用、受体介导的内吞作用和吞噬作用三种方式。可吞入非常大量的液体，也可摄入较大颗粒的抗原性物质。但是树突状细胞与巨噬细胞不同的是，其仅在发育的某些特定的阶段才具有一定的吞噬功能。外来抗原性物质被树突状细胞摄入后处理成 13~25 个氨基酸的肽段，与 MHC Ⅱ类分子结合后表达在细胞表面，再提呈给 CD4$^+$ T 细胞。

3. 答：内源性抗原是指由细胞内合成的抗原，如胞内蛋白质、核蛋白及病毒感染细胞合成的病毒蛋白等。这些抗原在细胞内合成后首先在胞浆内蛋白酶体的作用下降解成小分子的肽段，这些 8~11 个左右氨基酸组成的肽段大小与 MHC Ⅰ类分子肽结合区凹槽相仿，在抗原加工相关转运体（TAP）的作用下转移至内质网腔中，与新组装的 MHC Ⅰ类分子结合，形成抗原肽 -MHC Ⅰ类分子复合物。然后通过分泌途径运送至细胞膜表面，提呈给 CD8$^+$ T 细胞。

4. 答：外源性抗原是指来自细胞外的抗原。当外源性抗原进入机体后，大部分抗原被抗原提呈细胞以吞噬、吞饮及受体介导的胞吞方式摄入至细胞浆中，被内体及溶酶体中的蛋白酶水解为能与 MHC Ⅱ类分子结合的抗原肽片段。在内质网中新合成的 MHC Ⅱ类分子与抗原肽结合，形成稳定的抗原肽 -MHC Ⅱ类分子复合物，然后转运至细胞膜表面，提呈给 CD4$^+$ T 细胞。

（宋　涛）

第 12 章

T 淋巴细胞介导的适应性免疫应答

![教学目的]

1. 掌握 免疫应答的定义；适应性免疫的主要特征；免疫应答的基本过程；MHC 限制性和免疫突触的定义；细胞免疫应答中 APC 与 T 细胞的相互作用；T 细胞活化的双信号；细胞免疫应答（即效应性 T 细胞）的作用。

2. 了解 T 细胞活化的信号转导途径。

胸腺中发育成熟的初始 T 细胞（naïve T cell）迁出胸腺后，随血液循环定居于外周淋巴器官，并在体内再循环。当初始 T 细胞通过其 TCR 与 APC 表面的抗原肽 -MHC 分子复合物（pMHC）特异性结合后，在其他辅助因素作用下，活化、增殖并分化为效应 T 细胞，进而完成对抗原的清除和对免疫应答的调节。

T 淋巴细胞介导的免疫应答也称细胞免疫应答。细胞免疫应答是一个连续的过程，可分为三个阶段：①T 细胞特异性识别抗原阶段；②T 细胞活化、增殖和分化阶段；③效应性 T 细胞的产生及效应阶段。在免疫应答过程中，还有部分活化 T 细胞分化为记忆 T 细胞（memory T cell）（表 12-1）。

表 12-1 细胞免疫应答的基本过程

识别阶段	活化、增殖、分化阶段	效应阶段
CD4$^+$T 细胞识别抗原	CD4$^+$T 细胞活化、增殖、分化	效应 Th1 释放 CKs 介导 DTH
CD8$^+$T 细胞识别抗原	CD8$^+$T 细胞活化、增殖、分化	效应 CTL 杀伤靶细胞

第 1 节 T 细胞对抗原的识别

初始 T 细胞膜表面抗原识别的受体 TCR 与 APC 表面的 pMHC 复合物特异结合的过程称为抗原识别（antigen recognition），这是 T 细胞特异性活化的第一步。TCR 在特异性识别 APC 所提呈的抗原多肽的过程中，必须同时识别与抗原多肽形成复合物的 MHC 分子，这种特性称为 MHC 限制性（MHC restriction）。MHC 限制性决定了任何 T 细胞仅识别由同一个体 APC 表面的 MHC 分子提呈抗原肽。

一、APC 向 T 细胞提呈抗原的过程

根据来源不同，蛋白质抗原可分为外源性抗原和内源性抗原。外源性抗原以抗原肽 -MHC Ⅱ类分子复合物的形式表达于 APC 表面，再将抗原有效地提呈给 CD4$^+$Th 细胞识别。Th 细胞通过细胞因子的产生与分泌，发挥不同的功能，从而调节细胞和体液免疫应答。内源性抗原以抗原肽 -MHC Ⅰ类分子复合物的形式表达于细胞表面，供特异性 CD8$^+$T 细胞识别。CD8$^+$T 细胞活化、增殖和分化为效应细胞后，可针对病毒感染的靶细胞和肿瘤细胞等，发挥细胞毒性 T 细胞

（cytotoxic T cell，CTL）的功能。表 12-2 列表比较了内源性和外源性抗原提呈途径不同。

表 12-2　内源性和外源性抗原提呈途径的比较

特　点	内源性途径	外源性途径
提呈分子	MHC I	MHC Ⅱ
应答的 T 细胞	CD8$^+$T 细胞	CD4$^+$T 细胞
抗原来源	内源合成	外源摄入
抗原肽产生部位	蛋白酶体	内体
伴随蛋白	钙联素、TAP	钙联素、Ii 链
提呈细胞	所有有核细胞	专职 APC

二、APC 与 T 细胞的相互作用

（一）T 细胞与 APC 的非特异结合

初始 T 细胞进入淋巴结的副皮质区，利用其表面的黏附分子（LFA-1、CD2）与 APC 表面相应配体（ICAM-1、LFA-3）结合，可促进和增强 T 细胞表面 TCR 特异性识别和结合抗原肽的能力。上述黏附分子结合是可逆而短暂的，未能识别相应的特异性抗原肽的 T 细胞随即与 APC 分离，并可再次进入淋巴细胞循环。

（二）T 细胞与 APC 的特异性结合——免疫突触的形成

T 细胞和 APC 之间的作用并不是细胞表面分子间随机分散的相互作用，而是在细胞表面独特的区域上，聚集着一组 TCR，其周围是一圈黏附分子，它们分别与对应的配体结合，这个特殊的结构称为免疫突触（immunological synapse）。免疫突触的形成是一种主动的动力学过程，在免疫突触形成的初期，TCR-pMHC 分散在新形成的突触周围，然后向中央移动，最终形成 TCR-pMHC 位于中央，周围是一圈 LFA-1-ICAM-1 等共刺激分子相互作用的结构。此结构不仅可增强 TCR 与 pMHC 相互作用的亲和力，还引发胞膜相关分子的一系列重要的变化，促进 T 细胞信号转导分子的相互作用、信号通路的激活及细胞骨架系统和细胞器的结构及功能变化，从而参与 T 细胞的激活和细胞效应的有效发挥。

免疫突触中多对共刺激分子的相互作用，有助于维持和加强 T 细胞与 APC 的直接接触，并为 T 细胞激活进一步活化提供共刺激信号，在细胞免疫应答的启动中起着极其重要的作用。

★第 2 节　T 细胞的活化、增殖和分化

一、T 细胞活化涉及的分子

T 细胞的完全活化有赖于双信号和细胞因子的作用。T 细胞活化的第一信号来自其 TCR 与 pMHC 的特异性结合，即 T 细胞对抗原识别；T 细胞活化的第二信号来自 APC 表达的共刺激分子与 T 细胞表面的相应受体或配体相互作用介导的信号。这两个信号的转导均涉及一系列免疫分子。

★（一）T 细胞活化的第一信号——抗原刺激信号

APC 将 pMHC Ⅱ 提呈给 T 细胞，TCR 特异性识别结合在 MHC 分子槽中的抗原肽，导致 CD3 与共受体（CD4 或 CD8）的胞质段相互作用，激活与胞质段尾部相连的蛋白酪氨酸激酶，使 CD3 胞质区 ITAM 中的酪氨酸磷酸化，启动激酶活化的信号转导分子级联反应，最终通过激活转录因子，引起多种膜分子和细胞活化相关基因的激活和转录，使得 T 细胞初步活化。这是 T 细胞活化的第一信号。同时，与 T 细胞接触的 APC 也被活化，上调表达共刺激分子。

★（二）T 细胞活化的第二信号——共刺激信号

T 细胞与 APC 细胞表面多对共刺激分子相互作用产生 T 细胞活化的第二信号。根据产生效应不同，可将共刺激分子分为正性共刺激分子和负性共刺激分子。如 CD28/B7 是重要的正性共刺激分子，其主要作用是促进 IL-2 合成。如 T 细胞缺乏共刺激信号，会导致 T 细胞无能（anergy）。与 CD28 分子具有高度同源性的 CTLA-4，其配体也是 B7，但 CTLA-4 与 B7 的结合则介导了负性信号的传导，是重要的负性共刺激分子，启动抑制性信号，从而有效地调节了适度的免疫应答。如缺乏或阻断协同刺激信号可使自身反应性 T 细胞处于无能状态，从而有利于维持自身免疫耐受。

（三）细胞因子促进 T 细胞充分活化

除上述双信号外，T 细胞的充分活化还有赖于多种细胞因子的参与。活化的 APC 和 T 细胞可分泌 IL-1、IL-2、IL-4、IL-6、IL-10、IL-12、IL-15 和 IFN-γ 等多种细胞因子，它们在 T 细胞激活中发挥重要作用。

二、T 细胞活化的信号转导途径和涉及的靶基因

细胞活化信号转导的早期，TCR 与抗原肽结合使均匀分布于细胞膜表面的 TCR 构象和位置发生改变。由于受体交联可分别激活与其偶联的不同家族的蛋白酪氨酸激酶（protein tyrosine kinase，PTK）。参与 T 细胞活化早期的 PTK 主要有 p56 Lck 和 p59fyn 及 ZAP-70 等。p56Lck 主要与 CD4 或 CD8 胞内段的尾部相连，p59fyn 与 CD3 的 ζ 链相连，而 ZAP-70 存在于胞浆中。当 TCR 结合 pMHC 后，与 TCR 有关的膜蛋白如 CD3、CD4 或 CD8 分子的胞浆尾部聚集在一起，经 p56Lck 及 p59fyn 激酶作用促使具有酪氨酸的蛋白分子发生磷酸化而活化，产生激酶活化的级联反应，将活化信号传递给下游的其他分子（图 12-1）。TCR 活化信号胞内转导的主要途径有两条：PLC-γ 活化途径和 MAP 激酶活化途径。

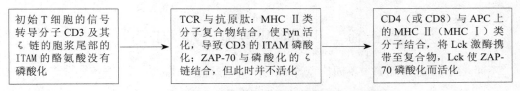

图 12-1　TCR 及其辅助受体启动 T 细胞活化信号

T 细胞活化信号活化 T 细胞内的转录因子（DNA 结合蛋白）NFAT、NF-κB、AP-1 等转入细胞核内，与 T 细胞效应分子编码基因调控区部位结合，增强启动子的活性，促使某些基因转录。所有信号转导最终将作用于相应的转录因子，并通过转录因子调控涉及细胞增殖及分化的细胞基因。

IL-2 作为 T 细胞自分泌生长因子，其基因的转录对于 T 细胞的活化是必需的，因而 IL-2 基因的转录调节可作为 T 细胞活化期间细胞因子转录调节的重要代表。T 细胞胞质内信号转导经级联反应后，转录因子 NFAT 发生磷酸化而去抑制，并穿过核膜进入核内，结合到 IL-2 基因调控区的增强子上，启动 IL-2 基因的表达。目前临床使用的免疫抑制剂，如环孢素和他克莫司（FK506），都是阻断钙调磷酸酶（calcineurin）的作用，使转录因子 NFAT 不能发生核转位，阻止 IL-2 等基因转录而发挥免疫抑制作用的。

编码 T 细胞效应分子基因包括细胞因子基因、细胞因子受体基因、黏附分子基因和 MHC 等。在不同细胞因子的作用下，活化的 T 细胞分化成为具有不同功能的效应细胞，部分细胞分化成为记忆细胞。

★三、抗原特异性 T 细胞克隆性增殖和分化

被活化的 T 细胞迅速进入细胞周期，通过有丝分裂而发生克隆扩增，并进一步分化成为效

应细胞，然后离开淋巴器官随血液循环到达特异性抗原聚集部位。多种细胞因子参与T细胞增殖和分化过程，其中最重要的是IL-2。IL-2受体由α、β、γ链组成，静止T细胞仅表达低水平的中亲和力IL-2R（由βγ二条链组成），激活的T细胞可表达高亲和力IL-2R（由α、β、γ三条链组成）并分泌IL-2。通过自分泌和旁分泌作用，IL-2与活化T细胞表面IL-2R结合，诱导T细胞增殖和分化。由于活化后的T细胞高水平表达高亲和力IL-2R，所以IL-2可选择性促进经抗原活化的T细胞增殖。此外，IL-4、IL-6、IL-7、IL-10、IL-12、IL-15、IL-18、IL-23、IFN-γ等细胞因子在T细胞增殖和分化中也发挥重要作用。

1. CD4$^+$T细胞的增殖分化 初始CD4$^+$T细胞（Th0）在局部微环境中受不同细胞因子的调控向不同方向分化，其分化方向决定免疫应答的类型。IL-12和IFN-γ等可诱导Th0向Th1分化，后者可分泌IFN-γ，IL-2，TNF-β，参与细胞免疫应答；IL-4等可诱导Th0向Th2分化，后者可分泌IL-4、IL-5、IL-6、IL-10等，主要促进体液免疫应答。IL-2和TNF-β可诱导Th0向Treg分化，主要通过分泌IL-10、TNF-β或者细胞直接接触等方式发挥免疫抑制和免疫调节作用，在维持自身免疫耐受中发挥重要作用。TNF-β和IL-6（小鼠）或IL-1β和IL-6（人）等可诱导Th0向Th17分化，主要通过分泌IL-17刺激多种细胞参与机体的免疫防御，也参与自身免疫病的发病。IL-21和IL-6能诱导Th0分化为Tfh，Tfh迁移到淋巴滤泡辅助B细胞产生抗体。部分活化Th细胞还可分化为记忆性细胞，在再次免疫应答中起重要作用。

2. CD8$^+$T细胞的增殖分化 初始CD8$^+$T细胞的激活主要有两种方式。

第一种方式是Th细胞依赖性的，CD8$^+$Th细胞作用的靶细胞一般低表达或不表达协同刺激分子，不能有效激活初始CD8$^+$T细胞，而需要APC和CD4$^+$Th细胞的辅助。

第二种方式为Th细胞非依赖性的，主要是高表达协同刺激分子的病毒感染DC，可不需要Th细胞的辅助而直接刺激CD8$^+$T细胞产生IL-2，诱导CD8$^+$T细胞自身增殖并分化为CTL。

第3节 T细胞的免疫效应和转归

不同效应T细胞亚群具有不同的特点和效应（表12-3）。

表12-3 不同效应T细胞亚群及其效应分子

	CD4$^+$Th1	CD4$^+$Th2	CD4$^+$Th17	CD4$^+$Tfh	CD8$^+$CTL
TCR识别的配体	抗原肽-MHC II类分子复合物	抗原肽-MHC II类分子复合物	抗原肽-MHC II类分子复合物	抗原肽-MHC II类分子复合物	抗原肽-MHC I类分子复合物
诱导分化的关键细胞因子	IL-12、IFN-γ	IL-4	IL-1β（人）、TGF-β（小鼠）、IL-6、IL-23	IL-21、IL-6	IL-2、IL-6
产生细胞因子和其他效应分子	IFN-γ、LTα、TNF-α、IL-2、IL-3、GM-CSF	IL-4、IL-5、IL-10、IL-13、GM-CSF	IL-17	IL-21、IL-4、IFN-γ	IFN-γ、TNF-α、LTα、穿孔素、颗粒酶、FasL
介导免疫应答类型	参与和辅助细胞免疫	辅助体液免疫	固有免疫	辅助体液免疫	参与细胞免疫
免疫保护	胞内感染病原微生物（如结核杆菌）	清除蠕虫等	抗细菌、真菌和病毒	自身免疫	病毒感染细胞和肿瘤细胞
参与病理应答	IV型超敏反应、EAE、RA、炎性肠病	哮喘等变态反应性疾病	银屑病、炎性肠病、MS、RA	自身免疫病	IV型超敏反应、移植排斥反应

注：EAE：实验性变态反应性脑脊髓膜炎；RA：类风湿性关节炎；MS：多发性硬化症。

★ 一、Th 细胞的效应

★（一）Th1 细胞的生物学活性

Th1 主要有两种效应：一是通过直接接触诱导 CTL 分化；二是通过释放的细胞因子募集和活化单核/巨噬细胞和淋巴细胞，诱导细胞免疫反应，又称为单个核细胞浸润为主的炎症反应或迟发型超敏反应。

1. **Th1 细胞对巨噬细胞的作用**　Th1 细胞在宿主抗胞内病原体感染中起重要作用。Th1 对胞内寄生病原体可通过活化巨噬细胞及释放各种活性因子而加以清除。

（1）Th1 细胞可产生多种细胞因子激活巨噬细胞　Th1 细胞通过其产生 IFN-γ 等细胞因子，以及 Th1 细胞表面 CD40L 与巨噬细胞表面 CD40 结合，向巨噬细胞提供激活信号。另一方面，活化的巨噬细胞也可通过上调表达一些免疫分子和分泌细胞因子增强 Th1 细胞的效应，如激活的巨噬细胞高表达 B7 和 MHC Ⅱ类分子，从而具有更强的提呈抗原和激活 CD4+T 细胞的能力，激活的巨噬细胞分泌 IL-12，可促进 Th0 细胞向 Th1 细胞分化，进一步扩大 Th1 细胞应答的效应。

（2）诱生并募集巨噬细胞　Th1 产生 IL-3 和 GM-CSF，促进骨髓造血干细胞分化为单核细胞；Th1 产生 TNF-α、LTα 和 MCP-1 等，可分别诱导血管内皮细胞高表达黏附分子，促进单核细胞和淋巴细胞黏附于血管内皮细胞，继而穿越血管壁趋化到局部组织。

2. **Th1 细胞对淋巴细胞的作用—辅助细胞免疫应答**　Th1 细胞产生 IL-2 等细胞因子，可促进 Th1 细胞、Th2 细胞、CTL 和 NK 细胞等细胞的活化和增殖，从而放大免疫效应；另外，Th1 细胞分泌的 IFN-γ 可促进 B 细胞产生具有调理作用的抗体，从而进一步增强巨噬细胞对病原体的吞噬。

3. **Th1 细胞对中性粒细胞的作用**　Th1 产生的淋巴毒素和 TNF-α，可活化中性粒细胞，促进其杀伤病原体。

★（二）Th2 细胞的生物学活性

1. **辅助体液免疫应答**　Th2 细胞通过产生 IL-4、IL-5、IL-10、IL-13 等细胞因子，协助和促进 B 细胞的增殖和分化为浆细胞，产生抗体。

2. **参与超敏反应性炎症**　Th2 细胞分泌的细胞因子可激活肥大细胞、嗜碱性粒细胞和嗜酸性粒细胞，参与超敏反应的发生和抗寄生虫感染。

（三）Th17 细胞的生物学活性

Th17 细胞分泌 IL-17 等，刺激上皮细胞、内皮细胞、成纤维细胞和巨噬细胞等分泌 IL-6、TNF-α、IL-8、MCP-1 等多种细胞因子，趋化和募集中性粒细胞和单核细胞，诱导局部炎症反应。因此，Th17 参与了炎症反应、感染性疾病以及自身免疫性疾病的发生。另一方面，IL-17 刺激上皮细胞、角朊细胞分泌防御素等抗菌物质，以及募集和活化中性粒细胞等，在固有免疫中发挥重要作用。

（四）Tfh 的效应

Tfh 分泌 IL-21，并通过表达的 CD40L 和 ICOS 与 B 细胞表达的 CD40 和 ICOSL 相互作用，辅助 B 细胞在生发中心的存活、增殖，促进 B 细胞向浆细胞分化、抗体类别转换和抗体亲和力成熟。

◀ 二、CTL 细胞的效应

CTL 主要杀伤胞内寄生病原体（病毒和某些胞内寄生菌等）的宿主细胞、肿瘤细胞等。CTL 可高效、特异性地杀伤靶细胞，而不损害正常组织。CTL 细胞的效应过程包括识别与结合靶细胞、胞内细胞器重新定向，颗粒胞吐和靶细胞崩解。CTL 也能产生细胞因子调节免疫应答。

★（一）CTL 杀伤靶细胞的过程

1. **效－靶细胞结合**　CD8+T 细胞在外周免疫器官内活化、增殖、分化为效应性 CTL，在趋化因子作用下离开淋巴组织向感染或肿瘤部位聚集。CTL 高表达黏附分子（如 LFA-1、CD2 等），可有效结合表达相应配体（ICAM-1、LFA-3 等）的靶细胞。TCR 识别靶细胞提呈的 pMHC Ⅰ后形成免疫突触，使 CTL 分泌的效应分子在局部形成很高的浓度，从而选择性杀伤所接触的靶细胞，而不影响邻近正常细胞。

2. CTL 的极化　CTL 的 TCR 识别靶细胞表面抗原肽 -MHC Ⅰ类分子复合物后，其 TCR 及共受体向效 - 靶细胞接触部位聚集，导致 CTL 内某些细胞器的极化，从而保证 CTL 分泌的效应分子定向作用于所接触的靶细胞。

3. 致死性攻击　CTL 胞质颗粒中的效应分子释放到效 - 靶结合面，效应分子对靶细胞进行致死性攻击。然后，CTL 脱离靶细胞，寻找下一个目标；而靶细胞则凋亡。

★（二）CTL 杀伤靶细胞的机制

CTL 主要通过下列两条途径杀伤靶细胞。

（1）穿孔素 / 颗粒酶途径　穿孔素（perforin）是贮存于胞浆颗粒中的细胞毒素，其生物学效应类似于补体 Cq。穿孔素单体可插入靶细胞膜，在钙离子存在的情况下，多个穿孔素聚合成内径约为 16 nm 的孔道，使水、电解质迅速进入细胞，导致靶细胞崩解。颗粒酶（granzyme）是一类丝氨酸蛋白酶，循穿孔素在靶细胞膜所形成的孔道进入靶细胞，通过激活凋亡相关的酶系统而介导靶细胞凋亡。

（2）死亡受体途径　效应 CTL 可表达膜型 FasL 以及可溶型 FasL（sFasL），并分泌 TNF-α。这些效应分子可分别与靶细胞表面的 Fas 和 TNF 受体结合，通过激活胞内胱天蛋白酶（caspase）参与的信号转导途径，诱导靶细胞凋亡。

★三、特异性细胞免疫应答的生物学意义

1. 抗感染　T 细胞介导的细胞免疫应答主要是针对细胞内寄生病原体感染，例如胞内寄生细菌、病毒等，以及真菌或寄生虫感染。

2. 抗肿瘤　特异性细胞免疫是主要的抗肿瘤因素，包括 CTL 对肿瘤细胞的杀伤，细胞因子对肿瘤的直接抗肿瘤作用，细胞因子激活巨噬细胞或 NK 细胞的细胞毒作用以及细胞因子的其他抗肿瘤作用等。

3. 免疫病理作用　T 细胞介导的细胞免疫效应与迟发型超敏反应、移植排斥反应密切相关，还参与某些自身免疫病的发生和发展。

★四、活化 T 细胞的转归

★（一）效应 T 细胞的抑制或清除

1. Treg 的免疫抑制作用　Treg 通常在免疫应答的晚期被诱导产生，它们通过多种机制抑制免疫应答。

2. 活化诱导的细胞死亡　活化诱导的细胞死亡（activation-induced cell death，AICD）指免疫细胞活化并发挥免疫效应后，诱导的一种自发的细胞凋亡。活化细胞表达 Fas 增加，与多种细胞表达的 FasL 结合，启动活化 T 细胞的凋亡信号，诱导细胞凋亡。AICD 对机体维持自身免疫耐受至关重要。

★（二）记忆 T 细胞的形成和作用

免疫记忆是适应性免疫应答的重要特征之一，表现为在免疫系统针对已接触过的抗原能启动更为迅速和更为有效的免疫应答。记忆性 T 细胞（memory T cell，Tm）是指对特异性抗原有记忆能力、寿命较长的 T 淋巴细胞。一般认为在 T 细胞进行克隆性扩增后，有部分细胞分化为有记忆能力的细胞，当再次遇到相同抗原后，可迅速活化、增殖、分化为效应细胞。

Tm 细胞与初始 T 细胞表达不同的 CD45 异构体，Tm 细胞为 CD45RA⁻CD45RO⁺，初始 T 细胞是 CD45RA⁺CD45RO⁻。免疫记忆可产生更快、更强、更有效的再次免疫应答。因为与初始 T

细胞相比，Tm 细胞更易被激活，相对较低浓度的抗原即可激活 Tm 细胞；Tm 细胞的再活化对协同刺激信号（如 CD28/B7）的依赖性较低，Tm 细胞分泌更多的细胞因子，且对细胞因子作用的敏感性更高。

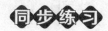

1. T 细胞识别抗原的特点是什么？
2. 效应 T 细胞的主要功能是什么？

1. 答：T 细胞只能特异性识别表达于 APC 表面并与 MHC 分子结合成复合物的抗原肽 - MHC 分子，此即 TCR 的双识别。即 TCR 在特异性识别 APC 所提呈的抗原肽的过程中，必须同时识别与抗原肽形成复合物的 MHC 分子。也就是说，T 细胞对抗原的识别受 MHC 分子种类的限制。

2. 答：特异性细胞免疫的效应 T 细胞主要有两类：CD4$^+$ Th1 细胞和 CD8$^+$ CTL 细胞。CD4$^+$Th1 细胞活化后，可通过释放包括 IL-2、IL-3、IFN-γ、GM-CSF 等多种细胞因子，活化巨噬细胞，在宿主抗胞内病原体感染中起重要作用；此外产生以单核细胞及淋巴细胞浸润为主的免疫损伤效应。CD8$^+$CTL 细胞则主要通过穿孔素 / 颗粒酶途径及 Fas/Fas 途径杀伤靶细胞。

（宋　涛）

第13章 B 淋巴细胞介导的适应性免疫应答

1. 掌握　Th 细胞在 B 细胞免疫应答中的作用、B 细胞对 TD-Ag 的免疫应答，体液免疫应答的一般规律及其特点。
2. 熟悉　B 细胞对 TI-Ag 的免疫应答。

成熟的初始 B 细胞经血循环进入外周免疫器官，若遭遇特异性抗原，则被刺激而活化、增殖，并分化成浆细胞，产生特异性抗体，存在于体液中，发挥重要的免疫效应，此过程称为特异性体液免疫应答（specific humoral immune response）。B 细胞对 TD-Ag 和 TI-Ag 的应答过程不同：TD-Ag 刺激 B 细胞产生应答需要 Th 细胞的辅助，而 TI-Ag 可直接刺激 B 细胞产生应答。

造成机体感染的细菌大多在细胞外增殖，即使是胞内寄生病原体也大多通过细胞外间隙在细胞间进行传播。对这些细胞外的病原体机体主要由 B 细胞介导的体液免疫应答进行清除，并可阻止细胞内感染的传播与扩散。

第1节　B 细胞对 TD-Ag 的免疫应答

B 细胞对 TD-Ag 的免疫应答包括 BCR 识别抗原，Th 细胞与 B 细胞的相互作用，B 细胞的活化、增殖与分化，浆细胞的产生、Ig 合成和类型转换以及 B 细胞应答的效应等过程。

★一、B 细胞对 TD-Ag 的识别

B 细胞通过 BCR 可变区可直接识别天然抗原决定簇，而无须 APC 对抗原的处理和提呈，亦无 MHC 限制性。BCR 识别并结合特异性抗原对 B 细胞激活作用表现为：①提供 B 细胞激活的第一信号；② B 细胞可作为专职 APC，其 BCR 与特异性抗原结合后，将其摄入（内化），并加工、处理，以 p-MHC Ⅱ类分子复合物形式提呈给抗原特异性 Th 细胞，与 Th 细胞相互作用，并由此获得 Th 细胞辅助（第二信号）。

B 细胞对 TD-Ag 的应答需抗原特异性 Th 细胞辅助，特异性 B-Th 细胞相互作用的前提是 Th 细胞所识别的抗原肽来自 B 细胞识别并内化的抗原。即抗原特异性 B 细胞与 Th 细胞须分别识别相同抗原分子的 B 细胞表位和 T 细胞表位，才能相互作用，此现象叫作"联合识别"（linked recognition）

★二、B 细胞的活化

与 T 细胞相似，B 细胞活化也需要双信号，并有赖于细胞因子的参与。

1. B 细胞活化的双信号

（1）第一信号　BCR 特异识别、结合天然抗原的 B 细胞表位，启动活化的第一信号（即抗原识别信号），由 Igα/Igβ 传入 B 细胞内。

B 细胞表面的 BCR 共受体复合物（CD21/CD19/CD81）参与第一信号形成，在 B 细胞活化

中发挥重要作用：BCR特异性识别抗原，共受体复合物中的CD21可结合抗原（或免疫复合物）上的补体片段（如C3d），由此介导BCR/共受体交联，通过CD19胞内段相连的酪氨酸激酶和Igα/Igβ相关的酪氨酸激酶发生磷酸化，经系列级联反应，促进相关基因表达，使B细胞激活和增殖。

（2）第二信号　通过B细胞与Th细胞在外周免疫器官的T细胞区相互作用，B细胞获得活化所必需的第二信号。初始Th细胞特异性识别经APC（主要是DC）提呈的p-MHCⅡ类分子复合物后被激活、增殖，并分化为效应Th细胞。效应Th细胞可特异性识别B细胞提呈的p-MHCⅡ，进而表达某些膜分子（如CD40L），增强Th-B细胞间作用；分泌的IL-4协同CD40L促进B细胞增殖。

效应Th细胞表面表达CD40L可与B细胞表面CD40结合，向B细胞提供第二信号（协同刺激信号），其主要效应是：促进B细胞进入增殖周期；上调B细胞表达B7分子，以增强B细胞对Th细胞的激活作用；促进生发中心发育及抗体类别转换。

2. 细胞因子的作用　细胞因子的参与是B细胞充分活化和增殖的必要条件。B细胞活化过程中可表达多种细胞因子受体，与Th细胞分泌的相应细胞因子结合，诱导进一步活化并增殖。如：APC分泌的IL-1和Th细胞分泌的IL-4促进B细胞活化；IL-2、IL-4、IL-5促进B细胞增殖；IL-4、IL-5、IL-6等促进B细胞分化为产生抗体的浆细胞。

在B细胞激活过程中，Th细胞TCR与B细胞提呈的抗原特异性结合，二者之间形成紧密连接（免疫突触），使Th细胞分泌的细胞因子（IL-4等）被局限于免疫突触内，维持局部高浓度，并仅能作用于表达相应细胞因子受体的抗原特异性B细胞。

三、B细胞的增殖和分化

1. B细胞的增殖和分化　活化B细胞的特征是其胞膜表面表达多种细胞因子受体，可对Th细胞及APC所分泌的细胞因子产生反应：IL-2、IL-4和IL-5可促进B细胞增殖；经历几轮增殖后，在IL-5、IL-6等作用下，B细胞分化为能产生抗体的浆细胞；APC分泌的B细胞激活因子（B-cell activating factor，BAFF）可维持分化B细胞的存活。

部分B细胞迁移至淋巴组织髓质，继续增殖、分化为浆细胞，但多在2周内发生凋亡，其产生的抗体可提供即刻的防御性反应；另一部分B细胞（包括相关T细胞）迁移至附近B细胞区（即初级淋巴滤泡），继续增殖并形成生发中心（次级淋巴滤泡），此途径在初次应答后期、慢性感染或再次感染中可提供更有效的保护作用。

2. B细胞在生发中心的分化成熟　B细胞在生发中心的分化成熟涉及B细胞与滤泡树突状细胞（FDC）、Th细胞发生复杂的相互作用，经历克隆增殖、体细胞高频突变、受体编辑、抗体类别转换、抗体亲和力成熟等过程，最终分化为能分泌高亲和力抗体的浆细胞及长寿命记忆性B细胞。生发中心主要由增殖的B细胞组成，约10%为抗原特异性T细胞。生发中心可为B细胞提供一个合适的分化成熟的微环境：①生发中心的FDC，通过其Fc受体和补体受体，可将抗原或免疫复合物长期滞留在其表面，持续向B细胞提供抗原信号，故被称为B细胞的APC；②B细胞摄取、处理、提呈抗原，使Th细胞激活；③活化的Th细胞通过其表面CD40L及所分泌的多种细胞因子，辅助B细胞增殖和分化。

附：B细胞在生发中心的分化成熟过程

（1）体细胞高频突变（somatic hypermutation）　是抗体多样性产生的主要机制之一。IgV区基因的体细胞突变率比其他体细胞高一千万倍，即每次细胞分裂均有50% BCR基因发生随机突变。

（2）Ig亲和力成熟（affinity maturation）　由于Ig体细胞高频突变，导致BCR的特异性或亲和力发生改变，形成多样性B细胞克隆。其中，极少数能与抗原高亲和力结合的B细胞可存活

（阳性选择），进入下一轮增殖和突变，反之发生凋亡而被清除；经如此反复选择，最终存活的是表达高亲和力 BCR 的抗原特异性 B 细胞。

（3）抗原受体编辑（receptor editing） 指生发中心内识别自身抗原的 B 细胞会发生 IgV（D）J 基因的二次重排，使其 BCR 被修正为针对非自身抗原，有助于清除自身反应性 B 细胞，并使机体针对外来抗原的 BCR 的多样性更为丰富。

（4）抗体类别转换（class switch） 指抗体 V 区不变（即结合抗原的特异性相同），但其重链类别（C 区）发生改变。其主要机制是 Ig 重链 C 区基因重组或其重链 mRNA 的不同拼接。其影响因素：TI-Ag 不引起 Ig 类别转换；TD-Ag 主要诱导 Ig 向 IgG 转换；变应原主要诱导 Ig 向 IgE 转换；Th 细胞若缺失 CD40L，则不发生 Ig 类别转换；Th2 细胞分泌的 IL-4 促进 Ig 向 IgE 和 IgG1 转换，IL-5 促进 IgA 产生；IFN-γ 促进 Ig 向 IgG2a 和 IgG3 转换。

3. **生发中心 B 细胞的转归** 生发中心的 B 细胞，可分化为以下两类细胞。

（1）浆细胞（plasma cell，PC） 生发中心的部分 B 细胞分化为浆细胞，离开外周免疫器官后迁移至骨髓，并从骨髓基质细胞获得生存信号。这些细胞停止分裂，但可高效合成、分泌抗体，成为长时间、持续性提供高亲和力抗体的来源。

（2）记忆性 B 细胞（memory B cell） 生发中心的部分 B 细胞分化为长寿命、低增殖性的记忆性 B 细胞，可表达膜 Ig，但不能大量产生抗体。它们离开生发中心后参与淋巴细胞再循环，一旦再次遇到相同特异性抗原，即迅速活化、增殖、分化，产生大量高亲和力特异性抗体。

◀ 四、B 细胞应答的效应

B 细胞应答的效应分子主要是特异性抗体，可发挥中和毒素或病毒、调理吞噬、激活补体、ADCC 及阻止抗原入侵局部黏膜细胞等作用。

第 2 节 B 细胞对 TI-Ag 的免疫应答

某些细菌多糖、多聚鞭毛蛋白、脂多糖等属 TI-Ag，其主要特征是不易降解，能激活初始 B 细胞而无须 Th 细胞辅助。根据激活 B 细胞方式的不同，可将 TI-Ag 分为 TI-1Ag 和 TI-2Ag。

◀ 一、B 细胞对 TI-1 抗原的应答

TI-1 抗原又叫 B 细胞丝裂原，可直接诱导 B 细胞增殖，但不同剂量诱导 B 细胞产生应答有所不同。

1. **高剂量 TI-1 抗原** 可非特异性激活多克隆 B 细胞。如 LPS 可与 LPS 结合蛋白结合，继而结合 B 细胞膜上的 CD14，启动 TLR4 信号通路，使得 B 细胞活化。

2. **低剂量 TI-1 抗原** 仅激活表达特异性 BCR 的 B 细胞（为多克隆激活剂量的 $10^{-3} \sim 10^{-5}$），因为此类 B 细胞的 BCR 可从低浓度抗原中竞争性结合到足以激活的抗原量。

感染早期，TI-1 抗原浓度通常较低，因此 B 细胞针对低浓度 TI-1 抗原产生应答，分泌特异性抗体。这种应答发生在 TD-Ag 诱导免疫应答前，使机体在感染初期即可产生特异性抗体，在抵御某些病原体感染中发挥重要作用。但 TI-1 抗原不能诱导抗体亲和力成熟和记忆 B 细胞产生。

◀ 二、B 细胞对 TI-2 抗原的应答

TI-2 抗原（如细菌荚膜多糖）含高密度重复性 B 细胞表位，可与成熟 B 细胞的 BCR 广泛交联，且由于 TI-2 抗原不易降解，使抗原信号延长和持续，但过度交联可使成熟 B 细胞产生耐受。

许多常见的胞外细菌被荚膜多糖包被，使细菌抵抗吞噬，并避免被巨噬细胞提呈给特异性 T 细胞。B 细胞针对此类 TI-2 抗原所产生的抗体可与抗原结合形成复合物，通过调理作用促进吞噬细胞对病原体的吞噬，并有利于巨噬细胞将抗原提呈给特异性 T 细胞。

第3节 体液免疫应答抗体产生的特点

一、体液免疫应答抗体产生的基本过程

机体接受抗原刺激后产生抗体的过程可人为划分为潜伏期（lag phase）、对数期（log phase）、平台期（plate phase）、下降期（decline phase）四个阶段。

二、初次应答和再次应答的概念

抗原初次侵入机体所引发的应答称为初次应答（primary immune response）。在初次应答的晚期，随着抗原被清除，多数效应T细胞和浆细胞均发生死亡，同时抗体浓度逐渐下降。但是，在机体对TD-Ag应答过程中能诱导形成长寿命的记忆性T细胞和B细胞，一旦再次遭遇相同抗原刺激，可产生迅速、强烈、持久的免疫应答，此即再次应答（secondary immune response）。

三、初次应答和再次应答抗体产生的特点

TD-Ag刺激机体产生初次应答，在抗体浓度下降后，若相同抗原再次侵入机体，由于记忆性B细胞表达高亲和力BCR，可竞争性结合低剂量抗原而被激活，故仅需很低抗原量即可有效启动再次应答。再次应答过程中，记忆性B细胞作为APC摄取、处理抗原，并将抗原提呈给记忆性Th细胞。激活的Th细胞所表达的多种膜分子和大量细胞因子又作用于记忆性B细胞，使之迅速增殖并分化为浆细胞，合成和分泌抗体。

由于记忆性B细胞在初次应答的生发中心已经历增殖、突变、选择、抗体类别转换及亲和力成熟，故与初次应答相比较，再次应答产生抗体具有以下特点（表10-2）：①启动应答所需抗原剂量较小；②应答迅速，即潜伏期明显缩短；③应答强度高，迅速到达平台期，平台高（抗体水平比初次应答高10倍以上），且平台期持续时间长；④下降期平缓；⑤再次应答主要产生IgG类抗体（初次应答主要为IgM类，后期可产生IgG）；⑥抗体亲和力明显高于初次应答。

再次应答由记忆性淋巴细胞所介导（初始淋巴细胞不参与），记忆性T细胞或特异性抗体可阻止初始T细胞或B细胞被相同抗原所激活。这种抑制机制保证了宿主在再次感染时启用反应最快、效应最强的免疫细胞，以最经济、最有效的方式迅速清除病原体。免疫记忆性对机体抵御相同病原体的多次侵袭极为重要，也是预防接种的免疫学基础。

表13-1 初次应答和再次应答抗体产生的特点

特点	初次应答	再次应答
所需抗原剂量	较大	较小
潜伏期	较长	较短
高峰抗体水平	低	高
下降期（抗体持续时间）	较短	较长
抗体类别	IgM类为主	IgG类为主
抗体亲和力	低	高

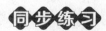
同步练习

1. 试述体液免疫初次和再次应答的特点和临床意义。
2. 试述B细胞对TD抗原和TI抗原的免疫应答的异同点。
3. 试述Th细胞如何辅助B细胞的免疫应答。

4. B 细胞在生发中心的分化成熟。

参考答案

1. 答：初次应答与再次应答的特点见表 13-1。
2. 答：见第三章，在此比较 TI-1 抗原和 TI-2 抗原的免疫应答。

	TI-1 抗原 /B 细胞丝裂原	TI-2 抗原
化学结构	无重复序列的 LPS、多聚 P	高度重复的细菌胞壁或荚膜多糖
激活的 B 细胞	成熟、不成熟的 B 细胞	成熟 B1 细胞
与 B 细胞结合结构	Ag+BCR、Ag 的丝裂原 +B 细胞表面的丝裂原 R	多个重复结构 + 多个 BCR
诱导婴幼儿产生免疫	+	-（因 B1 细胞 5 岁发育）
婴幼儿易感染	-	+（因 B1 细胞 5 岁发育）
T 细胞分泌的 CK 影响	-	+
激活多克隆 B 细胞	+（因抗原表位较多）	-
诱导 Ig 类别转换、抗体亲和力成熟、记忆 B 细胞的形成	-	+（直接激活 B1 细胞，B1 受 T 细胞 CK 强化）

3. 答：（1）Th 细胞提供 B 细胞活化的第二信号，活化的 T 细胞表达的 CD40L 与 B 细胞表面 CD40 分子结合产生第二活化信号。

（2）Th 细胞产生细胞因子的作用。激活 Th 细胞产生多种细胞因子，如 IL-4，IL-5，IL-6 等，可辅助 B 细胞活化、增生与分化。

4. 答：B 细胞在生发中心的成熟包括 4 种活动：体细胞高频突变和 Ig 亲和力成熟、Ig 类别转换、浆细胞的形成及记忆 B 细胞的形成。

体细胞高频突变和 Ig 亲和力成熟：体细胞高频突变（外源因素，受抗原刺激）和 Ig 基因重排（内源因素）导致的多样性一起导致 BCR 多样性及抗体多样性；初次应答，表达不同亲和力 BCR 的 B 细胞选择和克隆而产生不同亲和力抗体，当再次应答仅少量抗原出现时，抗原优先结合高亲和力 BCR 而激活相应 B 细胞而产生高亲和力的抗体，此为抗体亲和力的成熟。

Ig 类别转换：B 细胞在 Ig V 区基因重排完成后，子代细胞均表达同一个 IgV 区基因，而 IgC 区基因在子代细胞受抗原刺激成熟并增殖的过程中是可变的。变现为：每个 B 细胞最初表达 IgM，随后可表达 IgG、IgA、IgE，这种可变区相同（保证针对同一抗原）而 Ig 类别发生变化的过程叫 Ig 类别转换 / 同种型转换。

浆细胞的形成：B 细胞在生发中心分化的终末细胞，含线粒体少和粗面内质网多因而适应合成和分泌特异性抗体；其表面 BCR 少而不能与识别和结合抗体，MHC 分子少而失去了与 Th 相互作用的能力。大部分迁入骨髓持续性产生抗体（因而骨髓是再次应答的主要场所）。

记忆 B 细胞形成：B 细胞在生发中心分化而来，大部分进入血液参与再循环，本身不再产生抗体，而在血液中遇到同一抗原则迅速活化，产生大量特异性抗体。

（梅 钧）

固有免疫系统及其介导的免疫应答

教学目的

1. 掌握 参与固有免疫应答的组织、细胞和效应分子的功能，固有免疫应答的特点。
2. 熟悉 各类固有免疫细胞的相关受体与识别模式。
3. 了解 各类固有免疫细胞抗病原体的作用机制。

各类固有免疫细胞抗病原体的作用机制固有免疫系统（innate immunity）是生物体在长期种系进化过程中逐渐形成的，具有与生俱来、反应迅速、作用广泛而无特异性和记忆性等特点，既可对侵入的各类病原体迅速产生应答，亦可清除体内损伤、衰老或畸变的细胞，启动并参与适应性免疫应答。固有免疫系统由组织屏障（皮肤黏膜屏障、血-脑屏障、血-胎盘屏障）、固有免疫细胞（吞噬细胞、NK、γδT、NKT、B1 细胞等）和固有免疫分子（补体、细胞因子、防御素、溶菌酶、乙型溶素等）组成。

固有免疫应答（innate immune response）是指体内固有免疫细胞和固有免疫分子识别结合病原体和其他抗原性异物后，被迅速活化，并产生效应，将抗原性异物杀伤、清除的过程。

★第1节 固有免疫系统的组成

一、组织屏障及其作用

（一）皮肤黏膜屏障

1. 物理屏障 由致密上皮细胞组成的皮肤和黏膜组织具有机械屏障作用，可有效阻挡病原体侵入体内。黏膜物理屏障作用相对较弱，但黏膜上皮细胞迅速更新、呼吸道黏膜上皮细胞纤毛定向摆动及黏膜表面分泌液的冲洗作用，均有助于清除黏膜表面的病原体。

2. 化学屏障 皮肤和黏膜分泌物中含多种杀菌、抑菌物质，如皮脂腺分泌的不饱和脂肪酸，汗腺分泌的乳酸，胃液中的胃酸，唾液、泪液、呼吸道、消化道和泌尿生殖道黏液中的溶菌酶、抗菌肽和乳铁蛋白等。上述物质在皮肤黏膜表面形成抗御病原体的化学屏障。

3. 微生物屏障 寄居在皮肤和黏膜表面的正常菌群，可通过与病原体竞争结合上皮细胞和营养物质，或通过分泌某些杀菌、抑菌物质对病原体产生抗御作用。例如：口腔唾液链球菌能产生 H_2O_2，可杀伤白喉杆菌和脑膜炎球菌；肠道大肠埃希菌能产生细菌素，可抑制、杀伤某些厌氧菌和革兰阳性菌。临床上若不适当地大量和长期应用广谱抗生素，可杀伤或抑制消化道正常菌群，导致耐药性金黄色葡萄球菌和白色念珠菌大量生长，引发葡萄球菌性肠炎和白色念珠菌性肠炎。

（二）体内屏障

1. 血－脑屏障 此屏障由软脑膜、脉络丛的毛细血管壁和包在壁外的星形胶质细胞形成的胶质膜组成。其组织结构致密，能阻挡血液中病原体和其他大分子物质进入脑组织及脑室，对中枢神经系统产生保护作用。婴幼儿血 - 脑屏障发育不完善，易发生中枢神经系统感染。

2. 血 – 胎盘屏障 由母体子宫内膜的基蜕膜和胎儿的绒毛膜滋养层细胞共同构成。此屏障不妨碍母子间营养物质交换，但可防止母体内病原体和有害物质进入胎儿体内，从而保护胎儿免遭感染。妊娠早期（3 个月内）血 - 胎屏障发育尚未完善，此时孕妇若感染风疹病毒和巨细胞病毒等，可导致胎儿畸形或流产。

◀ 二、固有免疫细胞及其作用

参与固有免疫与适应性免疫应答的诸多效应细胞中，除执行适应性免疫应答效应的 αβT 细胞和成熟的 B2 细胞外，其他细胞均可被视为固有免疫的效应细胞。

（一）吞噬细胞

吞噬细胞（phagocyte）是一类具有吞噬杀伤功能的细胞，主要包括中性粒细胞和单核 - 巨噬细胞两类。

1. 中性粒细胞 中性粒细胞是血液中占白细胞数目最多（占外周血白细胞总数的 60%~70%）、吞噬病原微生物能力最强的粒细胞。中性粒细胞胞浆中有大量分布均匀的嗜中性颗粒，这些颗粒多是溶酶体，内含髓过氧化酶、溶菌酶、碱性磷酸酶和酸性水解酶等，这些成分与中性粒细胞的吞噬和消化功能密切相关。中性粒细胞具有很强趋化作用和吞噬功能，病原体在局部引发感染时，它们可迅速穿越血管内皮细胞进入感染部位，对入侵的病原体发挥吞噬杀伤和清除作用。中性粒细胞表面表达 IgG Fc 受体和补体受体（C3bR/C4bR），也可通过调理作用促进和增强中性粒细胞的吞噬、杀菌作用。

2. 单核 – 巨噬细胞 单核 - 巨噬细胞包括血液中的单核细胞和组织器官中的巨噬细胞。单核 - 巨噬细胞是一类有共同起源、细胞核不分叶、分布于不同组织器官、都具有吞噬能力的细胞的总称，故又可称为单核 - 吞噬细胞（mononuclear phagocyte）。在骨髓造血过程中，多能干细胞在集落刺激因子如巨噬细胞集落刺激因子等刺激下，发育成为粒单核前体细胞，后者进一步分化成为原单核细胞并进入血流，在此处分化成为成熟的单核细胞。单核细胞仅占外周血白细胞总数的 3%~8%，它们在血液中仅停留 8~24h，其进入表皮棘层，可分化为朗格汉斯细胞；进入结缔组织或器官，可分化为巨噬细胞。单核 - 巨噬细胞可做变形运动，对玻璃和塑料表面有很强黏附能力，借此在体外培养时可将其与淋巴细胞分离。

巨噬细胞分为定居和游走巨噬细胞两大类。血液中的单核细胞穿过毛细血管内皮，迁移到全身不同的组织，分化成为具有组织特性的巨噬细胞定居下来，该类细胞称之为定居巨噬细胞。根据所处部位及形态的不同并被赋予特定的名称，例如肺中的肺泡巨噬细胞（或称尘细胞）、结缔组织中的组织细胞、肝中的 Kupffer 细胞、骨组织中的破骨细胞、肾中的肾小球系膜细胞、脑组织中的小胶质细胞等。仍有一部分巨噬细胞保持运动特性，称之为游走巨噬细胞，如腹腔巨噬细胞等，它们可游走于机体组织间，及时发挥吞噬功能。巨噬细胞不仅执行固有免疫的效应功能，也在适应性免疫应答的各阶段发挥作用。

（1）巨噬细胞表面受体及其配体 巨噬细胞表面表达多种模式识别受体、调理性受体以及与其趋化和活化相关的细胞因子受体等。

①模式识别受体及其配体 巨噬细胞通过其表面的模式识别受体，直接识别病原微生物表面相应的病原相关分子模式，从而迅速发挥非特异性免疫作用。模式识别受体（pattern recognition receptor，PRR）是指一类主要表达于固有免疫细胞表面的非克隆分布的受体，它们可识别一种或多种病原微生物或宿主凋亡细胞表面某些共有的特定分子结构。此类受体较少多样性，根据产生和存在部位不同，可分为分泌型 PRR 和膜型 PRR 两大类。分泌型 PRR：主要包括甘露聚糖结合凝集素（MBL）、C- 反应蛋白等急性期蛋白，主要存在于血清中；膜型 PRR：主要包括甘露醇受体（mannose receptor，MR）、清道夫受体（scavenger receptor，SR）和 Toll

样受体（Toll-like receptors，TLRs），主要分布于固有免疫细胞膜表面。

Toll 样受体是存在于生物机体中的一大类非常重要的模式识别受体（PRR），Toll 样受体家族至少有 11 个（TLR1~TLR11）成员。TLRs 家族成员具有相似的结构特征。它们均为 I 型跨膜受体，由胞外区、跨膜区和胞内区 3 个功能区组成。TLR1、2、4、5、6 主要分布于淋巴组织、白细胞和单核 - 巨噬细胞等细胞表面，TLR3、7、8、9 存在于细胞内器室如内体 / 溶酶体膜上，另外非淋巴组织也有不同程度表达。TLRs 主要识别细菌上的病原相关分子模式，如脂多糖、肽聚糖和鞭毛蛋白，分别由 TLR4、TLR2 和 TLR5 来识别；一般认为病毒性双链 RNA（double-strand RNA，dsRNA）由 TLR3、TLR7 来识别；许多病毒基因组中的非甲基化 CpG DNA 由 TLR9 来识别；TLR7 和 TLR8 是最近发现对病毒性 PAMPs 单链 RNA（single-strand RNA，ssRNA）起反应的 TLR 成员。

模式病原相关模式分子（pathogen associated molecular pattern，PAMP）是一些病原微生物表面存在的而人体正常细胞所没有的分子结构，它们可为许多相关微生物所共享，结构恒定且进化保守，能被模式识别受体识别。固有免疫细胞识别的 PAMP，往往是病原体特有的赖以生存且变化较少的物质如病毒的双链 RNA 和细菌的脂多糖等。对此，病原体很难产生突变而逃脱固有免疫的作用。另外，宿主凋亡细胞表面也表达该类分子，而正常宿主细胞表面则不存在 PAMP。PAMP 数量有限，但在病原微生物中分布广泛。

PAMPs 主要包括两类：以糖类和脂类为主的细菌胞壁成分，如革兰阴性菌产生的脂多糖（LPS）、革兰阳性菌产生的肽聚糖、分枝杆菌产生的糖脂和酵母菌产生的甘露糖等；病毒产物及细菌胞核成分，如非甲基化寡核苷酸 CpGDNA 和单双链 RNA 等。

②调理性受体　巨噬细胞表面表达的 IgG Fc 受体和补体受体（C3bR/C4bR）可通过调理作用增强其对病原体等的吞噬杀伤作用。

③细胞因子受体　巨噬细胞表面表达多种趋化因子受体，在相应细胞趋化因子作用下，可募集单核细胞或巨噬细胞至感染或炎症部位；巨噬细胞表面还表达 IFN-γ、M-CSF、GM-CSF 等受体，通过与相应的细胞因子结合而使巨噬细胞活化。

（2）巨噬细胞的主要生物学功能　体内巨噬细胞一般处于静止状态。巨噬细胞可被病原体或细胞因子等激活，而发挥其生物学功能。

①吞噬杀伤作用　当病原微生物等抗原侵入机体一定部位造成感染性炎症反应时，单核 - 巨噬细胞在炎症部位产生的趋化细胞因子诱导下向该部位迁移聚集，对入侵的病原体形成围歼攻势。单核 - 巨噬细胞与病原体、被感染细胞或肿瘤细胞等靶细胞接触后，可单独也可在补体 / 特异性抗体（IgG）等参与下对其发挥吞噬杀伤作用。

多数微生物如化脓性球菌被吞噬后 5~10min 内死亡，30~60min 被消化裂解。其降解和消化作用主要由吞噬细胞溶酶体内各种水解酶，如蛋白酶、核酸酶、酯酶和磷酸酶等完成。大部分消化降解产物通过胞吐作用而排出胞外，部分产物被加工处理为免疫原性肽段，结合于 MHC 分子以备用于抗原提呈。但某些胞内寄生菌如结核分枝杆菌、伤寒杆菌等，在机体免疫功能低下的时候，虽被吞噬却不被杀灭，反而在其细胞庇护下于胞内增殖，并可随吞噬细胞移动而在体内扩散，称为不完全性吞噬。但当巨噬细胞被细菌脂多糖和 IFN-γ 等细胞因子激活后，可对胞内寄生菌产生强大杀灭作用，同时产生大量细胞因子和其他炎症介质，介导炎症反应和免疫调节作用。

②抗原提呈作用　单核 - 巨噬细胞是专职 APC，可将抗原加工处理后以抗原肽 -MHC 分子复合物形式提呈给 T 细胞使之产生活化第一信号（详见第十章）。

③参与炎症反应　单核 - 巨噬细胞是一类重要的炎症细胞，在炎症部位产生的单核巨噬细胞趋化细胞因子蛋白 -1（MCP-1）、IFN-γ 等与单核巨噬细胞表面的受体识别结合后，诱导细胞活化并向炎症部位定向移动。活化的单核巨噬细胞分泌更多的趋化因子，募集和活化更多的单

核巨噬细胞，诱导其向炎症部位移动。同时，也诱导大量炎症介质如白三烯、前列腺素等加剧局部炎症反应。感染发生时，中性粒细胞首先到达炎症部位，6h 左右细胞数量达到高峰，约增加 10 倍以上，是机体急性炎症反应的重要成分。

此外，巨噬细胞还具有免疫调节、参与组织修复和再生等作用。

（二）树突状细胞

树突状细胞（DC）因其表面的细胞膜褶而得名，形态上与神经系统的树突相似。包括经典 DC（cDC）和浆细胞样 DC（pDC）。DC 具有其他细胞没有的形态特点和运动能力，分布十分广泛。皮肤、气道、淋巴器官中的不成熟 DC 呈星状，而体外分离的不成熟 DC 呈细小树枝状突起。树突状细胞不像单核 - 巨噬细胞那样有吞噬能力，但其是目前所知的抗原提呈能力最强的细胞，可有效地刺激初始 T 淋巴细胞活化，诱导适应性免疫；DC 还表达甘露糖受体、Toll 样受体、Fc 受体（FcR）以及补体受体（CR）等，能敏感识别入侵的病原体，快速分泌大量细胞因子参与固有免疫等。

（三）NK 细胞

NK 细胞是一类具有直接杀伤靶细胞效应的第三类淋巴细胞，其杀伤作用不需要抗原预先致敏，也无 MHC 限制性；同时可通过 ADCC 作用杀伤被 IgG 抗体特异性结合的靶细胞（如病原体感染细胞或肿瘤细胞等）。NK 细胞对宿主正常组织细胞一般无胞毒作用，仅杀伤异常组织细胞。因此，NK 细胞被认为是机体发挥免疫监视功能的主要细胞，在机体抗肿瘤、早期抗病毒或胞内寄生菌感染的免疫应答中起重要作用。此外，NK 细胞对多种免疫细胞有调节作用，如通过分泌 IFN-γ 调节 Th1 的优势状态，也可促进 CTL 前体细胞向成熟 CTL 分化等。

1. NK 细胞杀伤作用的机制　NK 细胞与靶细胞密切接触后，可通过以下途径产生杀伤效应。

（1）脱颗粒途径　活化的 NK 细胞脱颗粒，释放细胞毒效应物质（穿孔素和颗粒酶）。穿孔素是存储于胞浆颗粒内的细胞毒性物质，其生物学效应与补体系统形成的膜攻击复合体类似。在钙离子存在条件下，可在靶细胞膜上形成多聚穿孔素"孔道"，使水电解质迅速进入靶细胞内，导致其肿胀、破裂。颗粒酶即丝氨酸蛋白酶，可循穿孔素在靶细胞膜上形成的孔道进入胞内，通过激活凋亡相关的酶系统导致靶细胞凋亡。

（2）死亡受体途径　活化的 NK 细胞表达 Fas 配体（Fas ligand，FasL），并分泌 TNF-α，分别与靶细胞表面相应死亡受体（Fas 和 TNFR）结合，通过激活胞内 Caspase 系统，最终激活内源性核苷酸内切酶，介导靶细胞凋亡。

2. NK 细胞功能的调节　NK 细胞功能受其表面多种调节性受体的调控。NK 细胞受体根据其所介导的功能不同，可分为杀伤细胞活化性受体（KAR）和杀伤细胞抑制性受体（KIR）。

NK 细胞表面表达多种受体。NK 细胞受体还可根据其所识别的靶分子是否有 MHC 参与可分为 MHC 特异性受体和非 MHC 特异性受体。其中，能与 MHC Ⅰ类分子结合的受体又可根据其分子结构特点不同，分为杀伤细胞免疫球蛋白样受体（killer immunoglobulin-like receptor，KIR）（如 KIR2DL、KIR3DL、KIR2DS 和 KIR3DS）和杀伤细胞凝集素样受体（killer lectin-like receptor，KLR）（如 CD94/NKG2A 和 CD94/NKG2C），二者又分别含抑制性受体（如 KIR2DL、KIR3DL 和 D94/NKG2A）和活化性受体（如 KIR2DS、KIR3DS 和 CD94/NKG2C）；而与非 MHC 配体结合的受体主要包括 NKG2D 和自然细胞毒性受体（NCR），二者均为活化性受体。

（1）杀伤细胞活化性受体（killer activatory receptor，KAR）　人 NK 细胞 KAR 胞质段均含有 ITAM 结构，能启动活化信号；胞外段含有糖类蛋白识别受体，其配体是自身组织细胞、病毒感染细胞和某些肿瘤细胞表面的糖类配体。因此，KAR 与相应糖类配体结合后，使得胞质段 ITAM 发生酪氨酸磷酸化，启动活化信号，从而促使 NK 细胞活化并产生杀伤功能。但是，该 KAR 激活信号途径可被 KIR 所产生的抑制信号阻断。

（2）杀伤细胞抑制性受体（killer inhibitory receptor，KIR）　人 NK 细胞 KIR 胞质段均含有

ITIM 结构，能启动抑制信号；胞外段含有 MHC I 类分子识别受体，其配体是自身 MHC I 类分子或自身肽 MHC I 类分子复合物。因此，KIR 与相应配体结合后，使得胞质段 ITIM 发生酪氨酸磷酸化，启动抑制信号，从而阻断 NK 细胞活化而抑制其杀伤功能。

NK 细胞表面同时表达杀伤细胞抑制性受体 KIR 和杀伤细胞活化性受体 KAR，两者协同发挥生物学功能。在生理状态下，KIR 介导的抑制信号占主导地位，KIR 通过识别并结合宿主组织细胞表面的自身 MHC I 类分子或自身肽 MHC I 类分子复合物，启动抑制信号，阻断 KAR 介导的活化信号，从而抑制其活化，使得 NK 细胞对自身组织细胞不产生杀伤作用；在病理状态下，如当宿主组织细胞受到病毒感染或发生突变为肿瘤细胞后，细胞表面的 MHC I 类分子可表达异常或缺失，导致 KIR 的识别受阻，KIR 介导抑制信号失效，KAR 介导的活化信号不受阻断，从而使 NK 细胞活化并杀伤靶细胞。

NK 细胞这种与 MHC I 类分子相关分子识别结合的杀伤抑制和杀伤活化耦联作用，使 NK 细胞能杀伤被病毒感染或发生突变的肿瘤细胞而不杀伤机体正常组织细胞，是体内发挥免疫防御和免疫监视功能同时保持免疫稳定的重要机制。

（四）NK T 细胞

NK T（natural killer T）细胞是指同时组成性表达 CD56（小鼠 NK1.1）和 TCR-CD3 复合物的 T 细胞。此类 T 细胞可在胸腺内或胸腺外（胚肝）分化发育，主要分布于骨髓、肝和胸腺，在脾、淋巴结和外周血中也有少量存在。NK T 细胞多数为 $CD4^-CD8^-$ 双阴性，少数为 $CD4^+$ 单阳性。

NK T 细胞表面 TCR 表达密度较低（约为外周血 T 细胞的 1/3），且缺乏多样性，抗原识别谱窄，可识别 CD1 分子所提呈的磷脂和糖脂类抗原且不受 MHC 限制。其主要生物学功能为细胞毒作用和免疫调节作用。NK T 细胞的细胞毒作用同 NK 细胞和 CTL 细胞类似，通过脱颗粒途径、死亡受体途径来杀伤靶细胞；活化的 NK T 细胞可分泌 IL-4 和 IFN-γ 等细胞因子，调节机体的体液免疫和细胞免疫；还可分泌多种趋化性细胞因子参与炎症反应。

（五）γδT 细胞

γδT 细胞是一类非特异性免疫细胞，在外周血 T 细胞中仅占 5%~10%。不同种属不同组织中 γδT 细胞差异较大，但主要分布于皮肤、小肠、肺以及生殖器官等黏膜及皮下组织，是构成皮肤的表皮内淋巴细胞和黏膜的组织的上皮内淋巴细胞的主要成分之一，其分布提示 γδT 细胞在黏膜免疫中起重要作用。γδT 细胞的主要生物学功能是维持上皮组织的完整性，同时还具有抗感染、抗肿瘤、免疫监视、免疫调节和维持免疫耐受的作用。

（六）B1 细胞

B1 细胞是个体发育过程中出现较早的免疫细胞，在胚胎期已经出现，主要在胚肝和网膜中发育，在出生前较短的阶段也可在骨髓中发育，成人阶段则主要有骨髓产生。B1 细胞主要分布于胸膜腔、腹膜腔、肠壁固有层和脾的边缘带，是具有自我更新能力的 B 细胞，寿命较长。B1 细胞的 BCR 缺乏多样性，其识别的抗原主要是某些细菌表面的多糖抗原，如革兰阴性菌的脂多糖；也识别机体内某些变性的自身抗原。B1 细胞产生的抗体可对多种细菌和变性自身抗原起作用，因此属于非特异性免疫细胞的范畴。

（七）其他免疫细胞

此外，还包括肥大细胞、嗜碱性粒细胞、嗜酸性粒细胞、红细胞及血小板等。

1. 肥大细胞和嗜碱性粒细胞 肥大细胞存在于黏膜和结缔组织中。嗜碱性粒细胞主要分布于外周血中，数量较少。肥大细胞和嗜碱性粒细胞虽然形态特征和分布有所不同，但二者的功能非常相似，它们均为参与 I 型超敏反应的重要效应细胞。其细胞表面均表达高亲和力 IgE Fc 受体，胞质内含有类似的嗜碱性颗粒，颗粒内含有肝素、组胺和过敏性嗜酸性粒细胞趋化因子。此外，这两类细胞经变应原激活后，新合成的生物活性介质（白三烯、前列腺素 D_2 和血小板活化因子等）也基本相同。此外，嗜碱性粒细胞具有趋化作用，当招募到组织中可存活 10~15 天。

2. **嗜酸性粒细胞** 嗜酸性粒细胞占血液白细胞总数的 1%~3%，在血液中停留时间较短，仅 6~8h，进入结缔组织后可存活 8~12 天。嗜酸性粒细胞浆内含粗大的嗜酸性颗粒，颗粒内主要含碱性蛋白、嗜酸性粒细胞阳离子蛋白、嗜酸性粒细胞过氧化物酶、组胺酶和芳基硫酸酯酶。嗜酸性粒细胞具有趋化作用及一定的吞噬杀菌能力，尤其是在抗寄生虫感染中具有重要作用。此外，嗜酸性粒细胞可通过释放组胺酶和芳基硫酸酯酶，灭活肥大细胞脱颗粒释放的组胺和白三烯，故具有阻抑炎症反应的作用。

三、固有体液免疫分子及其主要作用

固有体液免疫分子主要包括补体系统、急性期蛋白、细胞因子、抗菌肽和具有抗菌作用的酶类物质。

（一）补体系统

补体系统是参与固有免疫应答的最重要免疫效应分子，具有多方面的生物学效应。

1. **细胞溶破作用** 侵入机体的多种病原微生物可通过旁路途径或甘露聚糖结合凝集素（MBL）途径而迅速激活补体系统，并产生溶菌或病毒溶解作用。

2. **补体活化产物的作用** C3a/C5a 具有趋化和致炎作用，可吸引吞噬细胞到达感染部位，使之活化并增强其吞噬、杀菌作用；C3a/C5a 可直接激活肥大细胞，使其分泌一系列炎性介质和促炎细胞因子，引起和增强炎症反应；C3b/C4b 具有调理和免疫黏附作用，可促进吞噬细胞对病原体和抗原 - 抗体复合物的吞噬、清除。

上述作用可发生于特异性抗体产生之前，故在机体早期抗感染免疫中具有十分重要的意义。当针对病原体特异性抗体产生后，所形成的抗原 - 抗体复合物可激活补体经典途径，更为有效地发挥抗感染作用。

（二）细胞因子

病原体感染机体后，可刺激免疫细胞和感染的组织细胞产生多种细胞因子，引起炎症反应，产生抗病毒、抗肿瘤和免疫调节等作用。例如：

（1）干扰素（IFN） 可干扰病毒蛋白合成，抑制病毒复制或扩散。

（2）趋化因子（IL-8、MCP-1、MIP-1α 等） 可募集、活化吞噬细胞，增强机体抗感染免疫应答能力。

（3）促炎细胞因子（IL-1、IL-6、TNF-β） 可促进抗感染的炎症反应。

（4）IFN-γ、TNF、IL-12 和 GM-CSF 等 可激活巨噬细胞和 NK 细胞，有效杀伤肿瘤和病毒感染的靶细胞，发挥抗肿瘤、抗病毒作用。

（5）IFN-γ 和 TNF-β 可促进 APC 表达 MHC Ⅱ类分子，增强抗原提呈作用，提高机体适应性免疫应答能力。

（6）IL-2、IL-4、IL-5、IL-6 可促进 B 细胞增殖、分化，参与体液免疫应答。IL-2、IL-12 和 IFN- 等可促进 Th1 细胞免疫应答；IL-4 可促进 Th2 免疫应答。

（三）抗菌肽及酶类物质

1. **防御素（defensin）** 是一组耐受蛋白酶、富含精氨酸的小分子多肽，对细菌、真菌和某些有囊膜病毒具有直接杀伤作用。人和哺乳动物体内存在的 - 防御素为阳离子多肽，主要由中性粒细胞和小肠潘尼（Paneth）细胞产生，可通过以下机制杀伤某些细菌和有囊膜病毒：①通过静电作用，与病原体革兰阴性菌的脂多糖、革兰阳性菌的磷壁酸和病毒囊膜脂质等结合，使病原体膜屏障破坏，通透性增加，导致病原体死亡；②诱导病原体产生自溶酶，干扰 DNA 和蛋白质合成；③致炎和趋化作用，增强吞噬细胞对病原体吞噬、杀伤和清除。

2. **溶菌酶** 溶菌酶是一种不耐热的碱性蛋白质，广泛存在于各种体液、外分泌液和吞噬

细胞溶酶体中。溶菌酶能够裂解革兰阳性菌细胞壁中 N- 乙酰葡萄糖胺与 N- 乙酰胞壁酸之间的 β-1，4 糖苷键，使细胞壁的重要组分肽聚糖破坏，从而导致细菌溶解、破坏。革兰阴性菌的肽聚糖外还有脂多糖和脂蛋白包裹，故对溶菌酶不敏感。但在特异性抗体和补体存在下，革兰阴性菌也可被溶菌酶溶解、破坏。

3. **乙型溶素**　是血清中一种对热较稳定的碱性多肽，在血浆凝固时由血小板释放，故血清中乙型溶素浓度显著高于血浆中水平。乙型溶素可作用于革兰阳性菌细胞膜，产生非酶性破坏效应，但对革兰阴性菌无效。

第 2 节　固有免疫应答及其与适应性免疫应答的关系

固有免疫应答（innate immune response）是指体内固有免疫细胞和固有免疫分子识别、结合病原体及其产物或其他抗原性异物后，被迅速活化，并产生相应生物学效应，从而将病原体等抗原性异物杀伤、清除的过程。

一、固有免疫应答的特点

1. **固有免疫细胞的识别特点**　吞噬细胞和 DC 等不表达特异性抗原识别受体，但表达模式识别受体（PRR），可识别含 PAMP 的病原体和凋亡细胞，或通过调理性受体识别与 IgG 或 C3b 结合的病原体。NK 细胞表面活化性受体（NKG2D）和自然细胞毒性受体可识别表达于某些肿瘤和病毒感染细胞表面的相应配体而被激活，并发挥杀伤作用。NK T 细胞、γδT 细胞 和 B1 细胞可通过表面抗原识别受体，直接识别肿瘤和病毒感染细胞表面某些特定分子或病原体表面 PAMP，从而被激活并产生效应。

2. **固有免疫细胞的应答特点**　吞噬细胞和肥大细胞等固有免疫细胞表面具有多种趋化因子（IL-8、MCP-1、MIP-1α/β）或炎性介质（LTs、PGD$_2$）的受体。在趋化因子或炎性介质作用下，吞噬细胞等固有免疫细胞被招募而聚集，并通过表面 PRR 与病原微生物及其产物相应 PAMP 结合而被激活。固有免疫细胞与 T 细胞、B 细胞不同，它们未经克隆扩增即可迅速产生免疫效应。此外，固有免疫细胞寿命较短，在对病原微生物的应答过程中不能产生免疫记忆，通常也不形成免疫耐受。

二、固有免疫应答作用时相

1. **瞬时固有免疫应答阶段**　发生于感染 0~4h 之内。

（1）屏障作用　皮肤、黏膜及其分泌液中的抗菌物质和正常菌群构成物理、化学和微生物屏障，可阻挡外界病原体对机体的入侵，具有即刻免疫防卫作用。

（2）巨噬细胞的作用　少量病原体突破机体屏障结构进入皮肤或黏膜下组织，可及时被局部存在的巨噬细胞吞噬清除。

（3）补体激活　某些病原体可通过直接激活补体旁路途径而被溶解破坏。补体活化产物 C3b/C4b 可介导调理作用，显著增强吞噬细胞的吞噬杀菌能力；C3a/C5a 可直接作用于组织中肥大细胞，使之脱颗粒释放组胺、白三烯和前列腺素 D$_2$ 等炎性介质和促炎细胞因子，导致局部血管扩张、通透性增强，促使中性粒细胞穿过血管内皮细胞进入感染部位。

（4）中性粒细胞的作用　中性粒细胞是机体抗细菌和抗真菌感染的主要效应细胞，中性粒细胞浸润是细菌感染性炎症反应的重要特征。在感染部位组织细胞所产生的促炎细胞因子（IL-8、IL-1 和 TNF-a 等）和其他炎性介质作用下，局部血管内中性粒细胞被活化，并迅速穿过血管内皮细胞进入感染部位，发挥强大吞噬杀菌效应，通常绝大多数病原体感染终止于此时相。

2. **早期固有免疫应答阶段**　发生于感染后 4~96h。在某些细菌成分如脂多糖（LPS）和感染部位组织细胞产生的 IFN-γ、MIP-1α 和 GM-CSF 等细胞因子作用下，感染周围组织中的巨噬细胞被募集至炎症反应部位并被活化，以增强局部抗感染应答。活化的巨噬细胞可产生大量促炎细胞因子和其他炎性介质，进一步增强、扩大机体固有免疫应答和炎症反应，产生如下效应：①白三烯和前列腺素 D_2 等炎性介质和 MIP-1α/β、MCP-1 等趋化因子使局部血管扩张、通透性增强，有助于血管内补体、抗体和吞噬细胞进入感染部位，使局部抗感染免疫作用显著增强；② TNF-a 和血小板活化因子可使局部血管内皮细胞和血小板活化，引起凝血、血栓封闭血管，从而阻止局部病原体进入血流向全身扩散；③促炎细胞因子 TNF-α、IL-1 和 IL-6 作为内源性致热源，可作用于下丘脑体温调节中枢引起发热，对体内病原体生长产生抑制作用；④促炎细胞因子也是引发急性期反应的主要物质，可促进骨髓造血细胞生成并释放大量中性粒细胞入血，以提高机体抗感染免疫应答能力，还可刺激肝细胞合成、分泌一系列急性期蛋白，其中 C-反应蛋白（CRP）和甘露聚糖结合凝集素（MBL）可激活补体系统，产生抗感染免疫。B1 细胞受某些细菌共有多糖抗原（如脂多糖、荚膜多糖等）刺激，在 48h 内产生以 IgM 为主的抗菌抗体。此类抗体在补体协同作用下，可对少数进入血流的病原菌产生杀伤作用；NK 细胞、γδT 细胞和 NK T 细胞则可对某些病毒感染和胞内寄生菌感染的细胞产生杀伤作用，在早期抗感染免疫中发挥效应。

3. **适应性免疫应答诱导阶段** 发生于感染 96h 后。此时，活化的巨噬细胞和 DC 可将病原体加工、处理为多肽，并以抗原肽 -MHC 分子复合物的形式表达于细胞表面，同时表面共刺激分子（如 B7 和 ICAM 等）表达上调，为启动适应性免疫应答创造条件。

◀ 三、固有免疫应答与适应性免疫应答的关系

1. **启动适应性免疫应答** DC 为体内唯一能启动初始 T 细胞活化的抗原提呈细胞，是机体特异性免疫应答的始动者。巨噬细胞在吞噬、杀伤和清除病原微生物的同时，也具有抗原加工和提呈功能。上述两类固有免疫细胞直接参与适应性免疫应答的启动。

2. **影响适应性免疫应答的类型** 固有免疫细胞通过识别不同种类病原体，产生不同类型细胞因子，从而决定特异性免疫细胞分化及适应性免疫应答的类型。例如：巨噬细胞和 cDC 接受某些病原体或抗原刺激后，可产生 IL-12 为主的细胞因子，从而诱导 Th0 细胞分化为 Th1 细胞，并介导细胞免疫应答；肥大细胞、NK T 细胞受胞外病原体或某些寄生虫刺激，pDC 在病毒感染刺激下，可产生以 IL-4 为主的细胞因子，从而诱导 Th0 细胞分化为 Th2 细胞，并介导体液免疫应答。

3. **协助适应性免疫应答产物发挥免疫效应** B 细胞增殖分化为浆细胞，通过分泌抗体而发挥免疫效应。但抗体本身不具备直接杀菌和清除病原体的作用，仅在固有免疫细胞（如吞噬细胞和 NK 细胞）和固有免疫分子（如补体）参与下，通过调理吞噬、ADCC 和补体介导的溶菌效应等机制，才能有效杀伤、清除病原体。另外，$CD4^+Th1$ 细胞和 $CD4^+Th2$ 细胞可通过分泌不同的细胞因子而发挥免疫效应。其中某些细胞因子可通过活化吞噬细胞和 NK 细胞等作用方式，促进其吞噬、杀伤功能，有效发挥免疫防御和监视功能。

固有免疫应答和适应性免疫应答的主要特点见表 14-1。

表 14-1 固有免疫应答和适应性免疫应答的主要特点

	固有免疫应答	适应性免疫应答
主要参与的细胞	黏膜上皮细胞、吞噬细胞、树突状细胞、NK 细胞、NK T 细胞、γδ T 细胞、B1 细胞	αβ T 细胞、B2 细胞
主要参与的分子	补体、细胞因子、抗菌蛋白、酶类物质	特异性抗体、细胞因子
作用时相	即刻至 96h	96h 后启动

	固有免疫应答	适应性免疫应答
识别受体	模式识别受体，较少多样性	特异性抗原识别受体，胚系基因重排编码，具有高度多样性
识别特点	直接识别病原体某些共有高度保守的分子结构，具有多反应性	识别 APC 提呈的抗原肽 -MHC 分子复合物或 B 细胞表位，具有高度特异性
作用特点	未经克隆扩增和分化，迅速产生免疫作用，没有免疫记忆功能	经克隆扩增和分化，成为效应细胞后发挥免疫作用，有免疫记忆功能
维持时间	维持时间较短	维持时间较长

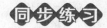

同步练习

1. 简述 NK 细胞的杀伤机制。
2. NK 为什么能杀死病毒感染细胞和肿瘤细胞而不能杀伤组织细胞？
3. 简述 NK T 细胞、γδT、B1 细胞的分布和主要生物学作用。
4. 简述固有免疫应答和适应性免疫应答的主要特点和相互关系。

参考答案

1. 答：NK 细胞杀伤靶细胞有两种方式：其一是通过 NK 细胞与靶细胞的直接接触作用，依赖细胞表面分子的黏附分子（如 NK 细胞上的 CD2、LFA-1 和靶细胞上的 CD58、ICAM-1）相互结合，释放穿孔素、颗粒酶等破坏靶细胞。其二是通过 ADCC 效应杀伤靶细胞，即靶细胞膜抗原与特异性 IgG 类抗体结合形成免疫复合物，IgG 的 Fc 段与 NK 细胞表面的 FcγR Ⅲ（CD64）结合，使 NK 细胞活化，杀伤靶细胞。

2. 答：NK 表达 CD56、CD16，不表达 TCR、mIg　NK 细胞的功能：①早期抗病毒感染、抗胞内寄生菌、抗肿瘤的免疫应答中起重要作用，其一是非特异性的通过 NK 细胞与靶细胞的直接接触作用，依赖细胞表面分子的黏附分子（如 NK 细胞上的 CD2、LFA-1 和靶细胞上的 CD58、ICAM-1）相互结合，释放穿孔素、颗粒酶和表达 FasL 等破坏靶细胞。其二是通过特异性 ADCC 效应杀伤靶细胞，即靶细胞膜抗原与特异性 IgG 类抗体结合形成免疫复合物，IgG 的 Fc 段与 NK 细胞表面的 FcγR Ⅲ（CD64）结合，使 NK 细胞活化，杀伤靶细胞。②分泌细胞因子 IFN-γ 和 TNF-α 增强机体抗细胞内感染 。③分泌细胞因子 IFN-γ 和 TNF-α 起免疫调节作用。

NK 细胞活性的调节：①识别 HLA Ⅰ类分子的受体，包括抑制性和活化性（抑制性＞活化性），生理状态下，HLA Ⅰ R ＋自身组织的 HLA Ⅰ类分子→抑制性受体占主导地位，NK 细胞不能杀伤正常组织细胞；病理状态下：病毒感染或肿瘤细胞表面的 HLA Ⅰ类分子表达下调→活化性受体占主导地位，导致 NK 细胞对上述细胞的杀伤；②识别非 HLA Ⅰ类受体，该受体存在于病毒感染细胞和肿瘤细胞表面而正常细胞缺失，因而 NK 细胞选择性杀伤病态靶细胞而对正常细胞不起作用。

3. 答：（1）NK T 细胞表达 CD56、TCR-CD3 复合体，大多数为 CD4⁻CD8⁻ 双阴性。①识别 CD1 分子提呈的磷脂、糖脂类抗原，且不受 MHC 限制性；②同 Tc 细胞毒作用；③分泌细胞因子产生多种效应：IL-4 诱导 Th0 向 Th2 分化和 Ig 类别转化；IL-12 和 IFN-γ 诱导 Th0 向 Th1 细胞分化和激活巨噬细胞和 NK 细胞；MCP-1、MIP-1 等趋化因子参与炎症反应。

（2）B1 细胞表达 CD5、mIgM。①产生低亲和力的 IgM 抗体在早期抗感染和清除自身变性抗原中发挥作用；②识别细菌表面共有抗原和自身变性抗原。详见前所述 "B1 细胞"。

（3）γδT 表达 TCRγδ-CD3 复合分子，多为 CD4⁻CD8⁻ 双阴性。 ①识别感染细胞表达的热休克 P、感染细胞表面 CD1 分子提呈的脂类 Ag、疱疹病毒和牛痘病毒的糖蛋白、细菌裂解产物中的磷酸化 Ag；②同 NK 细胞样非特异性杀伤杀伤，在皮肤黏膜免疫和早期抗感染主要效应细胞；③分泌细胞因子 IL-2、4、5、6、10、IFN-γ 和 TNF-β 免疫调节或加强非特异性免疫

4. 答：应答特点如下。固有免疫应答作用早期、无特异性、不经过克隆扩增而产生效应、细胞寿命短而不能产生免疫记忆和免疫耐受，受趋化因子作用而募集，维持时间短；适应性免疫应答作用后期（>96h）特异、经过克隆扩增、形成记忆细胞而具有免疫记忆，形成免疫耐受，维持较长时间。

识别特点：无特异性识别受体而有 PRR、受体多样性小、识别的抗原为高度保守的分子结构、受体识别抗原具有多样性反应；适应性免疫应答有特异性和高度多样性的 TCR 或 BCR，识别的抗原具有高度特异性且需有 B 细胞表位或 p-MHC。

相互关系：固有免疫启动适应性应答——DC 唯一能启动初始 T 细胞的活化；影响适应性免疫应答类型——固有免疫应答中产生的不同细胞因子可促进不同淋巴细胞的分化，如 Th1、Th2 的分化；协助适应性免疫应答产物发挥效应：补体协助抗体、补体的调理作用。

适应性免疫加强固有免疫发挥效应：抗体的调理作用、ADCC、细胞因子的促进等。

（梅　钧）

第 15 章

免疫耐受

1. 掌握　免疫耐受的概念、特性及免疫耐受的形成及表现。
2. 熟悉　免疫耐受的形成机制及临床意义。
3. 了解　免疫耐受与临床医学的关系。

★ 在生理条件下，机体免疫系统对外来抗原进行"免疫正应答"，以清除病原；对体内组织细胞表达的自身抗原，却表现为"免疫不应答"（unresponsiveness）或"免疫负应答"，不引起自身免疫病。这种对抗原特异应答的 T 细胞与 B 细胞，在抗原刺激下，不能被激活，不能产生特异免疫效应细胞及 / 或特异性抗体，从而不能执行正免疫应答的现象，称为免疫耐受（immunological tolerance）。诱导免疫耐受的抗原称耐受原（tolerogen）。免疫耐受具有免疫特异性，即只对特定的抗原不应答，对不引起耐受的抗原，仍能进行良好的免疫应答。因而，在一般情况下，不影响适应性免疫应答的整体功能，这不同于免疫抑制药物引起的对免疫系统的普遍的抑制作用。免疫耐受和免疫正应答两者均是免疫系统的重要功能，一方面对自身抗原的耐受，避免发生自身免疫病；另一方面，免疫系统对外来抗原或内源新生抗原应答，执行抗感染、抗肿瘤的防卫功能。免疫应答与免疫耐受的平衡实际上是"阴"与"阳"的平衡，保持免疫系统的自身（内环境）稳定（homeostasis）。

第 1 节　免疫耐受的形成

在胚胎发育期，不成熟的 T 及 B 淋巴细胞接触抗原，不论是自身抗原或外来抗原，都会形成对所接触抗原的免疫耐受，出生后如再遇相同抗原，免疫系统不予应答，或不易应答。原则上，这种免疫耐受长期持续，不会轻易被打破。在后天过程中，原本对抗原应答的 T 细胞及 B 细胞克隆，受多种因素影响，也会发生免疫耐受，这类耐受能持续一段时间，部分耐受可能随诱导因素的消失而逐渐解除，重新恢复对相应抗原的免疫应答能力。

★ 一、胚胎期及新生期接触抗原所致的免疫耐受

1. **胚胎期嵌合体形成中的耐受**　Owen 于 1945 年首先报道了在胚胎期接触同种异型抗原所致免疫耐受的现象。他观察到异卵双胎小牛的胎盘血管相互融合，血液自由交流。出生后，两头小牛体内均存在两种不同血型抗原的红细胞，构成红细胞嵌合体（chimeras），互不排斥。且将一头小牛的皮肤移植给其孪生小牛，亦不产生排斥。然而，将无关小牛的皮肤移植给此小牛，则被排斥，故这种耐受具有抗原特异性，是在胚胎期接触同种异型抗原所致的免疫耐受。

2. **在胚胎期人工诱导的免疫耐受**　根据 Owen 的观察，Medawar 等设想，可能是在胚胎期接触同种异型抗原诱导了免疫耐受的产生。Medawar 等将 CBA 品系小鼠的骨髓输给新生期的 A 品系小鼠。在 A 系小鼠出生 8 周后，移植以 CBA 系鼠的皮肤，此移植的皮肤能长期存活，不被

排斥，但移植无关品系 Balb/c 小鼠的皮肤，则被排斥。Medawar 等的实验不仅证实了 Owen 的观察，而且揭示当体内的免疫细胞处于早期发育阶段，而尚未成熟时，可人工诱导其对"非己"抗原产生免疫耐受。

Medawar 等的实验，证实了 Burnet 的推测，即在胚胎发育期，不成熟的自身免疫应答细胞接触自身抗原后，会发生克隆清除，从而形成对自身抗原的耐受。故 Burnet 和 Medawar 于 1960 年共同获得诺贝尔生理学或医学奖。

★ 二、后天接触抗原导致的免疫耐受

同一种抗原，因条件不同，既可是免疫原，即在适宜的共刺激活化信号的协同作用下，可使 T 细胞和 B 细胞发生活化，产生特异性免疫应答；但不适宜的抗原量及抗原表位的变异，亦可使抗原成为耐受原，导致 T 细胞和 B 细胞发生免疫耐受。T 细胞须接受双信号，才能活化。T 细胞即使接触适宜的抗原，若缺乏第二信号，亦不能充分活化；B 细胞除接受抗原刺激外，亦须有辅助活化信号，缺乏任一活化信号，细胞均不能活化。若缺乏生长因子及分化因子，活化的 T 细胞及 B 细胞则不能进行克隆扩增，不能分化为效应细胞，表现为免疫耐受现象。再则，在胚胎发育期，并非所有自身应答细胞均被清除，这些未被清除的自身应答细胞，以免疫耐受状态存在于外周淋巴组织中。

（一）抗原因素

1. 抗原剂量　抗原剂量与免疫耐受的关系首先由 Mitchison 于 1964 年报道，给小鼠注射不同剂量的牛血清白蛋白（BSA），观察 Ab 产生，发现注射低剂量（10^{-8}mol/L）及高剂量（10^{-5}mol/L）牛血清白蛋白（BSA）均不引起 Ab 产生，只有注射适宜剂量 BSA（10^{-7}mol/L）才致高水平的 Ab 产生。Mitchison 将抗原剂量太低及太高引起的免疫耐受，分别称为低带（low-zone）及高带（high-zone）耐受。抗原剂量过低，不足以激活 T 细胞及 B 细胞，不能诱导免疫应答，致（抗原）低带耐受。以 T 细胞活化为例，抗原提呈细胞（APC）表面必须有 10~100 个相同的抗原肽-MHC 分子复合物，与相应数目的 TCR 结合后，才能使 T 细胞活化，低于此数目，不足以使 T 细胞活化。抗原剂量太高，则诱导应答细胞凋亡，或可能诱导抑制性 T 细胞活化，抑制免疫应答，呈现为特异负应答状态，致高带耐受。T 与 B 细胞一旦形成耐受，会持续一段时间。通常 T 细胞耐受易于诱导，所需抗原量低，耐受持续时间长（数月至数年）；而诱导 B 细胞耐受，需要较大剂量的抗原，B 细胞耐受持续时间较短（数周）。

2. 抗原类型及剂型　天然可溶性蛋白中存在有单体（monomer）分子及聚体（aggregates）分子。以 BSA 免疫小鼠，可产生 Ab。若将 BSA 先经高速离心，去除其中的聚体，再行免疫小鼠，则致耐受，不产生 Ab。其原因是蛋白单体不易被巨噬细胞（Mφ）吞噬处理，不能被 APC 提呈，T 细胞不能被活化。蛋白聚合体则易被 Mφ 吞噬处理和提呈，在 Th 的辅助下，B 细胞产生相应 Ab。注射可溶性抗原，不能活化 APC，易被降解排泄，不易诱发免疫应答；若抗原联合佐剂使用，可活化 APC，可诱导正免疫应答。

3. 抗原免疫途径　静脉注射及口服易致全身耐受。口服抗原，经胃肠道诱导派氏集合淋巴结及小肠固有层 B 细胞，产生分泌型 IgA，发挥局部黏膜免疫效应，但却致全身的免疫耐受。这种"耐受分离"（split tolerance）现象有其实用意义（见第三节）。抗原经皮内或皮下免疫，会活化 APC，激活特异 T 细胞的免疫应答。

4. 抗原持续存在　在无活化的 APC 提供的共刺激信号下，单纯被自身抗原反复刺激的特异应答 T 细胞，易发生活化后凋亡，致对自身抗原的特异耐受。

5. 抗原表位特点　以鸡卵溶菌酶（HEL）蛋白免疫小鼠，致免疫耐受，现知 HEL 的 N 端氨基酸构成的表位能诱导调节性 T 细胞（Treg）活化，而其 C 端氨基酸构成的表位，则诱导 Th 细胞活化，用天然 HEL 免疫，因 Treg 细胞活化，抑制 Th 细胞功能，致免疫耐受，不能产

生 Ab；如去除 HEL 的 N 端的 3 个氨基酸，则去除其活化 Treg 细胞的表位，而使 Th 细胞活化，Th-B 细胞协同，B 细胞应答产生 Ab。这种能诱导 Treg 细胞活化的抗原表位，称为耐受原表位（tolerogenic epitope）。

6. 抗原变异 在易发生变异的病原体感染中，如人类免疫缺陷病毒（HIV），丙型肝炎病毒（HCV）等病原体发生抗原变异后，不仅使机体原有免疫力失效，亦会因变异而产生模拟抗原，这类抗原能与一特异应答的 T 细胞及 B 细胞表达的受体结合，却不能产生使细胞活化的第一信号，使细胞处于免疫耐受状态。

（二）机体方面的因素

每个个体的免疫应答状态受客观环境因素的影响，呈动态变化。可根据个体所处的环境分析免疫应答程度和耐受程度。

第 2 节　免疫耐受机制

免疫耐受按其形成时期的不同，分为中枢耐受及外周耐受。中枢耐受（central tolerance）是指在胚胎期及出生后 T 与 B 细胞发育的过程中，遇自身抗原所形成的耐受。外周耐受（peripheral tolerance）是指成熟的 T 细胞及 B 细胞，遇内源性或外源性抗原，不产生正免疫应答，而显示免疫耐受。两类耐受诱因及形成机制有所不同。

◀ 一、中枢耐受

当 T 细胞在胸腺微环境中发育，编码 TCR 的 V 区基因片段（β 链 V 区为 V、D、J 基因片段；α 链 V 区为 V、J 基因片段）发生随机重排，会产生识别自身抗原的 TCR，发育至表达功能性抗原识别受体（TCR-CD3）阶段，这类 TCR 与微环境基质细胞表面表达的自身抗原肽 -MHC 分子复合物呈高亲和力结合可启动凋亡程序被清除而发生阴性选择，致克隆消除。B 细胞发育到不成熟 B 细胞阶段，其细胞表达 mIgM-Igα/Igβ BCR 复合物，当它们在骨髓及末梢中与自身抗原呈高亲和力结合时，亦被克隆消除。表达对自身抗原识别的 B 细胞受体（BCR）的克隆，亦可因受体编辑（receptor editing），形成新的 BCR 的 B 细胞克隆，不再对自身抗原应答。T 细胞及 B 细胞发育阶段经受的克隆消除，显著减少生后的自身免疫病的发生。如胸腺及骨髓微环境基质细胞缺陷，阴性选择下降或障碍，生后易患自身免疫病。小鼠及人发生 Fas 及 FasL 基因突变，胸腺基质细胞不表达功能性 Fas 或 FasL，阴性选择下降，生后易发生系统性红斑狼疮（SLE），即为例证。在胸腺髓质区，CD4$^+$CD25$^+$ 胸腺细胞表达 Foxp3 者，其 TCR 被自身抗原肽 -MHC Ⅱ 类分子活化，发育产生 Treg，输出胸腺，定位于外周淋巴器官。出生后，T 细胞及 B 细胞发育仍在进行，对自身抗原应答的不成熟 T 细胞及 B 细胞施加的克隆消除亦仍进行。如生后胸腺及骨髓微环境基质细胞缺陷，阴性选择障碍，则自身免疫病发生概率增加。人类的重症肌无力即与胸腺微环境基质细胞缺陷密切相关。

诱导胸腺及骨髓中克隆消除的自身抗原有两类：一类是体内各组织细胞普遍存在的自身抗原（ubiquitous self-antigen），它们亦表达于胸腺及骨髓基质细胞，诱导克隆消除。另一类为组织特异抗原（tissue-specific antigens）。近来研究发现，部分内分泌相关蛋白，如胰岛素及甲状腺球蛋白，可表达于胸腺髓质区上皮细胞，这类蛋白虽为组织特异性，由于受自身免疫调节基因（autoimmune regulator gene，AIRE）编码蛋白调控，亦可在胸腺髓质上皮细胞的表达，从而发生针对组织特异性抗原 T 细胞克隆的消除。若 AIRE 基因缺陷，这些蛋白不能在胸腺髓质上皮细胞表达，相应自身反应性 T 细胞可能逃逸阴性选择而进入外周血，可引起多器官特异自身免疫病，在临床上表现为多种内分泌病 - 念珠菌病 - 外胚层营养不良症（autoimmune polyendocrinopathy-candidiasis-ectodermac dystrophy）。在胸腺内，若 Foxp3 基因突变，则不能产生 Treg 细胞，易致自身免疫病，显示为免疫调节障碍，致多种内分泌病，肠道病及 X- 性连锁综合征（immune dysregulation，polyendocrinopathy，enteropathy，X-linked syndrome，IPEX）。有些体内外周器官表达的组织特异性抗原，并不在胸腺及骨髓基质细胞表达，对这些组织特异性自身抗原应答的 T 细胞及 B 细胞克隆不被消除，它们发育成熟，输至外周，但处于克隆无能（clonal anergy）或克隆不活化（clonal inactivation）状态。这些自身应答性 T 细胞及 B 细胞有致自身免疫病潜在危险，原因叙述于后。

◀ 二、外周耐受

诱导外周 T 细胞及 B 细胞发生免疫耐受的抗原，分自身抗原及非自身抗原两类，其耐受形成机制不尽相同。

（一）克隆清除及免疫忽视

对外周组织特异性自身抗原应答的 T 细胞及 B 细胞克隆，不能均在胸腺/骨髓中被消除，它们离开胸腺后，存在于外周淋巴器官及组织中，有机会接触自身抗原。如 T 细胞克隆的 TCR 对组织特异自身抗原具有高亲和力，且这种组织特异自身抗原浓度高者，可经抗原提呈细胞（APC）提呈，但此类未经活化的 APC 表达的辅助刺激分子很少，不能提供第二信号，致此类被自身抗原活化的 T 细胞发生凋亡，克隆清除。如 T 细胞克隆的 TCR 对组织特异自身抗原的亲和力低，或这类自身抗原浓度很低，虽未由活化的 APC 提呈，因缺乏第二信号，不足以活化相应的初始 T 细胞，这种自身应答 T 细胞克隆与相应组织特异抗原并存，在正常情况下，不引起自身免疫病的发生，称为免疫忽视（immunological ignorance）。若将免疫忽视细胞以适宜量的自身抗原刺激，仍可致免疫正应答。

自身抗原的剂量效应能致淋巴细胞克隆清除或克隆忽视，是经抗原转基因小鼠证实的。小鼠的实验性变态反应性脑脊髓炎（experimental allergic encephalomyelitis，EAE），它是由对自身碱性髓鞘蛋白（myelin basic protein，MBP）的多肽特异应答的 Th1 细胞被活化所致。在人工建立的对 MBP 特异识别的 TCR 转基因小鼠体内，大部分 T 细胞均表达转基因的 MBP 特异性 TCR，但不发生 EAE，其原因是外周组织表达 MBP 量很低，只有在中枢神经系统 MBP 表达量才高，但该处是免疫隔离部位，初始 T 细胞不能进入。如注射以加有弗氏完全佐剂的 MBP，则外周 APC 被活化，转基因 MBP-TCR$^+$T 细胞被活化，发生免疫应答，产生效应 Th1 细胞，其表面所表达的黏附分子（LFA-1，VLA-4），使其能穿越血 - 脑屏障，进入中枢神经系统，与表达 MBP 的细胞结合，从而导致 EAE 的发生。在自然情况下，这些免疫忽视的自身应答性 T 细胞，会因感染的病原体与自身抗原的分子模拟作用，使 APC 活化，高表达 B7 等辅助刺激分子，提供第二信号，诱导免疫应答，产生效应 T 细胞，伤害相应自身组织细胞。随感染的控制及消失，APC 不再活化，这种自身应答细胞又恢复到静止的免疫忽视状态。

（二）克隆无能

在外周耐受中，自身应答细胞常以克隆无能或不活化状态存在。克隆无能及不活化可能由多种原因所致，最常见者是由不成熟树突状细胞（iDC）提呈的自身抗原，虽经 TCR-CD3 活化，产生第一信号，但 iDC 不充分表达 B7 及 MHC Ⅱ类分子，且不能产生 IL-12，不能产生第二信号。组织细胞虽表达自身抗原，但不表达 B7 及 CD40 等协同刺激分子，因此也只有第一信号，而无第二信号，细胞不能充分活化，呈克隆无能状态。部分无能细胞易发生凋亡，而被克隆清除；部分克隆无能淋巴细胞仍能长期存活，在 IL-2 提供下，可进行克隆扩增，进行免疫应答，导致自身免疫病。

自身应答 B 细胞亦以类似原因，呈免疫耐受状态。无能 B 细胞寿命较短，易由 FasL$^+$Th 细胞诱导其表达 Fas，而致细胞凋亡、克隆清除，故 B 细胞耐受持续较短。自身应答性 B 细胞亦有免疫忽视类型存在，但在病原感染时，Th 细胞被旁路活化，提供所需细胞因子时，则发生应答，产生相应的 IgG 类自身抗体，能致自身免疫病。外周组织特异抗原浓度适宜时，虽能活化自身应答 B 细胞，但 Th 细胞不活化，不能提供 B 细胞扩增及分化所需细胞因子，B 细胞呈免疫无能状态。这种 B 细胞无能，是在转基因小鼠实验中得到证明的。外来可溶性抗原，如去除其中的聚体，只有单体形式，虽能与 B 细胞表面 BCR 结合，但不能使 BCR 交联，B 细胞不活化，可致无能及克隆消除。B 细胞克隆在对外来抗原应答过程中，可发生高频突变，而产生自身应答克隆，但这些克隆在生发中心中与大量可溶性自身抗原相遇，易致凋亡，维持免疫耐受。

（三）免疫调节细胞的作用

20 世纪 90 年代，发现人与小鼠体内的 $CD4^+CD25^+Foxp3^+$ 的 Treg 细胞，其具有负调节作用，在胸腺中，经发育产生的 Treg 细胞称自然产生 Treg 细胞，Treg 细胞经细胞 - 细胞间的直接接触，抑制 $CD4^+$ 及 $CD8^+T$ 细胞的免疫应答。后天亦可诱导产生 Treg 细胞及具有免疫抑制功能的其他类型的 T 细胞，它们经分泌 IL-10 及 TGF-β 等细胞因子，抑制 iDC 分化为成熟 DC，促进 iDC 诱导免疫耐受，及抑制 Th1 及 $CD8^+T$ 细胞功能（详见第十章）。

具有抑制作用的 T 细胞经产生 TGF-β，抑制 Th1 细胞及 CTL 功能。在人类，因麻风分枝杆菌的感染，患有瘤型麻风的患者，其 Treg 细胞呈优势活化，这类 Treg 细胞能抑制 Th1 细胞应答，从而抑制迟发型变态反应的过程，不能杀菌及抑菌，患者虽有 Ab，但对细菌无抑制作用，疾病严重进展。

（四）细胞因子的作用

除上述具有抑制作用的 T 细胞分泌的抑制性细胞因子外，细胞存活及生长因子的水平，亦涉及免疫耐受。如前所述，由胸腺及骨髓迁出的对外来抗原应答的淋巴细胞，仍保持有对自身抗原的低应答。外周淋巴器官中初始 T 细胞及 B 细胞，在未遇外来抗原前，由于其对自身抗原的低应答，T 细胞及 B 细胞分别在 IL-7 及 B 细胞活化因子（B-cell-activating factor，BAFF）细胞因子刺激下，得以存活，并进行有限的增殖，维持外周淋巴细胞库容。如在 BAFF 转基因小鼠中，由于 BAFF 分泌过多，自身反应性 B 细胞增殖超越生理限度，易致自身免疫病（抗 dsDNA Ab、类风湿因子、肾炎伴免疫复合物沉积）。在人自身免疫病（系统性红斑狼疮、类风湿关节炎、干燥综合征）中，其血清 BAFF 水平与疾病严重程度相关。

（五）信号转导障碍与免疫耐受

在 T 细胞及 B 细胞的活化过程中，活化信号经信号转导途径最终活化转录因子，启动相应基因，使细胞增殖并分化，表达效应功能。此过程亦受负信号分子反馈调控。如果这些负调控分子表达不足或缺陷，会破坏免疫耐受，致自身免疫病。Lyn 可使 FcgR Ⅱ B 及 CD22 胞浆内 ITIMs 中的酪氨酸磷酸化，进一步募集蛋白酪氨酸磷酸酶 SHP-1 及 SHP，而传导负调控信号。如负调控信号缺陷，不能产生免疫耐受，易致自身免疫病，如小鼠缺乏 Lyn，易产生抗 dsDNA 抗体。作为负调控分子，CD5 高表达于无能状态的 B 细胞；PTEN（一种磷酸酶）表达不足，PI3 激酶会持续作用，其下游分子会阻断细胞凋亡分子 Bim 及 caspase 3 的活化；辅助刺激分子中的负调控分子 CTLA-4 及 PD-1 缺陷等等，均易致自身免疫病。PD-1（ programmed cell death 1）胞浆区有 ITIM，表达于 T 细胞、B 细胞及髓样细胞，其配体为 PD-L1（B7-H1）及 PD-L2（B7-DC），结合 PD-L1/PD-L2 后，PD-1 可招募 SHP-2，可抑制下游信号。

近来，在以 cDNA microarray 结合生物学试验，发现无能 T 细胞中高表达酪氨酸磷酸酶、caspase 3、信号分子降解分子及促使基因沉默的分子，从而扩展了对无能 T 细胞的不活化的原因的认识。

（六）免疫隔离部位的抗原在生理条件下不致免疫应答

脑及眼的前房部位为特殊部位，移植同种异型抗原的组织，不诱导应答，移植物不被排斥。这些部位被称为免疫隔离部位（immunologically privileged sites）。胎盘亦为免疫隔离部位，使遗传有父亲的 MHC 分子的胎儿不被母体的免疫系统所排斥，而正常妊娠。

产生免疫隔离部位的原因主要有以下几个方面：①生理屏障，使免疫隔离部位的细胞不能随意穿越屏障。进入淋巴循环及血液循环；反之，免疫效应细胞亦不能随意进入这些免疫隔离部位；②抑制性细胞因子，如 TGF-β 及 Th2 类细胞因子，如 IL-4 及 IL-10，抑制 Th1 类细胞功能；③ PD-1 的负调控作用。

生理性屏障并非有绝对隔离作用，如在妊娠时，由胎盘作为屏障将胎儿与孕母隔开，但仍有少量胎儿细胞进入母体，可以使母体产生抗同种异型 MHC 分子的抗体。然而，胎盘的绒毛膜滋养层细胞及子宫内膜上皮细胞，均可产生 TGF-β、IL-4 及 IL-10，抑制排斥性免疫应答。

在免疫隔离部位表达组织特异抗原的细胞，几乎无机会活化自身抗原应答 T 细胞克隆，因而这些 T 细胞克隆处于免疫忽视状态。然而，在临床交感性眼炎情况下，因一只眼受外伤，其眼内蛋白成分释放至局部淋巴结，活化自身应答性 T 细胞，启动免疫应答，产生效应 T 细胞，因其表面黏附分子的增加及血管内皮细胞表达的相应黏附分子的受体亦增加，使之能随血液循环进入健康眼，而致免疫损害。故当一只眼球受严重外伤时，只有及时摘除，才能免于祸及另一健康眼，得以保持视力。

在正常发育的个体，主要靠外周耐受机制及免疫调节维持机体对自身抗原的耐受，一旦维持自身耐受的因素被破坏，自身应答细胞活化，可致自身免疫病。

第 3 节　免疫耐受与临床医学

免疫耐受与临床疾病的发生、发展及转归密切相关。生理性的免疫耐受对自身组织抗原不应答，不发生自身免疫病；病理性的免疫耐受，对感染的病原体或肿瘤细胞抗原不产生特异免疫应答，不能执行免疫防卫功能，则疾病发展及迁延。在临床的一些治疗中，希望建立免疫耐受，达治疗目的，如对同种异体器官或异种器官的移植，若能使受者的 T 细胞及 B 细胞对供者的器官组织特异抗原不发生应答，则移植物可长期存活。免疫耐受的打破，会致不同临床后果。打破生理性的对自身组织抗原的耐受，则自身应答性 T 细胞及 B 细胞克隆被活化，发生自身免疫病；反之，打破对感染性病原体及肿瘤的免疫耐受，使适宜的特异免疫应答得以进行，则有助于清除病原体及杀伤肿瘤，疾病得以控制及治愈。为临床治疗目的，打破或建立免疫耐受，多处于临床前实验阶段，直接进入临床试验及治疗者尚少。

一、建立免疫耐受

建立免疫耐受，可从抑制特异免疫应答及拮抗免疫原两方面入手。

1. 口服免疫原　口服免疫原，可致局部肠道黏膜特异免疫，但抑制全身免疫应答。小鼠的实验性变态反应性脑脊髓炎（EAE）是由 Th1 应答诱导的迟发型超敏反应或 CTL 应答，损伤靶细胞和靶组织。口服 MBP，肠道局部 CD4$^+$T 细胞产生 TGF-β 及 IL-4，这些细胞因子能诱导局部特异应答 B 细胞产生 IgA 型 Ab，且抑制 Th1 细胞的功能，从而缓解 EAE。然而，一旦自身免疫病已经发生，则难以用此法建立免疫耐受。最近试用口服热休克蛋白 HSP65，治疗 RA 有一定效果，其机制可能与诱导 Treg 细胞有关。

2. 静脉注射抗原　在器官移植前，静脉注射供者的表达同种异型抗原的血细胞，能建立一定程度的免疫耐受，延长移植器官的存活。

3. 移植骨髓及胸腺　前已提及，T 细胞及 B 细胞分化发育阶段，接触适量抗原，可通过阴性选择，诱导免疫耐受。在小鼠实验中，于同种异型器官移植前，植以同种异型骨髓及胚胎胸腺，既可预防移植物抗宿主反应（GVHR），又可延长移植物存活时间。在人的自身免疫病，如SLE，由于多种自身抗原特异应答性 T 细胞及 B 细胞的产生，导致造血微环境的损害及造血干细胞的缺陷。给病人移植骨髓及胚胎胸腺，可部分建立正常免疫系统的网络调节功能，减轻或缓解自身免疫病。

4. 转染基因　在同种异基因的器官移植中，排异发生于受者淋巴细胞对同种异型基因产物的识别，将此同种异型基因转染入受者骨髓干细胞，其分化产生的 T 细胞及 B 细胞，视此同种异型抗原为自身抗原，移植此类供者器官，则不被排斥。

5. 脱敏治疗　在 I 型速发型超敏反应中，皮下多次注射小剂量变应原，可诱导 IFN-g 及 TGF-b 产生，抑制 IgE 型抗体产生，促进 IgG 的产生，达脱敏目的。

6. 防止感染　自身免疫病常因感染而诱发。由于病原体的某些抗原与自身组织抗原的相似性（mimicry），病原体感染可诱导产生的效应免疫细胞，不仅可杀伤病原体感染细胞，而且对自身组织细胞亦有攻击作用。另一方面，感染所致的树突状细胞的成熟与活化，及 Th 细胞的旁路作用，亦可导致自身反应性细胞的活化、增殖。防止感染可减少自身免疫病发生，或使之缓解。

7. 诱导产生具有特异拮抗作用的调节性细胞　小鼠 EAE 是特异 Th1 细胞的应答所导致的病理过程，此特异 Th1 细胞表达的独特型 TCR，可经独特型 - 抗独特型网络调节，诱导抗独特型 T 细胞产生，抗独特型 T 细胞拮抗效应 Th1 细胞功能，从而抑制 EAE。通过分析并克隆效应 Th1 细胞的 TCR 类型及其编码基因，经基因工程制备重组蛋白，以此作为免疫原，诱导特异拮抗对自身组织有攻击作用效应细胞的调节细胞，可能是特异治疗自身免疫病的一个重要方向。

8. 自身抗原肽拮抗剂的使用　在致自身免疫病的自身抗原肽鉴定清楚后，可从人工肽库中，筛选其拮抗肽。应用拮抗肽拮抗抗原肽与相应 T 细胞及 B 细胞的 TCR 及 BCR 的结合，抑制诱导免疫应答。此种设想，已在动物实验中验证。

二、打破免疫耐受

在慢性感染及肿瘤患者中，常因诱导免疫应答的条件缺陷，如缺乏活化型辅助刺激分子及 Treg 占优势，导致免疫耐受的发生；提供相应条件，可望恢复免疫应答。

1. 免疫原及免疫应答分子用于肿瘤免疫治疗　由于肿瘤细胞不仅表达肿瘤特异抗原（TSA）及肿瘤相关抗原（TAA）的密度低，而且其表面 MHC 分子表达下调或丢失；因此在瘤细胞表面不易形成足够的抗原肽 -MHC 分子复合物，不足以活化免疫应答 T 细胞。此外，肿瘤患者的抗原提呈细胞亦有缺陷，如 B7、CD40 表达水平下调等可致第二信号缺陷。为此，相应纠正措施有：①经基因克隆 TSA/TAA，产生足量重组蛋白，可作为肿瘤抗原疫苗；②对瘤细胞转染以 MHC 基因及 B7 或 CD40 基因，提高 MHC 分子及 B7 分子在瘤细胞表面的表达水平，通过提供 T 细胞活化的第二信号，增强其免疫应答；③ TSA 免疫原性通常较低，显示"免疫耐受"，以同源异种分子免疫，可增强其免疫原性，打破免疫耐受。

2. 抗免疫抑制分子及调节性 T 细胞用于肿瘤免疫治疗　抗 CTLA-4 单抗可阻断 CTLA-4 对免疫应答的负调控作用。在小鼠肿瘤免疫研究中发现，小鼠 Treg 细胞表达 TLR9，用其相应配体（CpG）可逆转 Treg 细胞的抑制功能，增强抗肿瘤免疫。这对人类的肿瘤免疫有参考价值。

3. 细胞因子及其抗体的合理使用　IFN-g 能诱导 Mf 及 APC 上调 MHC Ⅱ类分子，增强抗原处理及提呈能力。IFN-g 自身及其诱导的 Mf 产生的 IL-12 可诱导 Th1 细胞功能，增强迟发型超敏反应及效应 CTL 产生。GM-CSF 与其他细胞因子联合应用，既可以支持粒 / 单核细胞生成，又可诱导树突状细胞（DC）功能成熟，用于抗肿瘤免疫应答，进行免疫治疗。肿瘤细胞常产生 TGF-b，抑制免疫应答，可用抗 TGF-b 抗体治疗。

4. 多重抗感染措施，防止病原体产生抗原拮抗分子　易突变病毒，如 HIV 和 HCV，在感染过程中，因病毒突变产生抗原拮抗分子。它们能与 MHC 分子结合，但由于其与 TCR 结合的抗原决定基改变，虽可与 TCR 结合，却产生不完全的活化信号，不能使针对原来未突变的抗原肽产生的免疫记忆细胞执行功能，失去免疫防卫作用，则病毒长期复制，病程迁延。在 HIV 感染早期，及时采用综合药物疗法，抑制病毒的逆转录酶及蛋白酶，从多种途径切断病毒复制，可使绝大多数病毒消失，其突变概率显著降低，疾病得以缓解。

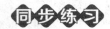

1. 何谓免疫耐受？认识免疫耐受有何意义？
2. 试述免疫耐受维持与终止的条件。
3. T 细胞和 B 细胞形成的免疫耐受有何特点？
4. 试述免疫耐受的发生机制。
5. 试述影响免疫耐受形成的主要因素。

1. 答：免疫耐受是机体针对某种抗原刺激所产生的特异性无应答状态。认识免疫耐受有两个方面的意义：在理论上有助于认识免疫系统如何识别"自己"和"非己"维持免疫自稳；在实践上，诱导和维持免疫耐受以防治超敏反应、自身免疫病和移植排斥反应；通过解除免疫耐受而有利于对病原体的清除及肿瘤的控制。

2. 答：免疫耐受的维持有赖于抗原的持续存在（重复注射），也与抗原剂量、抗原类型、抗原的性质等因素有关；机体免疫系统未成熟时，所诱导的免疫耐受维持时间长。

免疫耐受可特异终止，也可自发终止。通过注射结构改变的抗原、交叉抗原或置换载体的新抗原均可特异性地终止免疫耐受；随着体内抗原被清除免疫耐受可自行消退。

3. 答：T 细胞与 B 细胞免疫耐受区别如下表。

比较项目	T 细 胞	B 细 胞
耐受原	TD 抗原	TI、TD 抗原
抗原剂量	小或大	大
免疫耐受的诱导	较短（24h）	较长（1~2 周）
免疫耐受的持续	较长（数月）	较短（数周）
免疫耐受的形成	较易	较难
耐受的完全性	多为完全耐受	多为不完全耐受
克隆清除部位	胸腺	可能是骨髓
克隆不应答	不表达或低表达 MHC 分子 APC 缺乏协同刺激信号	B 细胞膜 Ig 受体减少；B 细胞表达协同刺激分子缺乏 Th 细胞辅助

4. 答：（1）中枢耐受　指在胚胎期及在 T/B 细胞发育过程中，遇自身抗原所形成的耐受。

中枢耐受的机制（阴性选择）：自身反应性 T 细胞、B 细胞在胸腺与骨髓发育过程中，其 TCR 及 BCR 分别与微环境基质细胞表面表达的自身抗原肽 -MHC 分子呈高亲和力结合，从而启动细胞程序性死亡，致克隆消除。

（2）外周耐受　外周自身反应性 T 细胞及 B 细胞的产生：胸腺及骨髓基质细胞并不表达某些外周器官的组织特异性抗原→针对自身组织特异性抗原的 T/B 细胞克隆未被消除（输至外周）。

外周耐受的机制：

①克隆无能及免疫忽视

* 缺乏活化信号：第一信号缺乏：组织特异自身抗原浓度太低→不足以活化相应的 T/B 细胞。第二信号缺乏：组织细胞不表达协同刺激分子→克隆无能。

* 免疫忽视现象：自身应答 T 细胞克隆与相应组织特异性抗原并存，但正常情况下不致引

起自身免疫病的现象。机制 抗原浓度适宜，能活化自身应答性 B 细胞，但 Th 细胞不活化，不能提供 B 细胞活化所需细胞因子，B 细胞呈免疫无能状态。

②免疫抑制细胞的作用。

③生理屏障。

5. 答：

（1）抗原因素

①抗原剂量：低带耐受、高带耐受；

②抗原类型：单体蛋白易诱导耐受；

③抗原免疫途径：口服抗原易致局部黏膜免疫，但导致全身耐受；

④抗原决定基特点。

（2）机体因素

①机体免疫系统的成熟度（年龄）；

②动物品种、品系（遗传）；

③机体的免疫抑制状态。

（梅 钧）

第16章 免疫调节

1. 掌握 激活性受体和抑制性受体的免疫调节机制，两类调节 T 细胞的特点及作用机制，AICD 的概念及其调节机制。
2. 熟悉 Th1 和 Th2 细胞间的相互调节作用，独特型网络及其调节作用。
3. 了解 抗原、抗体和免疫复合物等的调节作用，B 细胞、NK 细胞和 APC 的免疫调节作用，神经 - 内分泌 - 免疫网络的相互作用及调节。

免疫应答是机体免疫系统受抗原刺激而发挥生物效应的全过程，在此过程中，免疫系统可感知体内免疫分子、免疫细胞"量"和"质"的信息并实施严密而有序的调节。免疫调节（immunoregulation）是指机体通过多系统、多层次的正负反馈机制控制免疫细胞的活化或抑制、免疫细胞与免疫分子之间协同或拮抗，以及免疫系统与其他系统之间的相互协调作用，使免疫应答维持在适宜的强度和时限，以保证机体免疫功能的稳定。

免疫调节的本质是机体对免疫应答过程做出的一系列动态的生理性反馈，其作用贯穿免疫应答全过程，通过影响免疫应答的类型、强度以及持续时间来发挥效应。例如，针对病原体的入侵，机体一方面动员免疫系统的各种成分产生快速和足够强度的应答，清除病原体；另一方面，高强度的应答可导致内环境稳定的失衡，甚至诱发程度不同的病变和损伤。因此，机体在清除病原体的整个过程中，必须始终不断地做出相应的反馈调节。由此可见，免疫调节作用的正常发挥对维持内环境稳定具有重要意义，免疫调节机制一旦发生障碍，免疫功能必然出现异常，最终导致免疫性疾病的发生。

机体的免疫调节机制极其精细复杂，主要涉及免疫分子、免疫细胞和神经 - 内分泌 - 免疫网络之间的相互作用。对免疫调节机制的阐明，将有助于对临床疾病，特别是因免疫调节异常而引起的自身免疫病、超敏反应、持续感染和肿瘤等疾病的防治，提供有效的干预手段。

第 1 节　分子水平的调节

一、抗原的免疫调节作用

抗原的刺激是启动免疫应答的前提，抗原的性质、剂量、进入的途径以及抗原竞争现象等均对免疫应答具有直接的调节作用。

1. 抗原的性质　不同性质的抗原可诱导不同类型的免疫应答。例如，蛋白质抗原通常能同时激发体液免疫和细胞免疫应答，可诱导抗体类别转换及其亲和力成熟，并产生免疫记忆性；多糖和脂类抗原则一般不能诱导 MHC 限制性的 T 细胞应答，其诱导体液免疫不依赖于 T 细胞，所产生的多为低亲和力的 IgM 类抗体，且无免疫记忆性形成；核酸（DNA 或 RNA）一般难以诱导免疫应答。颗粒性抗原比可溶性抗原免疫原性强，聚合状态的蛋白质比单体分子的免疫原性强。

2. 抗原的剂量　在一定范围内，免疫应答随抗原剂量的递增而增强。但抗原剂量过大或过小则可引起免疫耐受。在免疫应答过程中，随着抗原在体内的降解和清除，免疫应答的强度亦随之降低或终止。

3. 抗原进入的途径　抗原经皮下或皮内接种可激发较强的免疫应答，若口服或雾化吸入有可能引起免疫耐受。

4. 抗原竞争现象　先进入机体的抗原可抑制随后进入的另一种结构相似的抗原所诱导的免疫应答的强度，这一现象称抗原竞争（antigenic competition），其原因之一是两个 T 细胞表位之间对 MHC 抗原结合槽的竞争。在临床上，由不同微生物引起的先后合并感染往往比较严重，亦属于抗原竞争现象。

二、抗体和免疫复合物的免疫调节作用

抗体既是体液免疫应答的效应产物，又是体内重要的免疫调节分子。抗体对免疫应答具有直接调节作用，亦可通过抗原 - 抗体复合物产生间接调节作用。

1. 抗体的直接调节作用　主要表现为对免疫应答的负调节。如给动物预先输入针对某抗原的特异性抗体，人为提高体内该抗体水平，而后再将某种抗原接种于同一实验动物，可使被免疫动物产生相同特异性抗体的能力降低。特异性抗体直接对免疫应答产生负调节的作用机制可能是通过抗原封闭作用，即特异性抗体与抗原结合，能封闭抗原分子表位，可阻断其与 BCR 结合，从而抑制抗原对 B 细胞的激活。

2. 免疫复合物的调节作用　抗体与抗原结合形成免疫复合物，不仅能促进抗原的清除，而且对免疫应答具有正、负调节作用。

（1）IgM 形成的免疫复合物　具有正调节作用，可增强对该抗原的免疫应答。其机制为：抗原 - 抗体（IgM）复合物激活补体后产生的 C3d/ C3dg 片段可与抗原分子共价结合，同时 C3d/C3dg 与 B 细胞共受体（CD19/CD21/CD81）复合物中的 CD21 分子结合，通过 CD19 传递信号，促进 B 细胞的活化。

（2）IgG 形成的免疫复合物　具有负调节作用。其机制为：抗体（IgG）与抗原结合形成的免疫复合物可通过抗体 Fc 段与 B 细胞表面 FcR（FcγR Ⅱ -B）结合，免疫复合物中的抗原则可与 BCR 结合，从而介导 FcR 和 BCR 交联，启动抑制性信号，抑制 B 细胞活化和抗体产生，此即抑制性受体交联（receptor cross link）。此外，抗 BCR 独特型抗体（IgG）也可介导抑制性受体交联，从而发挥负调节作用。

另外，免疫复合物可通过调理作用促进吞噬细胞对抗原的吞噬清除，从而发挥对免疫应答的下调作用；免疫复合物中的抗体也可借助其 Fc 段与 APC（如巨噬细胞）表面的 FcR 结合，促进 APC 对抗原的摄取和提呈，从而增强免疫应答。

3. 独特型 - 抗独特型网络与免疫调节

（1）独特型网络的概念及其形成　1974 年，Jenne 提出独特型 - 抗独特型网络学说，该学说认为任何抗体分子都存在着独特型表位，它们能被体内另一些淋巴细胞所识别并产生抗独特型抗体（anti-idiotype antibody，AId）。以独特型和抗独特型的相互识别为基础，免疫系统内部形成一个相互识别、相互刺激和相互制约的独特型 - 抗独特型网络，对免疫应答进行有效的调节。不同 B 细胞克隆产生的抗体分子的 V 区，其免疫原性不同，通常把抗体 V 区的独特抗原表位称之为独特型。机体受抗原刺激后产生抗体（Ab1），当 Ab1 达到一定数量时则引起免疫应答，产生抗独特型抗体（Ab2）。Ab2 主要有两种：一种为 Ab2α，其作用是抗 Ab1V 区骨架部分，具有封闭相应 B 细胞克隆的抗原受体或免疫球蛋白分子的抗原结合点，抑制相应 B 细胞克隆的活化；另一种为 Ab2β，其作用是抗 Ab1 V 区 CDR 部分，具有类似相应抗原的分子构象，可模拟抗原

与相应的 B 细胞克隆受体结合并使之激活，故称 Ab2β 为抗原的内影像（internal image）。

（2）独特型网络的免疫调节作用　抗原进入机体后，刺激相应 B 细胞克隆产生大量的 Ab1，Ab1 在清除相应抗原的同时，其 V 区作为抗原（Id）又可刺激相应 B 细胞克隆产生 Ab2。Ab2α 可封闭抗原与相应 BCR 结合而抑制免疫应答；Ab2β 可模拟抗原刺激产生 Ab1 的 B 细胞克隆，增强免疫应答。同样，存在于 Ab2 V 区内的独特型表位又可刺激相应 B 细胞克隆产生 Ab3（抗抗独特型抗体），如此反复，构成网络。事实上，这一网络在抗原进入之前就已存在，只是针对某一特定抗原的 Ab1 及相应的 Ab2、Ab3 等，在数量上并未达到能引起连锁免疫应答反应的阈值。抗原一旦出现，Ab1 的数量增加，突破原有的阈值和平衡，呈现特异性独特型 - 抗独特型网络应答。随着抗原的排除，Ab1 的浓度降低，抗独特型抗体（Ab2）的浓度亦随之降低，独特型网络又逐渐回复原有的平衡状态。由此可见，独特型网络在免疫应答过程中具有十分重要的调节作用。

◀ 三、补体的免疫调节作用

APC 和 B 细胞等免疫细胞表面存在多种补体活化片段的受体，补体活化片段可通过与其相应受体结合而发挥免疫调节作用。例如：巨噬细胞可通过 CR1 摄取 C3b 结合的抗原或抗原 - 抗体复合物，提高了对抗原提呈的效率；滤泡树突状细胞可高表达 C3b 受体，通过捕获 C3b- 抗原 - 抗体复合物而持续性激活 B 细胞，从而参与免疫记忆的诱导和维持；B 细胞表面 BCR 共受体复合物中的 CD21（CR2）可与 C3d 或 C3dg 结合，介导抗原 -C3d/C3dg-CD21-BCR 交联，可促进 B 细胞的活化；红细胞和血小板等可通过 CR1 和 CR3 介导免疫黏附作用，从而参与体内免疫复合物的转运和清除。

★ 四、细胞表面的活化性受体和抑制性受体的免疫调节

多种免疫细胞表面均表达两类功能相反的受体，即激活性受体和抑制性受体。例如：TCR 和 CD28 是 T 细胞的激活性受体，T 细胞通过 TCR 识别 MHC 分子提呈的抗原肽而获得活化的第一信号，CD28 则与 APC 表面的 B7 分子结合而提供 T 细胞活化的第二信号，经此双信号的刺激促进 T 细胞活化。CTLA-4 和 PD-1 是 T 细胞的抑制性受体，前者的配体是 B7 分子，后者的配体是 B7 家族的另一个成员 PD-1L（又称 B7-H1），通过受体 - 配体的相互作用，可为 T 细胞提供抑制信号。BCR 是 B 细胞的激活性受体，FcγR Ⅱ -B 则是其抑制性受体，同样分别为 B 细胞提供活化和抑制信号。

激活性受体胞浆区含 ITAM，抑制性受体胞浆区含 ITIM，可分别招募带有 SH2 结构域的蛋白酪氨酸激酶（PTK）和蛋白酪氨酸磷酸酶（PTP）。PTK 能促使带有酪氨酸的蛋白发生磷酸化，启动激酶活化的级联反应而产生活化信号的转导；PTP 的作用则相反，其作用是使已发生磷酸化的酪氨酸分子上的磷酸根去除（脱磷酸化）而终止活化信号的转导。通过 PTK 和 PTP 启动活化信号或抑制活化信号转导，可有效地发挥对免疫应答的正、负调节作用。

抑制性受体要发挥负调节作用，需要和激活性受体同时被配体分子所交联。这是因为抑制性受体中招募 PTP 的 ITIM 必须先要发生磷酸化，这有赖于 PTK（Src-PTK）活化后提供磷酸根，这些与激活性受体相连的 PTK 只有在交联的条件下才能接近 ITIM。再者，PTP 的招募和激活通常是在上述交联发生后，即没有激活就没有抑制。这种慢一拍发挥作用的格局往往是生理性反馈调节的特征，既保证正向信号能充分发挥作用（引起免疫细胞活化并行使功能），也使得免疫应答得以通过负向信号保持在适度的时空范畴内。

第 2 节　细胞水平的调节

免疫细胞可通过分泌细胞因子或直接接触，进行细胞之间的相互作用，从而直接或间接地

对免疫应答进行调节，以维持免疫功能的正常状态。

★一、调节性 T 细胞对免疫应答的负调节

（1）自然调节 T 细胞（natural regulatory T cell，nTreg）　此类细胞的功能特征是本身缺乏增殖能力，但具有天然的免疫抑制作用，可抑制 $CD4^+$ 细胞和 $CD8^+$ T 细胞的活化和增殖。其可能的机制是：①主要是直接与靶细胞接触而发挥抑制效应；②也可分泌 IL-10、TGF-β 和 IL-35 等抑制性细胞因子，对多种免疫细胞发挥负调节作用。此外，nTreg 还参与肿瘤的发生和诱导移植耐受。

（2）适应性调节 T 细胞　又称诱导性调节 T 细胞（iTreg），一般在外周由抗原及其他因素（如 TGF-β）诱导产生，主要来自初始 $CD4^+$ T 细胞，也可从自然调节 T 细胞分化而来。在 iTreg 中主要有 Tr1 和 Th3 两种亚群。Tr1 细胞同时分泌 IL-10 和 TGF-β，而 Th3 细胞主要产生 TGF-β。IL-10 和 TGF-β 皆以发挥抑制作用见长，因而 Tr1 和 Th3 必然具有下调免疫应答的特性。Th3 通常在口服耐受和黏膜免疫中发挥作用，而 Tr1 则可抑制炎症性自身免疫反应和由 Th1 介导的淋巴细胞增殖及移植排斥反应。此外，Tr1 还可通过分泌 IL-10 在超敏反应性疾病如哮喘中起作用。

T 细胞具有重要的免疫调节功能。必须指出的是：难以笼统地将某一 T 细胞亚群归于调节性细胞或效应性细胞，也难以简单地将其归于辅助性细胞或抑制性细胞。机体处于不同病理生理状况或 T 细胞处于不同微环境（涉及局部细胞因子组成、膜分子表达、靶细胞类型等），特定 T 细胞亚群所显示的免疫调节（或效应）作用各异。

★二、Th1/Th2 细胞间相互调节

Th1/Th2 细胞是效应 T 细胞，但同时也具有重要的免疫调节作用。Th1 细胞主要参与抗病毒、抗胞内菌感染和移植排斥反应等；Th2 细胞主要与体液免疫应答和超敏反应等的诱导有关。Th1 和 Th2 细胞分泌的细胞因子谱不同，这些细胞因子不仅决定相应细胞亚群的功能，在发挥作用时还表现为相互拮抗。Th1 细胞可分泌 IL-2、IFN-γ、IL-12 等 Th1 型细胞因子，既可介导细胞免疫应答和炎症反应，又能抑制 Th0 细胞向 Th2 细胞分化和 Th2 型细胞因子的分泌，下调体液免疫应答。同样，Th2 细胞能分泌 IL-4、IL-10 等 Th2 型细胞因子，主要介导体液免疫应答，也可抑制 Th0 细胞向 Th1 细胞分化和 Th1 型细胞因子的产生，下调细胞免疫应答。由此可见，在适应性免疫应答中，Th1 和 Th2 细胞互为抑制性细胞，形成对机体细胞免疫和体液免疫应答的反馈性调节网络。

三、Th17 细胞的免疫调节作用

活化的初始 CD4+T 细胞在 TGF-β 和 IL-6 的共同诱导下分化为 Th17 细胞 Th17 细胞分泌的 IL-21 促进 Th17 的扩增，分泌的 IL-23 参与维持与稳定 Th17 细胞的特征。Th17 细胞还表达细胞因子 IL-17A、IL-17F 和 IL-22，进一步发挥致炎作用。

四、其他 T 细胞的免疫调节作用

（1）$CD8^+$ CTL 细胞的调节作用　$CD8^+$ CTL 细胞或 CTL 细胞按其分泌的细胞因子不同可分为 CTL1 和 CTL2 两个亚型。CTL 主要分泌 IL-2 和 IFN-γ 等细胞因子，可促进 Th1 细胞生成和增强细胞免疫效应，同时又可抑制 Th2 细胞而下调体液免疫应答。CTL2 主要分泌 IL-4 和 IL-10 等细胞因子，可促进 Th2 细胞生成和增强体液免疫应答，但对 Th1 细胞则有抑制作用，从而下调细胞免疫应答。

（2）γδT 细胞的调节作用　γδT 细胞能直接杀伤某些病原体感染的靶细胞，也可通过分泌多种细胞因子对免疫应答进行调节。在胞内寄生病原体感染时，γδT 细胞分泌以 IL-12 和 IFN-γ 为主的细胞因子，增强细胞免疫应答，有利于发挥对胞内寄生病原体的清除。当胞外寄生病原体感染时，γδT 细胞则分泌以 IL-4 为主的细胞因子，可增强体液免疫应答而加速对胞外寄生病原

体的排除。

（3）NKT 细胞的调节作用　NKT 细胞能分泌穿孔素或通过 Fas/FasL 途径非特异性杀伤肿瘤、病毒或胞内菌感染的靶细胞，同时也可分泌 IL-4、IL-12、IFN-γ 等细胞因子调节免疫应答，其调节机制与 γδT 细胞类似。

第 3 节　其他形式的免疫调节

★ 一、活化诱导的细胞死亡与免疫应答的负调节

活化诱导的细胞死亡（activated induced cell death，AICD）是一种程序性主动死亡，即凋亡（apoptosis），主要是由 Fas 和 FasL 结合实现的。Fas 是受体分子，一旦与配体 FasL 结合，可启动死亡信号转导，使细胞凋亡。Fas 作为一种普遍表达的受体分子，广泛表达于包括淋巴细胞在内的多种细胞表面，但 FasL 的大量表达通常只见于活化的 T 细胞和 NK 细胞。

抗原激活的 T 细胞表达大量的 FasL，当活化的 T 细胞增殖和分化为效应细胞时，其表面 Fas 的表达也同时上调。效应性 T 细胞发挥排除抗原效应后，则通过其表面或脱落的 FasL 与自身或旁邻活化 T 细胞表面 Fas 结合，进而引发细胞内半胱天冬氨酸蛋白酶介导的级联反应而产生凋亡信号，最终导致细胞凋亡，即 AICD。B 细胞接受抗原刺激后进行活化、增殖和分化，Fas 表达也会增加，当发挥免疫效应后，可与活化 T 细胞表达的 FasL 结合，诱导 AICD。因此，当抗原逐渐被清除后，抗原活化的 T、B 效应细胞通过 AICD 也逐渐被清除，免疫应答因而得以终止。这就避免了在产生免疫应答后，由于 T 细胞和 B 细胞的蓄积以及由其蓄积所引起的自身免疫性损伤，从而防止自身免疫病的发生。

AICD 所发挥的负反馈效应具有明显的克隆依赖性，因为被清除的效应成分是受到抗原活化并发生克隆扩增的 T 细胞和 B 细胞。淋巴细胞一旦被激活，也就为它的死亡创造了条件。由此可见，这种调节作用是一种高度特异性的生理性反馈调节。

二、免疫 - 神经 - 内分泌系统的相互作用和调节

机体是一个有机的整体，免疫系统在其行使功能时，除受到免疫系统内各种因素的调节外，还会受到其他系统的影响和调节，其中以神经和内分泌系统的调节作用最为重要。例如，应激状态、精神紧张和心理压力可加速免疫相关疾病的进程，内分泌失调也影响免疫性疾病的发生和发展。这是一种整体水平的调节，通过神经递质、内分泌激素、受体以及各种免疫细胞和免疫分子之间形成神经 - 内分泌 - 免疫调节网络。

（一）神经 - 内分泌系统对免疫系统的调节

神经 - 内分泌系统主要通过神经纤维、神经递质和激素而调节免疫系统的功能。交感或副交感神经可通过对中枢免疫器官（胸腺、骨髓）和外周免疫器官（脾脏、淋巴结等）的支配，分别发挥增强或抑制免疫细胞分化、发育、成熟及效应。免疫细胞表达多种神经递质和激素的受体，神经 - 内分泌系统所产生、释放的神经递质（肾上腺素、多巴胺、胆碱、5- 羟色胺等）和激素（如胰岛素、生长激素、性激素等）可与免疫细胞相应受体结合，发挥对免疫应答的正向或负向调节。大多数情况下，皮质类固醇和雄激素等内分泌因子可通过相应受体下调免疫应答；而雌激素、生长激素、甲状腺素、胰岛素等则增强免疫应答。

（二）免疫系统对神经 - 内分泌系统的调节

神经 - 内分泌系统组织细胞可表达不同细胞因子受体，免疫细胞所产生的细胞因子可与相应受体结合，通过传导相关信息而调节神经 - 内分泌系统。例如：IL-2 可抑制乙酰胆碱（Ach）释放；IL-1、IL-6 和 TNF-α 通过下丘脑 - 垂体 - 肾上腺轴线，刺激糖皮质激素合成，后者可下调

Th1 细胞和巨噬细胞的活性，使细胞因子分泌量下降，反过来导致皮质激素合成减少，解除对免疫细胞的抑制。然后细胞因子分泌又会增加，再促进皮质激素的合成。如此循环，组成网络。此外，针对神经递质受体和激素受体的抗体可与相应配体竞争性结合受体，从而使神经递质和激素不能发挥作用。如重症肌无力、胰岛素耐受性糖尿病的发生与此有关。

三、免疫应答的遗传控制

针对某一特定抗原的刺激，不同个体是否发生免疫应答以及免疫应答发生的强弱存在着明显的差异，这表明免疫应答受遗传的严格控制。研究发现对多种简单的 TD 抗原的应答能力主要是由 MHC 的基因决定的，MHC 分子的多态性制约着 T 细胞的活化。

许多文章阐释了 miRNA 表达谱，并且清晰地说明了免疫信号通路和 miRNA 的生物发生机制，因此 miRNA 可作为出色的调节器调节免疫应答来应对不同抗原或刺激。

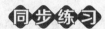

为什么淋巴细胞行使功能后的自杀性调节是免疫系统实施的效应功能限制因素？

答：抗原激活的 T 细胞表达大量的 FasL，当活化的 T 细胞增殖和分化为效应细胞时，其表面 Fas 的表达也同时上调。效应性 T 细胞发挥排除抗原效应后，则通过其表面或脱落的 FasL 与自身或旁邻活化 T 细胞表面 Fas 结合，进而引发细胞内半胱天冬氨酸蛋白酶介导的级联反应而产生凋亡信号，最终导致细胞凋亡，即 AICD。B 细胞接受抗原刺激后进行活化、增殖和分化，Fas 表达也会增加，当发挥免疫效应后，可与活化 T 细胞表达的 FasL 结合，诱导 AICD。因此，当抗原逐渐被清除后，抗原活化的 T、B 效应细胞通过 AICD 也逐渐被清除，免疫应答因而得以终止。这就避免了在产生免疫应答后，由于 T 细胞和 B 细胞的蓄积以及由其蓄积所引起的自身免疫性损伤，从而防止自身免疫病的发生。AICD 所发挥的负反馈效应具有明显的克隆依赖性，因为被清除的效应成分是受到抗原活化并发生克隆扩增的 T 细胞和 B 细胞。淋巴细胞一旦被激活，也就为它的死亡创造了条件。由此可见，这种调节作用是一种高度特异性的生理性反馈调节。

（周小鸥）

第17章 超敏反应

教学目的

1. 掌握 超敏反应的概念、分型；四型超敏反应的概念、特点、发生机制，Ⅰ型超敏反应的防治原则。
2. 熟悉 四型超敏反应的临床常见疾病；参与Ⅰ型超敏反应的主要成分和细胞。

★超敏反应（hypersensitivity）是指机体受到某些抗原刺激时，出现生理功能紊乱或组织细胞损伤的异常适应性免疫应答。根据超敏反应发生机制和临床特点，将其分为四型：Ⅰ型超敏反应，即速发型超敏反应；Ⅱ型超敏反应，即细胞毒型或细胞溶解型超敏反应；Ⅲ型超敏反应，即免疫复合物型或血管炎型超敏反应；Ⅳ型超敏反应，即迟发型超敏反应。

★第1节 Ⅰ型超敏反应

Ⅰ型超敏反应，又称变态反应或速发型超敏反应，其特点是：①由 IgE 介导，肥大细胞和嗜碱性粒细胞释放生物活性介质引起的局部或全身反应；②发生快，消退亦快；③常引起生理功能紊乱，几乎不发生严重组织细胞损伤；④具有明显个体差异和遗传倾向。

一、参与Ⅰ型超敏反应的主要成分

（一）变应原

变应原（allergens）是指能诱导机体产生 IgE，引起Ⅰ型超敏反应的抗原物质。临床常见的变应原主要有：①某些药物或化学物质，如青霉素、磺胺、普鲁卡因、有机碘化合物等。其本身有抗原性，但没有免疫原性，进入机体后其抗原表位，与某种蛋白结合而获得免疫原性，成为变应原；②吸入性变应原，如花粉颗粒、尘螨排泄物、真菌菌丝及孢子、昆虫毒液、动物皮毛等；③食物变应原，如奶、蛋、鱼虾、蟹贝等食物蛋白或部分肽类物质；④近年来还发现有些酶类物质可作为变应原引发Ⅰ型超敏反应，如：尘螨中的半胱氨酸蛋白可引起呼吸道过敏反应；细菌酶类物质（如枯草菌溶素）可引起支气管哮喘。

（二）IgE 及其受体

针对某种变应原的特异性 IgE 型抗体是引起Ⅰ型超敏反应的主要因素。正常人血清中 IgE 抗体含量很低，而发生Ⅰ型超敏反应患者体内，IgE 抗体含量则显著增高。这些个体易对变应原产生 IgE 类抗体介导超敏反应发生，因此亦常被称为特应性个体。

IgE 主要由鼻咽、扁桃体、气管和胃肠道黏膜下固有层淋巴组织中的 B 细胞产生，这些部位也是变应原易于侵入引发过敏反应的部位。IgE 为亲细胞抗体，可通过其 Fc 段与肥大细胞和嗜碱性粒细胞表面 IgE Fc 受体（FcεR Ⅰ）结合，而使机体处于致敏状态。

IgE 的产生依赖于细胞因子 IL-4。Th2 细胞受变应原刺激活化，分泌 IL-4、IL-13 等细胞因子，可诱导变应原特异性 B 细胞增殖分化成浆细胞产生特异性 IgE 抗体。Th2 细胞的活化可被 Th1

细胞分泌的细胞因子 IFN-γ 和 DC、巨噬细胞分泌的 IL-12 抑制。因此，提高 Th1 细胞活性，减少 IL-4 及 IL-13 的产生，进而增加 IgG（如 IgG4）抗体产生，降低 IgE 抗体的产生，将有助于过敏反应患者的治疗。

现已知有两种不同的 IgE 受体，即 FcεRI 和 FcεRII（CD23）。FcεR I 为高亲和力受体，表达于肥大细胞和嗜碱性粒细胞表面。FcεR I 与 IgE 结合，使机体处于致敏状态，如再遇抗原，此多价抗原结合于 IgE 的 Fab 段，则可交联 IgE，而交联 FcεR I，使肥大细胞或嗜碱性粒细胞活化，引发 I 型超敏反应。FcεR II 为低亲和力受体，分布比较广泛，如表达于 B 细胞、活化 T 细胞、单核细胞、滤泡树突状细胞和血小板等。膜表面 FcεR II 与 IgE 结合，并通过 IgE 捕获抗原，可抑制 IgE 抗体的产生。而可溶型 FcεR II 与 B 细胞表面的 CD21 结合可促进 IgE 的合成。

（三）肥大细胞、嗜碱性粒细胞和嗜酸性粒细胞

1. **肥大细胞和嗜碱性粒细胞** 肥大细胞和嗜碱性粒细胞在形态学上非常类似，均来源于骨髓髓样前体细胞。肥大细胞主要分布于呼吸道、胃肠道和泌尿生殖道的黏膜上皮下及皮肤下的结缔组织内靠近血管处。嗜碱性粒细胞主要分布于外周血中，数量较少，但也可被招募到变态反应发生部位发挥作用。两种细胞表面都表达有高亲和力的 FcεR I，胞质中含有嗜碱性颗粒，储存有肝素、白三烯（leukotriene，LT）、组胺和嗜酸性粒细胞趋化因子等生物活性介质。

2. **嗜酸性粒细胞** 嗜酸性粒细胞来源于骨髓髓样前体细胞。主要分布于呼吸道、消化道和泌尿生殖道黏膜上皮下的结缔组织内，循环血中仅有少量存在。某些因子如 IL-5、CC 亚家族趋化性细胞因子（如 MCP-3）与细胞表面的相应受体结合，可刺激嗜酸性粒细胞活化表达 FcεR I。嗜酸性粒细胞活化，使其胞质中嗜酸性颗粒脱出，释放一系列生物活性介质。其中一类是具有毒性作用的颗粒蛋白和酶类物质，主要包括嗜酸性粒细胞阳离子蛋白、主要碱性蛋白、嗜酸性粒细胞衍生的神经毒素和嗜酸性粒细胞过氧化物酶、嗜酸性粒细胞胶原酶等；另一类介质与肥大细胞和嗜碱性粒细胞释放的介质类似，如 LTs、血小板活化因子（platelet activating factor，PAF）等。这些物质可杀伤寄生虫和病原微生物。嗜酸性粒细胞还能释放组胺酶和芳基硫酸酯酶，抑制肥大细胞释放的组胺和 LTs，对炎症反应起到一定的抑制作用。

二、I 型超敏反应发生过程及机制

（一）致敏阶段

变应原进入机体后，可选择诱导变应原特异性 B 细胞产生 IgE 类抗体应答。IgE 类抗体与 IgG 类抗体不同，它们可在不结合抗原的情况下，以其 Fc 段与肥大细胞或嗜碱性粒细胞表面相应的 FcεR I 结合，而使机体处于对该变应原的致敏状态。表面结合特异性 IgE 的肥大细胞和嗜碱性粒细胞，称为致敏的肥大细胞和致敏的嗜碱性粒细胞。通常致敏状态可维持数月甚至更长。如长期不接触相应变应原，致敏状态可逐渐消失。

（二）激发阶段

处于对某变应原致敏状态的机体再次接触相同变应原时，变应原与致敏的肥大细胞或致敏的嗜碱性粒细胞表面 IgE 抗体特异性结合，使细胞活化释放生物活性介质。研究表明，只有变应原与致敏细胞表面的两个或两个以上相邻 IgE 抗体结合，发生 FcεR I 交联，才能启动活化信号，并通过受体的 γ 链引发信号转导，使胞内各种酶活化，钙离子内流，导致细胞脱颗粒和新介质的合成。生物活性包括预先形成及新合成两类：

1. **颗粒内预先形成储备的介质及其作用** 这类介质主要是组胺和激肽原酶。①组胺是引起即刻反应的主要介质，其主要作用是：使小静脉和毛细血管扩张、通透性增强；刺激支气管、胃肠道等处平滑肌收缩；促进黏膜腺体分泌增加。②激肽原酶可作用于血浆中激肽原使之生成具有生物活性的激肽，其中缓激肽的主要作用是：刺激平滑肌收缩，使支气管痉挛；使毛细血管扩张，通透性增强；吸引嗜酸性粒细胞、中性粒细胞等向局部趋化。

2. **细胞内新合成的介质及其作用**　激发阶段细胞内新合成多种介质，主要有 LTs、前列腺素 D（PGD）、PAF 及多种细胞因子。①LTs 是花生四烯酸经脂氧合酶途径形成的介质，通常由 LTC4、LTD4 和 LTE4 混合组成。它们是引起晚期反应的主要介质，其主要作用是使支气管平滑肌强烈而持久地收缩。也可使毛细血管扩张、通透性增强和促进黏膜腺体分泌增加。② PGD_2 是花生四烯酸经环氧合酶途径形成的产物，其主要作用是刺激支气管平滑肌收缩，使血管扩张和通透性增加。③PAF 是羟基化磷脂在磷脂酶 A 和乙酰转移酶作用后形成的产物，主要参与晚期反应，可凝聚和活化血小板使之释放组胺、5-羟色胺等血管活性胺类物质，增强 I 型超敏反应。

（三）效应阶段

此阶段是释放的生物活性介质作用于效应组织和器官，引起局部或全身性的过敏反应。根据效应发生的快慢和持续时间的长短，可分为即刻/早期反应（immediate reaction）和晚期反应（late-phase reaction）两种类型。即刻/早期反应通常在接触变应原后数秒钟内发生，可持续数小时。该种反应主要由组胺、前列腺素等引起，表现为血管通透性增强，平滑肌快速收缩。晚期反应主要发生在变应原刺激 6~12h，可持续数天或更长时间。该种反应主要是由新合成的脂类介质如 LTs、PAF 子引起的。此外嗜酸性粒细胞及其产生的酶类物质和脂类介质，对晚期反应的形成和维持也起一定的作用。

◀ 三、临床常见疾病

（一）全身过敏性反应

1. **药物过敏性休克**　以青霉素引发最为常见，此外头孢菌素、链霉素、普鲁卡因等也可引起。青霉素具有抗原表位，本身无免疫原性，但其降解产物青霉噻唑醛酸或青霉烯酸，与体内组织蛋白共价结合后，可刺激机体产生特异性 IgE 抗体，使肥大细胞和嗜碱性粒细胞致敏。当机体再次接触青霉素时，青霉噻唑醛酸或青霉烯酸蛋白可通过交联结合靶细胞表面特异性 IgE 分子而触发致敏反应，重者可发生过敏性休克甚至死亡。青霉素制剂在弱碱性溶液中易形成青霉烯酸，因此使用青霉素时应临用前配制，放置 2h 后不宜使用。临床发现少数人在初次注射青霉素时也可发生过敏性休克，这可能与其曾经使用过被青霉素污染的注射器等医疗器械，或吸入空气中青霉菌孢子而使机体处于致敏状态有关。

2. **血清过敏性休克**　临床应用动物免疫血清如破伤风抗毒素、白喉抗毒素进行治疗或紧急预防时，有些患者可因曾经注射过相同的动物血清制剂已被致敏，而发生过敏性休克，重者可在短时间内死亡。

（二）呼吸道过敏反应

常因吸入花粉、尘螨、真菌和毛屑等变应原或呼吸道病原微生物感染引起。过敏性鼻炎和过敏性哮喘是临床常见的呼吸道过敏反应。过敏性哮喘有早期和晚期反应两种类型，前者发生快，消失也快；后者发生慢，持续时间长，同时局部出现以嗜酸性粒细胞和中性粒细胞浸润为主的炎症反应。

（三）消化道过敏反应和皮肤过敏反应

少数人进食鱼、虾、蟹、蛋、奶等食物后可发生过敏性胃肠炎，出现恶心、呕吐、腹痛和腹泻等症状，严重者也可发生过敏性休克。口服青霉素对已含有抗青霉素特异性抗体的患者也可引发过敏反应，如湿疹。研究表明，患者胃肠道黏膜表面分泌型 IgA 含量明显减少和蛋白水解酶缺乏可能与消化道过敏反应发生有关。

皮肤过敏反应主要包括荨麻疹、特应性皮炎（湿疹）和血管神经性水肿。这些皮肤过敏反应可由药物、食物、肠道寄生虫或冷热刺激等引起。

◀ 四、防治原则

（一）变应原检测

查明变应原，避免与之接触是预防 I 型超敏反应发生最有效的方法。临床检测变应原最常采用的方法是皮肤试验。皮肤试验通常是将容易引起过敏反应的药物、生物制品或其他可疑变应原稀释后（青霉素 25U/ml、抗毒素血清 1:100、尘螨 1:100000、花粉 1:10000），取 0.1ml 在受试者前臂内侧做皮内注射，15~20min 后观察结果。若局部皮肤出现红晕、风团直径 > 1cm 者，为皮试阳性。

（二）脱敏治疗

1. 异种免疫血清脱敏疗法 抗毒素皮试阳性但又必须使用者，可采用小剂量、短间隔（20~30min）多次注射抗毒素血清的方法进行脱敏治疗。其机制可能是小剂量变应原进入体内与有限数量致敏靶细胞作用后，释放的生物活性介质较少，不足以引起明显临床症状，同时介质作用时间短无累积效应。因此短时间小剂量多次注射变应原（抗毒素血清）可使体内致敏靶细胞分期分批脱敏，以致最终全部解除致敏状态。此时大剂量注射抗毒素血清就不会发生过敏反应。但此种脱敏是暂时的，经一定时间后机体又可重新被致敏。

2. 特异性变应原脱敏疗法 对已查明而难以避免接触的变应原如花粉、尘螨等，可采用小剂量、间隔较长时间、反复多次皮下注射相应变应原的方法进行脱敏治疗。其作用机制可能是：①通过改变抗原进入途径，诱导机体产生大量特异性 IgG 类抗体，降低 IgE 抗体应答；②该种 IgG 类抗体可通过与相应变应原结合，而影响或阻断变应原与致敏靶细胞上的 IgE 结合，因此这种 IgG 抗体又称封闭抗体。

（三）药物防治

1. 抑制生物活性介质合成和释放的药物

（1）阿司匹林为环氧合酶抑制剂，可抑制前列腺素等介质生成。

（2）色甘酸二钠可稳定细胞膜，阻止致敏靶细胞脱颗粒释放生物活性介质。

（3）肾上腺素、异丙肾上腺素和前列腺素 E 可通过激活腺苷酸环化酶促进 cAMP 合成，使胞内 cAMP 浓度升高；甲基黄嘌呤和氨茶碱则可通过抑制磷酸二酯酶阻止 cAMP 分解，使胞内 cAMP 浓度升高。两者殊途同归，均可抑制靶细胞脱颗粒、释放生物活性介质。

2. 生物活性介质拮抗药 这类药物主要包括：苯海拉明、马来酸氯苯那敏、异丙嗪等抗组胺药物，可通过与组胺竞争结合效应器官细胞膜上组胺受体而发挥抗组胺作用；阿司匹林为缓激肽拮抗剂；多根皮苷酊磷酸盐则对 LTs 具有拮抗作用。

3. 改善效应器官反应性的药物 肾上腺素不仅可解除支气管平滑肌痉挛，还可使外周毛细血管收缩升高血压，因此在抢救过敏性休克时具有重要作用。葡萄糖酸钙、氯化钙、维生素 C 等除可解痉外，还能降低毛细血管通透性和减轻皮肤与黏膜的炎症反应。

（四）免疫新疗法

在人们认识 IgE 介导 I 型超敏反应和有关 IgE 产生调控机制的基础上，试图应用下述一些免疫新方法对 I 型超敏反应进行治疗：①将起佐剂作用的 IL-12 等分子与变应原共同使用，可使 Th2 型免疫应答向 Th1 型转换，下调 IgE 的产生；②用编码变应原的基因与 DNA 载体重组制成 DNA 疫苗进行接种，可成功诱导 Th1 型应答；③针对 IgE 分子上与 FcεR I 结合部位的人源化单抗，能与循环中的 IgE 结合，阻止其与肥大细胞或嗜碱性粒细胞表面的 FcεR I 结合，但此单抗对已与肥大细胞或嗜碱性粒细胞结合的 IgE 不起作用；④重组可溶型 IL-4 受体（sIL-4R）与 IL-4 结合，阻断其生物学效应，降低 Th2 细胞的活性，减少 IgE 抗体的产生。

★第2节　II 型超敏反应

II 型超敏反应是由 IgG 或 IgM 类抗体与靶细胞表面相应抗原结合后，在补体、吞噬细胞和 NK 细胞参与下，引起的以细胞溶解或组织损伤为主的病理性免疫反应。

一、发生机制

（一）靶细胞及其表面抗原

正常组织细胞、改变的自身组织细胞和被抗原或抗原表位结合修饰的自身组织细胞，均可成为Ⅱ型超敏反应中被攻击杀伤的靶细胞。靶细胞表面的抗原主要包括：①正常存在于血细胞表面的同种异型抗原，如ABO血型抗原、Rh抗原和HLA抗原；②外源性抗原与正常组织细胞之间具有的共同抗原，如链球菌胞壁的成分与心脏瓣膜、关节组织之间的共同抗原；③感染和理化因素所致改变的自身抗原；④结合在自身组织细胞表面的药物抗原表位或抗原-抗体复合物。

（二）抗体、补体和效应细胞的作用

参与Ⅱ型超敏反应的抗体主要是IgG和IgM类抗体。针对靶细胞表面抗原的抗体通过与补体和效应细胞（巨噬细胞、中性粒细胞和NK细胞）相互作用，杀伤靶细胞。其主要杀伤机制如下。

（1）IgG或IgM抗体与靶细胞表面抗原结合后，通过结合补体活化的经典途径，以及通过补体裂解产物C3b、C4b、iC3b介导的调理作用，使靶细胞溶解破坏。

（2）IgG抗体与靶细胞特异性结合后，通过其Fc段与效应细胞表面存在的Fc受体结合，调理吞噬和（或）ADCC作用，溶解破坏靶细胞。

此外，抗细胞表面受体的自身抗体与相应受体结合，可导致细胞功能紊乱，表现为受体介导的对靶细胞的刺激或抑制作用。

二、临床常见疾病

1. 输血反应 多发生于ABO血型不符的输血。如将A型供血者的血误输给B型受血者，由于A型血红细胞表面有A抗原，受者血清中有天然抗A抗体（IgM），两者结合后激活补体可使红细胞溶解破坏引起溶血反应。

2. 新生儿溶血症 母子间Rh血型不符是引起新生儿溶血症的主要原因。血型为Rh$^-$的母亲由于输血、流产或分娩等原因接受红细胞表面Rh抗原刺激后，可产生Rh抗体，此类血型抗体为IgG类抗体，可通过胎盘。当体内产生Rh抗体的母亲再次妊娠，且胎儿血型为Rh$^+$时，母体内的Rh抗体便可通过胎盘进入胎儿体内，与其红细胞结合使之溶解破坏，引起流产或发生新生儿溶血。初次分娩后，72h内给母体注射Rh抗体，及时清除进入母体内的Rh$^+$红细胞，可有效预防再次妊娠时发生新生儿溶血症。母子间ABO血型不符引起的新生儿溶血症也不少见，但症状较轻，目前尚无有效的预防办法。

3. 自身免疫性溶血性贫血 服用甲基多巴类药物，或某些病毒如流感病毒、EB病毒感染机体后，能使红细胞膜表面成分发生改变，从而刺激机体产生红细胞自身抗体。这种抗体与自身改变的红细胞特异性结合，可引起自身免疫性溶血性贫血。

4. 药物过敏性血细胞减少症 青霉素、磺胺、安替比林、奎尼丁和非那西汀等药物抗原表位能与血细胞膜蛋白或血浆蛋白结合获得免疫原性，从而刺激机体产生药物抗原表位特异性的抗体。这种抗体与药物结合的红细胞、粒细胞或血小板作用，或与药物结合形成抗原-抗体复合物后，再与具有FcγR的血细胞结合，可引起药物性溶血性贫血、粒细胞减少症和血小板减少性紫癜。

5. 肺出血-肾炎综合征（Goodpasture syndrome） 该病产生针对基底膜抗原的自身IgG类抗体，如抗Ⅳ型胶原的抗体。肺泡基底膜和肾小球基底膜之间存在共同抗原，此种抗体可同两种组织的基底膜结合，激活补体或通过调理作用，导致肺出血和肾炎。

6. 甲状腺功能亢进 又称Graves病。是一种特殊的Ⅱ型超敏反应，即抗体刺激型超敏反应。该病患者体内可产生针对甲状腺细胞表面甲状腺刺激素（thyroid stimulating hormone，TSH）受体的自身抗体。该种抗体与甲状腺细胞表面TSH受体结合，可刺激甲状腺细胞合成分泌甲状腺

素，引起甲状腺功能亢进，而不是使甲状腺细胞破坏。因此将此类超敏反应可视为特殊的 II 型超敏反应。

★第3节　III型超敏反应

III 型超敏反应是由可溶性免疫复合物沉积于局部或全身多处毛细血管基底膜后，通过激活补体和在一些效应细胞（如血小板、嗜碱性粒细胞、中性粒细胞等）参与作用下，引起的以充血水肿、局部坏死和中性粒细胞浸润为主要特征的炎症反应和组织损伤。

一、发生机制

（一）可溶性免疫复合物的形成与沉积

存在于血液循环中的可溶性抗原与相应的 IgG 或 IgM 类抗体结合，可形成可溶性抗原 - 抗体复合物（即免疫复合物）。正常状态下，免疫复合物的形成有利于机体通过单核 - 巨噬细胞吞噬将抗原性异物清除。但在某些情况下，受到一些因素的影响，可溶性免疫复合物不能有效地被清除，可沉积于毛细血管基底膜引起炎症反应和组织损伤。

多种因素能影响可溶性免疫复合物的清除和组织内的沉积。导致清除可溶性免疫复合物能力降低的因素可包括：补体功能障碍或补体缺陷；免疫复合物的量过大，吞噬细胞功能异常或缺陷，不能有效将其清除等。易于使免疫复合物沉积的因素主要为：①血管通透性增加，免疫复合物可激活补体产生过敏毒素（C3a 和 C5a）和 C3b，使肥大细胞、嗜碱性粒细胞和血小板活化，也可直接与血小板表面 FcγR 结合使之活化，释放组胺等血管活性物质。高浓度血管活性物质可使血管内皮细胞间隙增大，血管通透性增加，有助于免疫复合物向组织内沉积。②血管内高压及形成涡流，肾小球基底膜和关节滑膜等处的毛细血管血压较高，约为其他部位毛细血管的 4 倍，血流缓慢；动脉交叉口、脉络膜丛和眼睫状体等易产生涡流。血管高压与涡流也有助于免疫复合物向组织内沉积，引起组织损伤。

（二）免疫复合物沉积引起的组织损伤机制

1. **补体的作用**　免疫复合物通过经典途径激活补体，产生裂解片段 C3a 和 C5a。C3a 和 C5a 与肥大细胞或嗜碱性粒细胞上的 C3a 和 C5a 受体结合，使其释放组胺等炎性介质，致局部毛细血管通透性增加，渗出增多，出现水肿。C3a 和 C5a 同时又可趋化中性粒细胞至免疫复合物沉积部位。

2. **中性粒细胞的作用**　聚集的中性粒细胞在吞噬免疫复合物的同时，还释放许多溶酶体酶，包括蛋白水解酶、胶原酶和弹性纤维酶等，可水解血管及周围组织。

3. **血小板的作用**　肥大细胞或嗜碱性粒细胞活化释放的 PAF，可使局部血小板集聚、激活、促进血栓形成，引起局部出血、坏死。血小板活化还可释放血管活性胺类物质，进一步加重水肿。

二、临床常见疾病

（一）局部免疫复合物病

1. **Arthus 反应**　是一种实验性局部 III 型超敏反应。1903 年 Arthus 发现用马血清经皮下反复免疫家兔数周后，当再次注射马血清时，可在注射局部出现红肿、出血和坏死等剧烈炎症反应。此种现象被称为 Arthus 反应。

2. **类 Arthus 反应**　可见于胰岛素依赖型糖尿病患者。局部反复注射胰岛素后可刺激机体产生相应 IgG 类抗体，若此时再次注射胰岛素，即可在注射局部出现红肿、出血和坏死等与 Arthus 反应类似的局部炎症反应。

（二）全身性免疫复合物病

1. 血清病　通常是在初次大量注射抗毒素（马血清）后1~2周发生，其主要临床症状是发热、皮疹、淋巴结肿大、关节肿痛和一过性蛋白尿等。这是由于患者体内针对抗毒素抗体已经产生而抗毒素尚未完全排除，二者结合形成可溶性免疫复合物所致。血清病具有自限性，停止注射抗毒素后症状可自行消退。有时应用大剂量青霉素、磺胺等药物也可引起类似血清病样的反应。

2. 链球菌感染后肾小球肾炎　一般发生于A族溶血性链球菌感染后2~3周。此时体内产生抗链球菌抗体，与链球菌可溶性抗原结合形成循环免疫复合物，沉积在肾小球基底膜上，可引起免疫复合物型肾炎。由免疫复合物引起的肾炎也可由其他病原微生物如葡萄球菌、肺炎双球菌、乙型肝炎病毒或疟原虫感染后发生。

3. 类风湿性关节炎　病因尚未完全查明，可能与病毒或支原体的持续感染有关。目前认为，上述病原体或其代谢产物能使体内IgG分子发生变性，从而刺激机体产生抗变性IgG的自身抗体。这种自身抗体以IgM为主，也可以是IgG或IgA类抗体，临床称为类风湿因子（rheumatoid factor，RF）。当自身变性IgG与类风湿因子结合形成的免疫复合物，反复沉积于小关节滑膜时即可引起类风湿性关节炎。

★第4节　Ⅳ型超敏反应

Ⅳ型超敏反应是抗原诱导的一种细胞性免疫应答。效应T细胞与特异性抗原结合作用后，引起的以单个核细胞浸润和组织损伤为主要特征的炎症反应。此型超敏反应发生较慢，通常在接触相同抗原后24~72h出现炎症反应，因此又称迟发型超敏反应。此型超敏反应发生与抗体和补体无关，而与效应T细胞和吞噬细胞及其产生的细胞因子或细胞毒性介质有关。

一、发生机制

（一）抗原与相关细胞

引起Ⅳ型超敏反应的抗原主要有胞内寄生菌、病毒、寄生虫和化学物质。这些抗原物质经抗原提呈细胞（APC）摄取、加工处理成抗原肽-MHC分子复合物，表达于APC表面，提供给具有特异性抗原受体的T细胞识别，并使之活化和分化成为效应性T细胞。效应性T细胞主要为CD4+Th1细胞，但也有CD8+CTL的参与。

（二）T细胞介导炎症反应和组织损伤

1. Th1细胞介导的炎症反应和组织损伤　效应性Th1细胞识别抗原后活化，释放多种细胞因子，如IFN-γ、TNF、LT-α、IL-3、GM-GSF、MCP-1等。其中IL-3和GM-GSF可刺激骨髓新生成单核细胞，使巨噬细胞数量增加；MCP-1可趋化单个核细胞到达抗原部位；TNF和LT-α可使局部血管内皮细胞黏附分子的表达增加，促进巨噬细胞和淋巴细胞至抗原存在部位聚集，可直接对靶细胞及其周围组织细胞产生细胞毒作用，引起组织损伤；IFN-γ和TNF可使巨噬细胞活化，活化的巨噬细胞进一步释放前炎症细胞因子IL-1、IL-6、IL-8和TNFα等加重炎症反应。

2. CTL介导的细胞毒作用　效应CTL细胞与特异性抗原结合被活化，通过释放穿孔素和颗粒酶等介质，使靶细胞溶解或凋亡；或通过其表面表达的FasL与靶细胞表面的Fas结合，导致靶细胞凋亡。

二、临床常见的Ⅳ型超敏反应

1. 感染性迟发型超敏反应　多发生于胞内寄生物感染，如结核杆菌等分枝杆菌和某些原虫感染等。胞内感染结核杆菌的巨噬细胞在Th1细胞释放的IFNγ作用下被活化，可将结核杆菌杀死。如果结核杆菌抵抗活化巨噬细胞的杀伤效应，则可发展为慢性炎症，形成肉芽肿

（granuloma）。肉芽肿中心是由巨噬细胞融合成的巨细胞构成，在缺氧和巨噬细胞的细胞毒作用下，可形成干酪样坏死。结核菌素试验为典型的实验性传染性迟发性超敏反应。

2. 接触性迟发型超敏反应　接触性皮炎为典型的接触性迟发型超敏反应。通常是由于接触小分子半抗原物质，如油漆、染料、农药、化妆品和某些药物（磺胺和青霉素）等引起。小分子的半抗原与体内蛋白质结合成完全抗原，经朗格汉斯细胞摄取提呈给 T 细胞，并刺激细胞活化、分化为效应 T 细胞。机体再次接触相应抗原可发生接触性皮炎，导致局部皮肤出现红肿、皮疹、水疱，严重者可出现剥脱性皮炎。

1. 青霉素引起的过敏性休克和吸入花粉引起的支气管哮喘属于哪一型超敏反应？其发病机制如何？简述其防治方法和原理。

2. 在Ⅱ型和Ⅲ型超敏反应性疾病发生过程中，其参与因素有何异同？举例说明。

3. 请以结核杆菌感染为例，试述Ⅳ型超敏反应的发生机制与其他三型超敏反应有何不同。

1. 答：Ⅰ型超敏反应机制：致敏阶段：变应原刺激机体 B 细胞产生 IgE 抗体，IgE 通过 Fc 段与肥大细胞 / 嗜碱性粒细胞 FcεR Ⅰ结合（桥联），机体致敏，可维持半年至数年。发敏阶段：变应原再次进入致敏机体与肥大细胞 / 嗜碱性粒细胞上 IgE 结合，脱颗粒，释放介质（预存与新合成介质如组胺、白三烯等），作用于效应器官，引起血管舒张、血管通透性增加、平滑肌痉挛、腺体分泌增加。

防治原则：检出变应原，避免接触；脱敏疗法或减敏疗法；药物阻止生物活性介质释放；药物拮抗生物活性介质；改善器官反应性。

2. 答：Ⅱ型超敏反应：①Ag 在细胞膜表面；②参与 Ab 为 IgM、IgG，Ag 与 Ab 在细胞表面结合；③需要补体、巨噬细胞、NK 细胞参与；④结果造成靶细胞融解破坏。

Ⅲ型超敏反应：①Ag、Ab 均在血循环中，形成 IC 沉积于毛细血管基底膜；②参与 Ab 以 IgG 为主，也有 IgM、IgA；③需要补体参与；④以中性粒细胞浸润为主的炎症；⑤血小板、肥大细胞和嗜碱性粒细胞参与反应。

3. 答：Ⅳ型超敏反应：①细胞免疫为基础的超敏反应；②迟发型；③个体差异小；④引起单核 – 巨噬细胞浸润为主的炎症；⑤无补体、抗体参与。

（黄彬红）

第18章 自身免疫病

教学目的

1. 掌握　自身免疫病的特征；自身免疫病的损伤机制及常见疾病。
2. 熟悉　自身免疫病的致病因素。
3. 了解　自身免疫病的治疗原则。

　　自身免疫（autoimmunity）是机体免疫系统对自身成分发生免疫应答的能力，存在于所有的个体，在通常情况下不对机体产生伤害。自身免疫病（autoimmune disease）是机体对自身成分发生免疫应答而导致的疾病状态。机体对外来抗原免疫应答的结果通常是外来抗原的清除，如清除细菌的毒素。在对自身细胞或组织抗原发生免疫应答时，机体的免疫系统不能或不易清除自身的细胞或细胞间的抗原成分，而是持续不断地对其进行免疫攻击，结果引起自身免疫病。

第1节　自身免疫病发生的相关因素

　　对于启动自身免疫性的确切原因目前仍不很清楚，但下述因素与自身免疫性疾病的发生相关。

一、抗原方面的因素

　　1. 免疫隔离部位抗原的释放　在人体，脑、睾丸、眼球、心肌和子宫存在着免疫隔离部位（immunologically privileged sites），其中的某些抗原成分和免疫系统相对隔离。在免疫系统发育的过程中，针对这些隔离抗原的淋巴细胞克隆未经历诱导免疫耐受的过程。在正常状态下，隔离抗原不进入血液循环和淋巴液；自身反应性淋巴细胞也不能进入免疫隔离部位。在某些情况下，如手术、外伤、感染时，免疫隔离部位的抗原可释放入血液或淋巴液，得以与免疫系统接触，刺激自身反应性淋巴细胞发生免疫应答，引发自身免疫性疾病。如因眼外伤释放的隔离抗原刺激机体产生特异性 CTL，此 CTL 可对健侧眼睛的细胞发动攻击，引发自身免疫性交感性眼炎（sympathetic ophthalmia）。

　　2. 自身抗原的改变　生物、物理、化学以及药物等因素可以使自身抗原发生改变，引起自身免疫病。如肺炎支原体可改变人红细胞的抗原性使其刺激机体产生抗红细胞的抗体，引起溶血性贫血。抗原性发生变化的自身 IgG 可刺激机体产生针对此 IgG 的自身抗体，这类抗自身抗体也被称为类风湿因子（rheumatoid factor，RF）。RF 和自身变性 IgG 形成的免疫复合物可引发包括关节炎在内的多种自身免疫性疾病。有时吸附到红细胞上小分子药物，如青霉素、头孢菌素可获得免疫原性，刺激人体产生自身抗体，引起药物诱导的溶血性贫血。

　　3. 分子模拟　有些微生物与人的细胞或细胞外成分有相同或类似的抗原表位，在感染人体后激发的针对微生物抗原的免疫应答，也能攻击含有相同或类似表位的人体细胞或细胞外成分，这种现象被称为分子模拟（molecular mimicry）。分子模拟可引发多种自身免疫性疾病。如 EB

病毒等编码的蛋白和髓磷脂碱性蛋白（MBP）有较高的同源性，这些病毒的感染可能引发多发性硬化的症状；柯萨奇病毒感染激发的免疫应答可攻击人胰岛的 B 细胞，引发糖尿病；化脓性链球菌感染刺激产生的特异性抗体可引发急性肾小球肾炎和风湿热（rheumatic fever）；肺炎衣原体感染和冠状血管疾病的发生也有一定的关联。

二、免疫系统方面的因素

1. **MHC Ⅱ类分子的异常表达** 除了抗原提呈细胞之外，正常细胞几乎不表达 MHC Ⅱ类分子。若某些因素使非抗原提呈细胞表达出较高水平的 MHC Ⅱ分子，这种细胞就可能成为自身反应性 T 淋巴细胞的靶细胞。研究表明，IFN-γ 转基因小鼠的胰岛 B 细胞分泌 IFN-γ。由于 IFN-γ 刺激 MHC Ⅱ分子的表达，这种小鼠的胰岛 B 细胞也表达较高水平的 MHC Ⅱ类分子，易发生自发糖尿病。临床观察也表明，健康人的胰岛 B 细胞不表达 MHC Ⅱ类分子；胰岛素依赖的糖尿病患者的胰岛 B 细胞表达高水平的 MHC Ⅱ类分子。

2. **免疫忽视的打破** 免疫忽视（immunological ignorance）是指免疫系统对低水平抗原或低亲和力抗原不发生免疫应答的现象。在胚胎发育的过程中，由于免疫忽视，针对低水平表达的或低亲和力的自身抗原的淋巴细胞克隆并未被删除，而保持着对这些自身抗原的反应性，是潜在的自身反应性淋巴细胞。

多种因素可打破这些淋巴细胞克隆对自身抗原的免疫忽视，如在微生物感染的情况下，树突状细胞（DC）可被激活并表达高水平的协同刺激分子，该 DC 若提呈被免疫忽视的自身抗原就可能激活自身反应性的淋巴细胞克隆，引起自身免疫性疾病。多克隆刺激剂如细菌超抗原可激活处于耐受状态的 T 淋巴细胞，使其向 B 淋巴细胞发出辅助信号刺激其产生自身抗体，进而引发自身免疫性疾病。对自身抗原的免疫忽视也可通过 TLR 的激活被打破。在正常情况下，人体内出现的凋亡细胞碎片会被很快清除。若清除发生障碍，凋亡细胞碎片中的 DNA 片段可被DNA 特异性的 B 淋巴细胞所识别并内化。结合于 B 细胞的 DNA 片段可通过 BCR 启动激活信号，内化的 DNA 片段可结合细胞内体上的 TLR9，启动 TLR9 介导的激活信号。在这些激活信号的作用下，B 淋巴细胞可产生抗 DNA 抗体，进而引发自身免疫性疾病。

3. **调节性 T 细胞的功能失常** CD4$^+$CD25$^+$ 调节性 T 细胞（Treg）的免疫抑制功能异常是自身免疫性疾病发生的一种原因。CD4$^+$CD25$^+$Treg 功能缺陷小鼠易发生自身免疫性疾病，将正常小鼠的 CD4$^+$CD25$^+$Treg 过继给这种小鼠可抑制其自身免疫性疾病的发生。

4. **活化诱导的细胞死亡发生障碍** 免疫应答都以大部分效应淋巴细胞的死亡，少数效应淋巴细胞分化为记忆性淋巴细胞为结局。激活的效应性淋巴细胞在行使效应功能后死亡的现象称为活化诱导的细胞死亡（AICD）。AICD 相关基因缺陷的个体易患自身免疫性疾病。如 Fas 基因突变的个体可发生系统性自身免疫综合征（systemic autoimmunity syndrome），其临床表现和SLE 相似。

5. **淋巴细胞的多克隆激活** B 淋巴细胞的多克隆激活可引起自身抗体的产生，这些自身抗体可识别并结合自身抗原，造成人体的免疫损伤。革兰阴性细菌感染可造成 B 淋巴细胞的多克隆激活。多种病毒如巨细胞病毒、EB 病毒、人类免疫缺陷病毒（HIV）也是 B 细胞的多克隆刺激剂。研究表明，EB 病毒可刺激免疫系统产生抗 T 细胞抗体、抗 B 细胞抗体、抗核抗体和类风湿因子等自身抗体；AIDS 患者体内可出现高水平的抗红细胞抗体和抗血小板抗体。

6. **表位扩展** 一个抗原分子可能有多种表位，存在优势表位（dominant epitope）和隐蔽表位（cryptic epitope）。优势表位也称原发性表位（primary epitope），是在一个抗原分子的众多表位中首先激发免疫应答的表位隐蔽表位，也称继发性表位（secondary epitope），是在一个抗原分子的众多表位中后续刺激免疫应答的表位。免疫系统针对一个优势表位发生免疫应答后，可能对隐蔽表位相继发生免疫应答，这种现象被称为表位扩展（epitope spreading）。在自身免疫性疾病发生的过程中，在分子内表位扩展发生时，优势表位和隐蔽表位存在于同一个抗原分子上。在分子间表位扩展发生时，优势表位和隐蔽表位存在于不同的抗原分子上，可能与分子模拟有关。

表位扩展是自身免疫性疾病发生发展的一种机制。针对自身抗原隐蔽表位的免疫细胞克隆在淋巴细胞发育过程中可能未经历在骨髓或胸腺中的阴性选择，成为自身反应性淋巴细胞克隆。在自身免疫性疾病的进程中，机体的免疫系统可不断扩大所识别的自身抗原表位的范围，对自身抗原不断发动新的免疫攻击，使疾病迁延不愈并不断加重。在系统性红斑狼疮的发生过程可观察到表位扩展现象，患者体内可先发生对组蛋白 H1 的免疫应答，继而出现对 DNA 的免疫应答。在类风湿性关节炎、多发性硬化和胰岛素依赖性糖尿病患者也观察到了表位扩展的现象。

◀ 三、遗传方面的因素

遗传背景在一定程度上决定个体对自身免疫性疾病发生的易感性。同卵双生子中的一人若发生了 IDDM、类风湿关节炎、多发性硬化或系统性红斑狼疮，另一人发生同样疾病的机会约20%，而异卵双生子间发生同样疾病的机会仅为 5%。

1. **HLA 等位基因的基因型和人类自身免疫性疾病的易感性相关**　如 HLA Ⅱ 类分子 DR3 与重症肌无力、系统性红斑狼疮、胰岛素依赖糖尿病、突眼性甲状腺肿；DR4 与类风湿性关节炎、寻常性天疱疮、胰岛素依赖糖尿病；B27 与强直性脊柱炎；DR2 与肺出血肾炎综合征、多发性硬化；DR5 与桥本甲状腺炎（淋巴瘤性甲状腺肿）等。产生这种相关的原因可能有两个：一是特定的 HLA 基因编码的 HLA 分子能更好地提呈与自身抗原相似的病原体抗原，以分子模拟的方式引发自身免疫性疾病。如携带 HLAB27 基因的个体有较强的提呈与自身抗原相似的病毒抗原的能力，在病毒感染后更容易出现识别自身抗原 CTL，造成脊柱细胞的损伤，进而引发强直性脊柱炎（ankylosing spondylitis，AS）。二是特定的 HLA 基因编码的 HLA 分子在胸腺发育的过程中，不能很好地向发育中的 T 细胞提呈自身抗原使其经历有效的阴性选择，导致相应的自身反应 T 细胞克隆在个体发育成熟后依然存在，在一定条件下对自身抗原发动免疫攻击。如携带 DR3、DR4 基因的个体的 HLA Ⅱ 类分子和被提呈多肽的亲和力较低，致使在发育过程中胰岛细胞特异性的 T 淋巴细胞的阴性选择不充分，这种个体发生胰岛素依赖性糖尿病（IDDM）的危险性是不携带 DR3、DR4 等位基因个体的 25 倍。

2. **与自身免疫性疾病发生相关的其他基因**　补体成分 C1q 和（或）C4 基因缺陷的个体清除免疫复合物的能力明显减弱，体内的免疫复合物的含量增加，易发生系统性红斑狼疮。DNA酶基因缺陷的个体，由于清除凋亡颗粒的功能发生障碍，可能通过表位扩展的机制等引发系统性红斑狼疮。有一种突变的 CTLA-4 等位基因编码活性缺陷的 CTLA-4，携带该基因的个体易发生糖尿病、甲状腺疾病和原发性胆管硬化。

3. **性别与某些自身免疫性疾病的发生相关**　女性发生多发性硬化（MS）和系统性红斑狼疮的可能性比男性大 10~20 倍。该易感性和性激素相关，系统性红斑狼疮患者的雌激素水平普遍升高。给系统性红斑狼疮小鼠应用雌激素可加重其病情。在妊娠时，类风湿关节炎患者的病情通常减轻。在分娩后，有的个体会出现自身免疫性疾病加重的情况。患自身免疫性甲状腺疾病的女性在产后易出现甲状腺功能低下。有些自身免疫性疾病在男性多发，如患强直性脊柱炎的男性约为女性的 3 倍。

★第 2 节　自身免疫病的免疫损伤机制

自身抗体和（或）自身反应性 T 淋巴细胞介导的对自身成分发生的获得性免疫应答是自身免疫性疾病发生的原因。自身免疫性疾病实际上是由自身抗体，自身反应性 T 淋巴细胞或二者共同引起的针对自身抗原的超敏反应性疾病，超敏反应的发病机制也是自身免疫性疾病的发病机制。

一、自身抗体引起的自身免疫性疾病

1. 自身抗体引起的细胞破坏性自身免疫性疾病　一些自身抗体可以启动自身细胞的破坏而引发自身免疫性疾病。自身免疫性溶血性贫血（autoimmune hemolytic anemia）是由抗红细胞表面抗原的自身抗体（IgG 或 IgM）引起的溶血性疾病。药物和 Rh 血型不合引起的溶血性贫血都属这类疾病。自身免疫性血小板减少性紫癜（autoimmune thrombocytopenic purpura）是由抗血小板表面成分抗体引起的血小板减少性疾病，患者可发生凝血功能障碍。自身免疫性中性粒细胞减少症（autoimmune neutropenia）是由抗中性粒细胞抗体引起的中性粒细胞减少性疾病，患者易患化脓菌的感染。

自身抗体可通过下述方式引起的自身细胞的破坏：①自身抗体识别和结合细胞膜上的抗原性物质后激活补体系统，在膜表面形成膜攻击复合物而破坏细胞；②结合自身抗体的细胞在脾脏由表达 Fc 受体的吞噬细胞清除；③自身抗体包被的细胞被自然杀伤细胞等通过抗体依赖的细胞介导细胞毒（ADCC）杀伤；④自身抗体包被细胞（抗原抗体复合物）激活补体系统，在此过程中产生的有趋化作用的因子 C5a，招募中性粒细胞到达并释放酶和介质引起细胞损伤。

脾脏是清除包被自身抗体的红细胞、血小板和中性粒细胞的主要场所。因此，脾脏切除是治疗自身免疫性溶血性贫血、自身免疫性血小板减少性紫癜和自身免疫性中性粒细胞减少症的一种疗法。

2. 细胞表面受体自身抗体引起的自身免疫性疾病　有些自身抗体可激动细胞表面的受体引发自身免疫性疾病。突眼性甲状腺肿是由血清中促甲状腺激素受体（thyroid stimulating hormone receptor，TSHR）的自身 IgG 抗体引起的自身免疫性疾病，患者表现甲状腺功能亢进的症状。患者体内的自身抗体（IgG）持续作用于甲状腺细胞的 TSH 受体，刺激甲状腺细胞分泌过多的甲状腺素，进而发生甲状腺功能亢进。某些低血糖症患者体内有胰岛素受体激动剂样自身抗体，此种抗体结合胰岛细胞胰岛素受体后刺激其分泌胰岛素，结果引起低血糖症。

有些自身抗体可阻断细胞受体的功能引发自身免疫性疾病。重症肌无力（Myasthenia gravis，MG）是一种由自身抗体引起的以骨骼肌进行性肌无力为特征的自身免疫性疾病。患者体内存在乙酰胆碱受体自身抗体，这种自身抗体在神经肌肉接头处结合乙酰胆碱受体，使之内化并降解，致使肌肉细胞对运动神经元释放的乙酰胆碱的反应性进行性降低。一些胰岛素耐受性糖尿病患者体内有胰岛素受体拮抗剂样自身抗体，此抗体和胰岛素受体结合后，抑制其和胰岛素结合，引起糖尿病，患者可表现高血糖和酮症酸中毒等。

3. 细胞外成分自身抗体引起的自身免疫性疾病　细胞外抗原的自身抗体也可引起自身免疫性疾病。肺出血 - 肾炎综合征是由抗基底膜Ⅳ胶原自身抗体引起的自身免疫性疾病。Ⅳ胶原广泛地分布在身体各处包括肺和肾脏的基底膜。由抗基底膜Ⅳ胶原自身抗体启动的免疫应答可使患者肾小球基底膜受损而发生肾炎，约 40% 的肺出血肾炎综合征的患者发生肺出血。发生肺出血的患者几乎都是吸烟者。在正常情况下，肺基底膜位于血管内皮细胞和肺泡上皮细胞之间，血管内皮细胞间形成的紧密连接使血液中的抗基底膜Ⅳ胶原抗体不能到达基底膜。吸烟可损伤肺泡毛细血管内皮细胞，使抗基底膜Ⅳ胶原抗体得以结合于基底膜引起损伤性炎症，进而引起肺出血。

4. 自身抗体 - 免疫复合物引起的自身免疫性疾病　在有些情况下，机体有核细胞普遍表达的抗原可刺激自身抗体的产生，这种自身抗体和相应抗原结合形成的免疫复合物可引起的自身免疫性疾病。系统性红斑狼疮（SLE）是此类疾病的代表。SLE 患者体内存在自身细胞核抗原物质的自身 IgG 类抗体。这些抗体和细胞核抗原物质形成的大量的免疫复合物沉积在皮肤、肾小球、关节、脑等器官的小血管壁，激活补体造成细胞的损伤。损伤的细胞释放的核抗原物质又刺激机体产生更多的自身抗体，结果形成更多的免疫复合物，造成进一步的细胞损伤。SLE患者可表现多器官、多系统的病变，广泛而严重的小血管的炎症性损伤，发生在重要器官（如肾、脑等）的严重损伤会危及病人的生命。

自身抗体可以过继相应的自身免疫性疾病。如患毒性弥漫性甲状腺肿的母亲血循环中的自身促甲状腺激素受体激动剂样IgG抗体可通过胎盘进入婴儿体内。这种婴儿在出生后前几周表现甲状腺功能亢进的症状。此症状可随来自母亲的IgG抗体水平下降而逐渐消失。婴儿的血浆置换是治疗此类疾病的一种方法。

有些自身抗体不引起自身免疫性疾病，但对一些疾病有辅助诊断意义，如自身抗线粒体抗体对原发性胆管硬化有辅助诊断意义，自身平滑肌抗体对慢性活动性肝炎有辅助诊断意义。

二、自身反应性T淋巴细胞引起的自身免疫性疾病

体内存在的针对自身抗原的自身反应性T淋巴细胞在一定条件下可引发自身免疫性疾病。胰岛素依赖性糖尿病（IDDM）是由自身反应性T淋巴细胞引起的自身免疫性疾病。患者体内存在的自身反应性T淋巴细胞持续杀伤胰岛β细胞，致使胰岛素的分泌严重不足。有报道，胰岛素依赖性糖尿病患者在接受同卵双生的半胰腺移植后，移植的胰腺细胞很快被受者的CD8$^+$CTL杀伤排斥。T淋巴细胞激活抑制剂环胞霉素A可抑制这种排斥的发生。

髓鞘碱性蛋白（MBP）特异性Th1细胞在小鼠可引起实验性变态反应性脑脊髓炎（EAE），过继转移MBP特异性的Th1细胞克隆可使正常小鼠发生这种疾病。人类的多发性硬化的发病机制和EAE相似。

有一点应提及，有的自身免疫性疾病的发生是自身抗体和自身反应性T淋巴细胞共同作用的结果，如在有些重症肌无力（MG）患者的体内既存在神经肌肉接头乙酰胆碱受体的自身抗体，也存在乙酰胆碱受体自身反应性T淋巴细胞。

★第3节　自身免疫病的分类和基本特征

一、自身免疫病的分类

自身免疫病分为器官特异性和全身性自身免疫病。器官特异性自身免疫病（organ specific autoimmune disease），患者的病变局限于某一特定的器官，由对器官特异性抗原的免疫应答引起。典型的疾病有：桥本甲状腺炎（Hashimoto thyroiditis），突眼性甲状腺肿（Graves disease）和胰岛素依赖的糖尿病（insulin-dependent diabetes mellitus，IDDM）。全身性自身免疫性疾病，又称系统性自身免疫性疾病（systemic　specific autoimmune disease），患者的病变可见于多种器官和组织。系统性红斑狼疮（systemic lupus erythematosus，SLE）是典型的全身性自身免疫性疾病，患者的皮肤、肾脏和脑等均可发生病变，表现出各种相关的体征和症状。

二、自身免疫病的基本特征

自身免疫性疾病有下述特点：①患者体内可检测到高效价的自身抗体（autoimmune antibody）（或）自身反应性T淋巴细胞（autoreactive T lymphocytes）。②自身抗体和（或）自身反应性T淋巴细胞介导对自身细胞或组织成分的免疫应答，造成损伤或功能障碍；病情的转归与自身免疫反应强度密切相关；应用免疫抑制剂治疗有效。③病变组织中有Ig沉积或淋巴细胞浸润。④通过血清或淋巴细胞可以被动转移疾病；应用自身抗原或自身抗体可复制出具有相似病理变化的动物模型。

第4节 自身免疫病的防治原则

一、预防和控制微生物感染

多种微生物可诱发自身免疫性疾病，所以采用疫苗和抗生素控制微生物的感染，尤其是慢性持续的微生物物感染，可降低某些自身免疫性疾病的发生率。

二、应用免疫抑制剂

一些真菌代谢物如环孢素和他克莫司（FK506）对多种自身免疫性疾病的治疗有明显的临床疗效。这两种药物的作用机制是抑制激活 IL-2 基因的信号转导通路，进而抑制 T 细胞的分化和增殖。皮质激素抑制炎症反应可减轻自身免疫性疾病的症状

三、应用细胞因子抗体

TNF 单克隆抗体（英夫利昔单抗，infliximab）对类风湿关节炎有明确的疗效，已成为商品化的药物。

四、应用细胞因子受体阻断剂

可溶性 TNF 受体 –IgG1Fc 融合蛋白（依那西普，etanercept）和 IL-1 受体拮抗蛋白均对类风湿关节炎有明确的疗效。

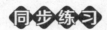

1. 诱发自身免疫病的可能机制有哪些？
2. 举例分析自身免疫病的病理损伤机制。
3. 自身免疫病基本特征是什么？
4. 阐述自身免疫病的治疗原则。

1. 答：
(1)自身抗原的出现

①在手术、外伤或感染等情况下，隐蔽抗原释放入血液或淋巴液，得以与免疫系统接触，从而引发针对隐蔽抗原的自身免疫应答和自身免疫性疾病；

②生物、物理、化学以及药物等因素可以使自身抗原发生改变，改变的自身抗原可引起自身免疫病；

③多种病毒与正常宿主细胞或细胞外成分有相类似的抗原决定基，针对这些病毒抗原决定基的免疫应答可引起自身免疫病；

④机体免疫系统首先识别自身抗原优势决定基，继而不断识别自身抗原的隐蔽性决定基，产生免疫应答，致使自身免疫病迁延不愈，这种现象称为决定基扩展。

(2)免疫调节异常

①多克隆刺激剂和超抗原可激活处于耐受状态的 T 细胞或向 B 细胞发出辅助信号刺激其产生自身抗体，引发自身免疫病；

②辅助刺激因子表达异常，可激活自身应答 T 细胞，引起自身免疫性疾病；

③ Th1 和 Th2 细胞功能失衡。

(3)Fas/FasL 表达异常

(4)遗传因素 多种自身免疫性疾病的发生与个体的 MHC 基因型有关。

2. 答：自身免疫性疾病由自身抗体和（或）自身应答性 T 淋巴细胞介导的对自身抗原发生的免疫应答引起，其发病机制相似于 Ⅱ、Ⅲ、Ⅳ型超敏反应。

(1)由 Ⅱ型超敏反应引起的自身免疫性疾病 在这种自身免疫性疾病的发生过程中，由针对自身细胞表面或细胞外基质抗原物质的自身抗体 IgG 和 IgM 启动细胞和组织的损伤，如抗血细胞表面的抗体引起的自身免疫性溶血性贫血、自身免疫性血小板减少性紫癜；抗细胞表面受体抗体引起的毒性弥漫性甲状腺肿、重症肌无力；细胞外抗原的自身抗体引起的肺出血肾炎综合征。

(2)自身抗体 – 免疫复合物引起的自身免疫病 在有些情况下，机体有核细胞普遍表达的抗原可刺激自身抗体的产生，这种自身抗体和相应抗原结合形成的免疫复合物可引起自身免疫病，此类疾病属于 Ⅲ型超敏反应引起的免疫复合物病，系统性红斑狼疮（SLE）是此类疾病的代表。

(3)T 细胞对自身抗原应答引起的炎症性伤害 T 细胞对自身抗原发生免疫应答，可引起自身免疫性疾病，CD8$^+$CTL 和 Th1 都可造成自身细胞的免疫损伤，引起自身免疫病，如胰岛素依赖型糖尿病（IDDM）即由患者体内的 CD8$^+$CTL 对胰岛 B 细胞发生免疫应答，并将其特异性杀伤引起。

3. 答：

(1)患者血液中可测到高效价的自身抗体和（或）自身应答性 T 淋巴细胞。

(2)自身抗体和（或）自身应答性 T 淋巴细胞作用于表达相应抗原的组织细胞，造成其损失或功能障碍。

(3)在动物实验可复制出与自身免疫性疾病相似的动物模型，用患者的血清或淋巴细胞可使疾病被动转移，某些自身抗体可通过胎盘引起新生儿自身免疫病。

(4)病情的转归与自身免疫应答强度密切相关。

(5)反复发作和慢性迁延。

(6)有遗传倾向。

(7)部分自身免疫性疾病易发于女性。

4. 答：

(1) 预防和控制病原体的感染 多种病原体的感染可通过抗原模拟的方式诱发自身免疫病，所以采用疫苗和抗生素控制病原体的感染可降低自身免疫性疾病的发生率。

(2) 使用免疫抑制剂 可抑制自身免疫反应，对多种自身免疫性疾病的治疗有明显的临床疗效。

(3) 抗炎疗法 采用皮质激素、水杨酸制剂、前列腺素抑制剂及补体拮抗剂等抑制炎症反应，可减轻自身免疫性疾病的症状。

(4) 细胞因子治疗调节 如用细胞因子调节 Th1 和 Th2 细胞功能的平衡。

(5) 特异性抗体治疗。

(6) 口服自身抗原 采用口服抗原的方法可诱导特异性的免疫耐受，可能预防或抑制自身免疫性疾病的发生。

（黄彬红）

第19章 免疫缺陷病

教学目的

1. 掌握 免疫缺陷病概念、共同特点、分类；继发性免疫缺陷病的原因；HIV 致病的免疫机制；防治原则。
2. 熟悉 原发性免疫缺陷病的类型。
3. 了解 免疫缺陷病的治疗原则。

免疫缺陷病（immunodeficiency disease，IDD）是免疫系统先天发育不全或后天损害而使免疫细胞的发育、分化、增殖和代谢异常，并导致免疫功能障碍所出现的临床综合征。

IDD 按病因不同分为原发性免疫缺陷病（primary immunodeficiency disease，PIDD）和获得性免疫缺陷病（acquired immunodeficiency disease，AIDD）两大类；根据主要累及的免疫系统成分不同，可分为体液免疫缺陷、细胞免疫缺陷、联合免疫缺陷、吞噬细胞缺陷和补体缺陷等。

IDD 的主要临床特点如下。

1. **感染** 患者对各种病原体的易感性增加，易发生反复感染且难以控制，往往是造成死亡的主要原因。感染的性质主要取决于免疫缺陷的类型，如体液免疫缺陷、吞噬细胞和补体缺陷导致的感染，主要由化脓性细菌如葡萄球菌、链球菌和肺炎双球菌等引起，临床表现为气管炎、肺炎、中耳炎等等。细胞免疫缺陷导致的感染主要由病毒、真菌、胞内寄生菌和原虫引起。

2. **肿瘤** PIDD 患者尤其是 T 细胞免疫缺陷者，恶性肿瘤的发病率比同龄正常人群高 100~300 倍，以白血病和淋巴系统肿瘤等居多。

3. **自身免疫病** PIDD 有高度伴发自身免疫病的倾向，正常人群自身免疫病的发病率约 0.001‰~0.01‰，而免疫缺陷者可高达 14%，以系统性红斑狼疮、类风湿性关节炎和恶性贫血等多见。

4. **遗传倾向** 多数 PIDD 有遗传倾向性，约 1/3 为常染色体遗传，1/5 为性染色体隐性遗传。15 岁以下 PIDD 患者多为男性。

第1节 原发性免疫缺陷病

PIDD 又称为先天性免疫缺陷病（congenital immunodeficiency disease，CIDD），是由于免疫系统遗传基因异常或先天性免疫系统发育障碍而致免疫功能不全引起的疾病。根据所累及的免疫细胞或免疫分子，分为特异性免疫缺陷（如 B 细胞或 T 细胞缺陷、联合免疫缺陷）和非特异性免疫缺陷（如补体缺陷和吞噬细胞缺陷）。

一、原发性 B 细胞缺陷

原发性 B 细胞缺陷是 B 细胞先天性发育不全或由于 B 细胞不能接受 T 细胞传递的信号，而导致抗体产生减少的一类疾病。该病以体内 Ig 水平降低或缺失为特征，患者外周血 B 细胞减少或缺失，T 细胞数目正常，临床表现为反复化脓性细菌感染及对某些病毒（如脊髓灰质炎病毒）

的易感性增加。

（一）X- 性连锁无丙种球蛋白血症

X- 性连锁无丙种球蛋白血症（X-linked agammaglobulinaemia，XLA）是最常见的原发性 B 细胞缺陷病，又称 Bruton 病，为 X- 性连锁隐性遗传，多见于男性婴幼儿。该病的发病机制为 B 细胞的信号转导分子酪氨酸激酶（Bruton tyrosine kinase，Btk）基因缺陷。在 B 细胞分化成熟的早期，胞浆中 Btk 被磷酸化后，与 G 蛋白、Src 家族成员结合，参与细胞内活化信号转导。若该基因突变或缺失，则酪氨酸激酶合成障碍，B 细胞发育停滞于前 B 细胞状态，导致成熟 B 细胞数目减少，甚至缺失。

该病特点是血循环和淋巴组织中 B 细胞数目减少或缺失，血清中各类 Ig 水平明显降低或缺失（IgG < 2g/L），而 T 细胞数量及功能正常。患儿出生 6~9 个月后发病，临床上以反复化脓性细菌感染为特征，某些患儿还伴有自身免疫病。

（二）选择性 IgA 缺陷

选择性 IgA 缺陷（selective IgA deficiency）是一种最常见的选择性 Ig 缺陷，为常染色体显性或隐性遗传。该病主要特点是：血清 IgA < 50mg/L，SIgA 含量极低，IgM 和 IgG 水平正常或略高；患者细胞免疫功能正常，多无明显症状，或仅表现为呼吸道、消化道、泌尿生殖道反复感染，少数可出现严重感染；患者常伴有自身免疫病和超敏反应性疾病。

（三）X- 性连锁高 IgM 综合征

X- 性连锁高 IgM 综合征（x-linked hyperimmunoglobulin M syndrome，XHM）是一种罕见的免疫球蛋白缺陷病，为 X- 性联隐性遗传。该病发病机制是 X 染色体上 CD40L 基因突变，使 T 细胞表达 CD40L 缺陷，T 细胞与 B 细胞相互作用受阻，导致 B 细胞不能增殖和不能进行 Ig 类别转换。

患者 IgG、IgA、IgE 缺乏，但 IgM 增高，有时高达 10mg/ml（正常为 1.5mg/ml）；外周血和淋巴组织中有大量分泌 IgM 的浆细胞；血清中含大量抗中性粒细胞、血小板和红细胞的自身抗体。患儿易反复感染，尤其是呼吸道感染，比低水平免疫球蛋白缺陷病表现更为严重。

二、原发性 T 细胞缺陷

原发性 T 细胞缺陷是涉及 T 细胞发育、分化和功能障碍的遗传性缺陷病。T 细胞缺陷不仅缺乏效应 T 细胞，也间接致单核 / 巨噬细胞和 B 细胞功能障碍，故常伴有体液免疫缺陷。以 T 细胞缺陷为主的疾病包括 DiGeorge 综合征和 T 细胞信号转导缺陷等。

（一）DiGeorge 综合征

DiGeorge 综合征（DiGeorge syndrome）又称先天性胸腺发育不全（congenital thymic hypoplasia，CTH），是因 22 号染色体某区域缺失，胚胎早期第 III、IV 对咽囊发育不全所致。患儿胸腺、甲状旁腺、主动脉弓、唇和耳等发育不良，具有鱼状唇、眼间距宽和耳朵位置偏低等面部特征。患者 T 细胞数目降低，缺乏 T 细胞应答；B 细胞数目正常，但用特异性 TD 抗原刺激后不产生相应抗体。胸腺移植可有效治疗 T 细胞缺陷。

DiGeorge 综合征临床表现为：易反复感染病毒、真菌、原虫及胞内寄生菌；接种卡介苗、牛痘、麻疹等减毒活疫苗可发生严重不良反应，甚至导致死亡。

（二）T 细胞活化和功能缺陷

T 细胞膜分子表达异常或缺失可导致 T 细胞活化和功能缺陷。如 CD3ε 或 γ 链基因变异引起 TCR-CD3 复合物表达或功能受损；ZAP-70 基因变异，不能产生 ZAP-70 蛋白，导致 TCR 信号向下游转导障碍，T 细胞不能增殖及不能分化为效应细胞。

三、 原发性联合免疫缺陷

联合免疫缺陷病（combined immunodeficiency disease，CID）是一类因 T 细胞、B 细胞均出现发育障碍或缺乏细胞间相互作用所致的疾病，多见于新生儿和婴幼儿。

（一）重症联合免疫缺陷病

重症联合免疫缺陷病（severe combined immunodeficiency disease，SCID）是源自骨髓干细胞的 T 细胞、B 细胞发育异常所致的疾病，包括常染色体隐性遗传和 X- 性连锁隐性遗传两种类型。

1. X– 性连锁重症联合免疫缺陷病（X–linked SCID，XSCID） 是 SCID 中最为常见者，约占 SCID 的 50%，为 X- 性连锁遗传缺陷。该病发病机制是 IL-2Rγ 链基因变异。IL-2Rγ 链参与 IL-2、IL-4、IL-7 等等多种细胞因子的信号转导，并调控 T 细胞、B 细胞分化发育和成熟。γc 基因突变使 T 细胞发育停滞于 pro-T 阶段，从而发生 SCID。患者 T 细胞和 NK 细胞缺乏或显著减少；B 细胞数量正常但功能障碍。

2. 常染色体隐性遗传重症联合免疫缺陷病

（1）腺苷脱氨酶（adenosine deaminase，ADA）和嘌呤核苷磷酸化酶（purine nucleotide phosphorylase，PNP）缺陷引起的 SCID　属常染色体遗传性 SCID，由 ADA 基因缺陷或 PNP 基因缺陷所致。ADA 或 PNP 基因缺陷导致两种相应酶缺乏，使对淋巴细胞有毒性作用的核苷酸代谢产物 dATP 或 dGTP 积聚，它们抑制 DNA 合成所必需的核糖核苷还原酶，影响淋巴细胞的生长和发育。该病主要表现为 T 细胞及 B 细胞受损，患者反复出现病毒、细菌和真菌的感染。

（2）MHC Ⅰ类分子或 MHC Ⅱ类分子缺陷引起的 SCID

① MHC Ⅰ类分子缺陷：该病为常染色体隐性遗传，由于 TAP 基因突变，内源性抗原不能经 TAP 转运至内质网中。未结合抗原肽的 MHC Ⅰ类分子难以表达于淋巴细胞表面，使 $CD8^+T$ 细胞介导的免疫应答缺乏，患者常表现为慢性呼吸道病毒感染。

② MHC Ⅱ类分子缺陷：又称裸淋巴细胞综合征（bare lymphocyte syndrome，BLS），为常染色体隐性遗传。该病发病机制是：Ⅱ类反式活化子（class Ⅱ transactivator，C Ⅱ TA）基因缺陷导致 MHC Ⅱ类分子表达障碍，或因 RFX5 和 RFXAP 基因突变，不能合成与 MHC Ⅱ类分子 5′ 启动子相结合的蛋白质。患者 B 细胞、巨噬细胞和树突状细胞均低表达或不表达 MHC Ⅱ类分子，使抗原提呈过程受阻。胸腺基质上皮细胞 MHC Ⅱ类分子表达异常，导致 T 细胞阳性选择障碍，影响 $CD4^+T$ 细胞分化。患者表现为迟发型超敏反应及对 TD 抗原的抗体应答缺陷，对病毒易感性增加。

（二）其他 SCID

1. 伴湿疹血小板减少的免疫缺陷病（Wiskott–Aldrich syndrome，WAS） 为 X- 性连锁免疫缺陷病，发病机制是 X 染色体短臂编码 WAS 蛋白的基因缺陷。WAS 蛋白表达于胸腺、脾脏淋巴细胞和血小板表面，能调节细胞骨架的组成。在抗体生成过程中，T 细胞、B 细胞相互作用时，T 细胞的细胞骨架重新定向，或向 B 细胞处集中。患者因 WAS 蛋白基因缺陷，细胞骨架不能发生移动，使免疫细胞间相互作用受阻。T 细胞数目减少及功能障碍，对多糖抗原的抗体应答能力降低。临床表现以反复细菌感染、血小板减少症（血小板数目减少，寿命缩短）和皮肤湿疹为特征，可伴发自身免疫病和恶性肿瘤。

2. 毛细血管扩张性共济失调综合征（ataxia telangiectasia syndrome，ATS） 为常染色体隐性遗传性疾病，发病机制可能为 TCR 和 Ig 重链基因断裂、DNA 修复障碍及磷脂酰肌醇 3-激酶（PI-3 kinase）基因缺陷。患者血清 IgA、IgG2 和 IgG4 减少或缺失，T 细胞数量和功能下降，临床表现以进行性小脑共济失调、眼结膜和面部毛细血管扩张、反复呼吸道感染为特征。

◀ 四、补体系统缺陷

补体缺陷病多为常染色体隐性遗传（少数为显性遗传），属最少见的原发性免疫缺陷病。在补体系统中，参与补体激活的固有成分、补体调节蛋白或补体受体中任一成分缺陷均可导致此类疾病。补体固有成分缺陷患者主要表现为单纯抗感染能力低下，易发生化脓性细菌感染。补体调节蛋白或补体受体缺陷者，除抗感染能力有不同程度降低外，还表现某些特有的症状和体征，如 C1INH 缺陷所致的遗传性血管神经性水肿及 DAF（CD55）、膜反应性溶解抑制物（MIRL，CD59）缺陷引起的阵发性夜间血红蛋白尿。

（一）遗传性血管神经性水肿

遗传性血管神经性水肿为常见的补体缺陷病，由 C1INH 基因缺陷所致。这种补体调节蛋白缺乏可引起 C2 裂解失控，C2a 产生过多，导致血管通透性增高。患者表现为反复发作的皮肤黏膜水肿，若水肿发生于喉头可导致窒息死亡。

（二）阵发性夜间血红蛋白尿

阵发性夜间血红蛋白尿的发病机制是编码糖基磷脂酰肌醇（glycosyl phosphatidylinositol，GPI）的 pig-α 基因（phosphatidylinositol glycan complementation class A gene）翻译后修饰缺陷。补体调节成分衰变加速因子（decay accelerating factor，DAF）和 MAC 抑制因子（membrane inhibitor of reactive lysis，MIRL）是补体溶细胞效应的抑制因子，它们通过 GPI 锚定在细胞膜上。由于 GPI 合成障碍，患者红细胞膜因缺乏 DAF 和 MIRL 而发生补体介导的溶血。临床表现为慢性溶血性贫血、全血细胞减少和静脉血栓形成，晨尿中出现血红蛋白。

◀ 五、吞噬细胞缺陷

吞噬细胞缺陷包括吞噬细胞数量减少和功能异常，临床表现为化脓性细菌或真菌反复感染，轻者仅累及皮肤，重者则感染重要器官而危及生命。

（一）中性粒细胞数量减少

按中性粒细胞数量减少的程度，临床上可分为粒细胞减少症（granulocytopenia）和粒细胞缺乏症（agranulocytosis），前者外周血中性粒细胞数低于 1500/mm³，后者几乎无此类细胞。遗传因素导致的髓样干细胞分化发育障碍是引起此病的主要原因。患者常出现严重咽炎，重症者可死于败血症或脑膜炎。

（二）吞噬细胞功能缺陷

吞噬细胞趋化作用、黏附能力和杀菌活性等发生障碍，均可导致吞噬细胞功能缺陷。代表性疾病分别为白细胞懒惰综合征（lazy-leukocyte syndrome）、整合素 β₂ 亚单位（CD18）基因突变引起的白细胞黏附缺陷（leukocyte adhesion deficiency，LAD）、慢性肉芽肿病（chronic granulomatous disease，CGD）和 Chediak-Higashi 综合征。除约三分之二的 CGD 为性连锁遗传外，其他均系常染色体隐性遗传。

CGD 是常见的吞噬细胞功能缺陷性疾病，为编码 NADPH 氧化酶系统的基因缺陷所致。NADPH 氧化酶存在于胞浆膜内，当吞噬细胞吞入病原微生物时，NADPH 经一系列代谢活动（呼吸爆发）产生活性氧而直接杀伤微生物。CGD 患者吞噬细胞缺乏 NADPH 氧化酶，杀菌过程受阻，被吞噬的细菌能在细胞内继续存活和繁殖，并随吞噬细胞游走播散至其他组织器官。持续的慢性感染可引起吞噬细胞在局部聚集，并持续刺激 CD4⁺T 细胞形成肉芽肿。患者表现为反复化脓性感染，在淋巴结、肺、脾、肝、骨髓等多个器官中形成化脓性肉芽肿。

★第 2 节　获得性免疫缺陷病

获得性免疫缺陷病（acquired immunodeficiency disease，AIDD）是后天因素造成的、继发于某些疾病或使用药物后产生的免疫缺陷性疾病。

◀ 一、诱发获得性免疫缺陷病的因素

1. 非感染性因素

（1）恶性肿瘤　霍奇金病（Hodgkin disease，HD）、骨髓瘤等免疫系统肿瘤，常可进行性损

伤患者免疫系统，导致免疫功能障碍。

（2）营养不良　是引起获得性免疫缺陷病最常见的因素。

（3）医源性免疫缺陷　免疫抑制药物和放射性损伤等均可引起免疫缺陷。

2. 感染

某些病毒、细菌和寄生虫感染，均可不同程度地影响机体免疫系统，导致获得性免疫缺陷。导致免疫缺陷的常见病原微生物有：人类免疫缺陷病毒（human immunodeficiency virus，HIV）、麻疹病毒、风疹病毒、巨细胞病毒、EB 病毒以及结核杆菌、麻风杆菌等，其中对人类危害最大的是感染 HIV 后诱发的获得性免疫缺陷综合征（acquired immune deficiency syndrome，AIDS）。

二、获得性免疫缺陷综合征

AIDS 是因 HIV 侵入机体，引起细胞免疫严重缺陷，导致以机会性感染、恶性肿瘤和神经系统病变为特征的临床综合征。

自 1981 年发现首例艾滋病病例以来，AIDS 在全世界广泛蔓延，截至 2003 年底，全球艾滋病病毒感染者已达 4000 万，每年新增感染人数约 500 万，艾滋病已成为人类第四大死亡原因。据中国疾病预防控制中心报道，我国自 1985 年发现第一例艾滋病以来，截至 2003 年底，感染人数已超过 84 万。

AIDS 的传染源主要是 HIV 携带者和 AIDS 患者。HIV 存在于血液、精液、阴道分泌物、乳汁、唾液和脑脊液中，主要有三条传播途径：①性接触传播：包括同性恋、双性恋或异性恋；②血液传播：输入 HIV 污染的血液或血制品，静脉毒瘾者共用 HIV 污染的注射器和针头；③母婴垂直传播：HIV 可经胎盘或产程中母血或阴道分泌物传播，产后可通过乳汁传播。

（一）HIV 的分子生物学特征

HIV 属逆转录病毒，分为 HIV-1 和 HIV-2 两型。目前世界上流行的 AIDS 主要由 HIV-1 所致，约占 95%。

HIV 基因组全长约 9.7kb，两端是长末端重复序列（long terminal repeat，LTR）。从 $5'$ 末端的 LTR 后，依次是 gag、pol、env 三个结构基因及 tat、rev 两个调节基因和 vif、nef、vpr、vpμ 等附属基因。gag 基因编码核心蛋白 p17、p24、p9 和 p7；pol 基因编码蛋白酶（protease，PR）、逆转录酶（reverse transcriptase，RT）和整合酶（integrase，IN）。env 基因编码包膜糖蛋白 gp120 和 gp41。在 gp120 肽链上，某些区段（V1~V5）的氨基酸序列呈高度易变性，某些区段的氨基酸序列（C1~C4）则较为恒定。

（二）AIDS 的发病机制

1. HIV 侵入免疫细胞的机制　HIV 主要侵犯宿主的 $CD4^+T$ 细胞以及表达 CD4 分子的单核 – 巨噬细胞、树突状细胞和神经胶质细胞等。HIV 通过其外膜的 gp120 与靶细胞膜表面 CD4 分子结合，同时与表达于靶细胞膜表面的趋化性细胞因子受体 CXCR4 或 CCR5 结合，形成 CD4-gp120-CCR/CXCR 三分子复合物，导致 gp120 构象改变，暴露出被其掩盖的 gp41。gp41 的 N 末端由一段高度保守的疏水序列组成，该序列起着"桥"的作用，可直接与细胞膜相互作用，将 HIV 与靶细胞膜连接起来，故称为 HIV- 融合肽。当融合肽插入宿主细胞膜后，N 端螺旋和 C 端螺旋在亮氨酸 / 异亮氨酸拉链结构的作用下，形成暂时的超螺旋发夹前体，将病毒包膜和细胞膜拉近，利用膜自身的疏水作用介导病毒包膜与细胞膜融合，使病毒核心进入靶细胞。

2. HIV 损伤免疫细胞的机制　HIV 在靶细胞内复制，可通过直接或间接途径损伤多种免疫细胞。

（1）$CD4^+T$ 细胞　$CD4^+T$ 细胞是 HIV 在体内感染的主要靶细胞。AIDS 患者体内 CD4T 细胞不仅数量减少，且功能发生改变，表现为：IL-2 分泌能力下降；IL-2 受体表达降低；对各种抗原刺激的应答能力减弱，等等。HIV 感染损伤 $CD4^+T$ 细胞的机制如下。

HIV 直接杀伤靶细胞：①病毒包膜糖蛋白插入细胞膜或病毒颗粒以出芽方式从细胞释放，引起细胞膜损伤；②抑制细胞膜磷脂合成，影响细胞膜功能；③感染 HIV 的 CD4$^+$T 细胞表面表达 gp120 分子，与周围未感染细胞的 CD4 分子结合，导致细胞融合或形成多核巨细胞，加速细胞死亡；④病毒增殖时产生大量未整合的病毒 RNA 及核心蛋白分子在胞质内大量积聚，干扰细胞正常代谢，影响细胞生理功能；⑤ HIV 感染骨髓 CD34$^+$ 前体细胞，在造成细胞损伤的同时，还削弱其生成增殖性骨髓细胞克隆的能力。同时，由于骨髓基质细胞被感染，使骨髓微环境发生改变，导致造血细胞生成障碍。

HIV 间接杀伤靶细胞：① HIV 诱导感染细胞产生细胞毒性细胞因子，并抑制正常细胞生长因子的作用；② HIV 诱生特异性 CTL 或抗体，通过特异性细胞毒作用或 ADCC 效应而杀伤表达病毒抗原的 CD4$^+$ T 细胞；③ HIV 编码的超抗原引起携带某些型别 TCRVβ 链的 CD4$^+$T 细胞死亡。

HIV 诱导细胞凋亡：①可溶性 gp120、HIV 感染 DC 表面的 gp120 可与 T 细胞表面 CD4 分子交联，通过激活钙通道而使胞内 Ca^{2+} 浓度升高，导致细胞凋亡；② gp120 与 CD4 分子交联，促使靶细胞表达 Fas 分子，通过 Fas 途径诱导凋亡；③ HIV 附属基因编码的 tat 蛋白可增强 CD4$^+$T 细胞对 Fas/FasL 效应的敏感性，从而促进其凋亡。

（2）B 细胞　gp41 的羧基末端肽段能诱导多克隆 B 细胞激活，导致高丙种球蛋白血症并产生多种自身抗体。由于 B 细胞功能紊乱及 Th 细胞对 B 细胞的辅助能力降低，患者抗体应答能力下降。

（3）巨噬细胞　HIV 感染单核／巨噬细胞，可损伤其趋化、黏附和杀菌功能，同时减少细胞表面 MHCII 类分子表达，使其抗原提呈能力下降。由于 Mφ 能被 HIV 感染但不易将 HIV 杀死，使其成为 HIV 的庇护所。HIV 可随 Mφ 游走至全身许多组织细胞，造成多脏器损害。

（4）树突状细胞　滤泡树突状细胞（FDC）是 HIV 感染的重要靶细胞和病毒的庇护所。淋巴结和脾脏中的滤泡树突状细胞通过 Fc 受体结合病毒 – 抗体复合物，其表面成为 HIV 的贮存库，不断感染淋巴结和脾脏内的 Mφ 和 CD4$^+$T 细胞，致使外周免疫器官发生结构和功能损坏。HIV 感染后，组织和外周血中树突状细胞数目大幅减少，功能下降。

（5）NK 细胞：HIV 感染后，NK 细胞数目并不减少，但其分泌 IL-2、IL-12 等细胞因子的能力下降，使其细胞毒活性下降。正常人体内，约 90% 的 NK 细胞表型为 CD16$^+$CD56$^+$，但 HIV 患者体内 CD16 弱阳性 CD56$^-$NK 细胞数目增多，后者的 ADCC 活性及 IFN-γ、TNF-α 分泌能力下降。

3. HIV 逃逸免疫攻击的机制　HIV 感染机体后，可通过不同机制逃避免疫系统识别和攻击，以利于病毒在体内长期存活并不断复制。

（1）表位序列变异与免疫逃逸　HIV 抗原表位可频繁发生变异，从而影响 CTL 识别，产生免疫逃逸的病毒株。另外，HIV 抗原表位改变（甚至仅有一个氨基酸的差别）使其能逃避中和抗体的作用。

（2）滤泡树突状细胞与免疫逃逸　滤泡树突状细胞表面的 DC-SIGN（dentritic cell specific intracellular adhesion molecule -grabbing nonintegrin，DC-SIGN）为 HIV 受体，能特异性、高亲和力地与 gp120 结合，使树突状细胞能完整地包裹病毒颗粒，使之免于失活和被吞噬。在适当条件下，DC 可直接或间接将病毒颗粒传递给 CD4$^+$T 细胞等靶细胞，从而提高病毒感染率并有效保持病毒的传染性。

（3）潜伏感染与免疫逃逸　HIV 感染细胞后，既可不断复制，也可进入潜伏状态。被病毒潜伏感染的细胞表面并不表达 HIV 蛋白，从而有利于 HIV 逃避机体免疫系统识别和攻击。另外，HIV 的 Nef 蛋白可使细胞表面 CD4 和 MHC 分子表达下降，从而影响 CTL 识别受感染细胞。

（三）HIV 诱导的免疫应答

HIV 感染机体后，进行性破坏机体免疫系统（尤其是细胞免疫），但在病程不同阶段，机体免疫系统可通过不同应答机制以阻止病毒复制。

1. 体液免疫应答 HIV 感染后，机体可产生不同的抗病毒抗体。

（1）中和抗体 HIV 的中和抗体一般针对病毒包膜蛋白（如 V1~V3 片段、CD4 结合部位等）。中和抗体对 HIV 有抑制作用，可阻断病毒向淋巴器官播散。由于能诱发中和抗体的抗原表位常被遮蔽，故体内中和抗体的效价一般较低。低效价抗体使 HIV 有时间使其抗原表位逐渐变异。另外，多数抗包膜抗体不能识别完整病毒，且中和抗体一般为毒株特异性，即不具有广泛交叉反应性，一旦发生抗原表位突变，即丧失中和作用。

（2）抗 P24 壳蛋白抗体 抗 P24 抗体消失通常与 CD4$^+$T 细胞下降及出现艾滋病症状相关联，但尚不清楚该抗体是否对机体具有保护作用。

（3）抗 gp120 和抗 gp41 抗体 此类抗体主要为 IgG，可通过 ADCC 而损伤靶细胞。

2. 细胞免疫应答 机体主要通过细胞免疫应答阻遏 HIV 感染。

（1）CD8$^+$T 细胞应答 HIV 感染后，特异性激活 CD8$^+$T 细胞，杀伤 HIV 感染的靶细胞。CTL 可针对 HIV 编码的所有蛋白质，包括 gag、pol、Env、调节蛋白和附属蛋白等。HIV 感染者体内几乎均存在包膜蛋白特异性 CTL。体外细胞培养中，CD8$^+$CTL 能明显抑制 HIV 在 CD4$^+$T 细胞中复制。

CTL 细胞毒效应和血浆中病毒水平直接与病程及预后有关：在急性期，机体不断产生特异性抗体和 CTL，使 HIV 复制被抑制；在疾病晚期，CD4$^+$T 细胞数目不断下降，HIV 特异性 CTL 也开始下降，对病毒复制的抑制作用减弱，病毒数目大幅增加。

（2）CD4$^+$T 细胞应答 HIV 刺激的 CD4$^+$T 细胞可分泌各种细胞因子，辅助体液免疫和细胞免疫。在无症状期，AIDS 患者外周血淋巴细胞以分泌 IL-2、IFN-γ 为主；出现临床症状后，PBL 以分泌 IL-4、IL-10 为主，提示 Th1 为主的细胞免疫对宿主有保护性作用。

（四）预防和治疗

1. 预防 主要的预防措施为：宣传教育；控制并切断传播途径，如禁毒、控制性行为传播、对血液及血制品进行严格检验和管理；防止医院交叉感染。

控制 AIDS 流行的最有效措施是加强个人防护和接种疫苗。迄今尚未研制成非常有效的 HIV 疫苗，主要是因对 HIV 的免疫原种类及三维机构的研究还不透彻，且 HIV 病毒株的多样性和高度变异性，使得特定疫苗的效果难以持久。探寻能覆盖多种病毒株且能产生长时间免疫力的免疫原相当困难，以前主要用 GP120 重组蛋白疫苗，效果不明显，现在发展诱导 CTL 应答的疫苗，正在临床试验中。

2. 治疗 临床上目前常用的抗 HIV 药物如下。

（1）核苷类和非核苷类逆转录酶抑制剂 此类药物的作用机制是干扰 HIV 的 DNA 合成。

（2）蛋白酶抑制剂 其作用机制是抑制 HIV 蛋白酶水解，使病毒的大分子聚合蛋白不被裂解而影响病毒成熟与装配。

临床上采用高效抗逆转录病毒治疗法（highly active anti-retroviral therapy，HAART）取得一定效果，其原理是选择一种蛋白酶抑制剂与两种逆转录酶抑制剂联合用药（三合一鸡尾酒疗法），增强抑制病毒复制效果，对清除病毒血症、延长病人生命起显著作用，但因不能清除在 FDC 等细胞潜伏的病毒，一旦停药，AIDS 即复发。

（五）AIDS 的免疫学诊断

HIV 感染的免疫学诊断方法主要包括检测病毒抗原、抗病毒抗体、免疫细胞数目和功能等。

1. HIV 抗原检测 常用 ELISA 法检测 HIV 的核心抗原 P24。该抗原出现于急性感染期和 AIDS 晚期，可作为早期或晚期病毒量的间接指标。在潜伏期，该抗原检测常为阴性。

2. 抗 HIV 抗体检测 此为艾滋病的常规检测指标。一般借助 ELISA 法对抗 HIV 抗体进行初筛。由于 HIV 的全病毒抗原与其他逆转录病毒抗原存在交叉反应，故对初筛阳性者须借助免疫印迹法（Western blot，WB）检测抗不同结构蛋白的抗体，以进行确认。按我国制定的标准，符合以下结果一项者，即可判断为 HIV 阳性：①至少出现两条 Env 带；②至少同时出现一条 Env 带和一条 p24 带。

3. CD4$^+$T 细胞计数　HIV 感染对免疫系统的损害主要表现为 CD4$^+$T 细胞数量减少以及 CD4$^+$T 细胞和 CD8$^+$T 细胞比例失调。因此，CD4$^+$T 细胞计数是反映 HIV 感染患者免疫系统损害状况的最明确指标。美国疾病控制中心将 CD4$^+$T 细胞计数作为艾滋病临床分期和判断预后的重要依据。当 CD4$^+$T 细胞低于 500μl，则易机会性感染；低于 200μl，则发生 AIDS。

第 3 节　免疫缺陷病治疗原则

免疫缺陷病基本治疗原则为：尽可能减少感染并及时控制感染；通过过继免疫细胞或移植免疫器官以替代受损或缺失的免疫系统组分。

1. 抗感染　应用抗生素治疗反复发作的细菌感染，并应用抗真菌、抗原虫、抗支原体、抗病毒药物，以控制感染，缓解病情。

2. 免疫重建　借助造血干细胞移植以补充免疫细胞，重建机体免疫功能，目前已用于治疗 SCID、WAS、DiGeorge 综合征和 CGD 等。

3. 基因治疗　某些原发性免疫缺陷病（如 ADA 或 PNP 缺乏导致的联合免疫缺陷、白细胞黏附缺陷病等）是单基因缺陷所致，通过基因治疗可获得良好疗效。例如，分离患者 CD34$^+$ 细胞，转染正常 ADA 基因后再回输患者体内，可成功治疗 ADA 缺乏导致的 SCID。同样，IL-2Rγ 链、JAK-3、ZAP-70 等基因缺陷也可通过此方法治疗。

4. 免疫制剂　即补充各种免疫分子（免疫球蛋白、细胞因子）以增强机体免疫功能。例如：用混合 γ 球蛋白治疗抗体缺乏的免疫缺陷病，以维持免疫球蛋白缺乏症患者血清免疫球蛋白水平，有助于防止普通细菌感染；应用基因工程抗体预防特异病原体感染；应用重组 IFN-γ 治疗 CGD；应用重组 IL-2 增强 AIDS 患者免疫功能；应用重组 ADA 治疗 ADA 缺乏所致 SCID 等。

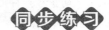

1. 简述免疫缺陷病的分类及其共同特点。

2. 常见联合免疫缺陷病有哪些？试分析其可能的发病机制。

3. 试述 AIDS 的主要特点和发病机制。

4. 哪些免疫学指标可用于监测 HIV 感染过程？

1. 答：免疫缺陷病（IDD）按其发病原因可分为原发性（先天性）免疫缺陷病（PIDD）和继发性（获得性）免疫缺陷病（SIDD）两大类；根据主要累及的免疫成分不同，可分为体液免疫缺陷、细胞免疫缺陷、联合免疫缺陷、吞噬细胞缺陷和补体缺陷。

IDD 的共同特点是：对各种感染的易感性增加，患者可出现反复的、持续的、严重的感染，感染的性质和严重程度主要取决于免疫缺陷的成分和程度；IDD 患者尤其是 T 细胞免疫缺陷者，恶性肿瘤的发病率比同龄正常人群高 100~200 倍；IDD 伴发自身免疫病者可高达 14%，以 SLE、类风湿性关节炎多见。

2. 答：联合免疫缺陷　是指 T 细胞和 B 细胞均缺陷导致的体液免疫和细胞免疫联合缺陷。它包括多种不同的疾病：重症联合免疫缺陷病（SCID）包括性染色体遗传缺陷导致的 X- 性连锁重症联合免疫缺陷病、腺苷脱氨酶（ADA）和嘌呤核苷磷酸化酶（PNP）缺陷引起的 SCID 及

MHC- Ⅰ类分子 /MHC Ⅱ类分子缺陷引起的 SCID；毛细血管扩张性共济失调综合征（AT）的发病机制可能为 DNA 修复缺陷，特别是 TCR 基因和编码 Ig 重链的基因，可同时伴有信号转导相关基因异常；伴湿疹血小板减少的免疫缺陷病（WAS）是位于 X 染色体上编码 WAS 蛋白的基因缺陷导致的遗传病，该病患者 T 细胞、B 细胞和血小板均受影响。

3. 答：AIDS 的病原体是 HIV，患者通过接触 HIV 污染的体液而感染。HIV 的包膜糖蛋白 gp120 可与 CD4 分子高亲和性结合，同时也与表达在 T 细胞、巨噬细胞和树突状细胞表面的辅助受体 CXCR4 和 CCR5 结合，然后 gp41 介导病毒包膜与细胞膜融合，使 HIV 的基因组和相关病毒蛋白进入细胞，HIV 感染可损害体内多种免疫细胞。

(1) $CD4^+T$ 细胞

① HIV 感染导致 $CD4^+T$ 细胞减少；

② gp120 与 CD4 分子结合，可干扰 $CD4^+T$ 细胞与 APC 的相互作用，患者表现为对破伤风类毒素等抗原无应答；

③ Th1 细胞与 Th2 细胞平衡失调，从而减弱 $CD8^+CTL$ 细胞的细胞毒作用；

④ HIVLTR 的 V3 区同宿主细胞 NF-κB 结合，使 NF-κB 不能与相应基因结合，从而影响 T 细胞增殖及细胞因子分泌。

(2) 巨噬细胞　HIV 感染巨噬细胞后在胞内复制，但不杀死细胞，因此，巨噬细胞可作为 HIV 的重要庇护所，并将病毒播散到其他组织，HIV 感染的巨噬细胞是晚期 AIDS 患者血中高水平病毒的主要来源。

(3) 树突状细胞也是 HIV 感染的重要靶细胞和病毒的主要庇护所，感染 HIV 的成熟树突状细胞可与 $CD4^+T$ 细胞结合并传播 HIV，导致 $CD4^+T$ 细胞的感染，感染 HIV 的某些树突状细胞功能下调，导致记忆性 T 细胞缺乏，再次免疫应答能力降低。

(4) B 细胞　HIV 可多克隆激活 B 细胞，患者表现为高免疫球蛋白血症并产生多种自身抗体。

4. 答：HIV 抗原检测、抗 HIV 抗体检测、$CD4^+$ 和 $CD8^+T$ 淋巴细胞计数、HIV 核酸检测。

（黄彬红）

第20章 肿瘤免疫

1. 掌握　肿瘤抗原的概念、分类及各类肿瘤抗原的主要特点。
2. 熟悉　机体抗肿瘤的免疫学机制和肿瘤逃避免疫监视的机制。
3. 了解　肿瘤免疫学检测原则和防治原则。

　　肿瘤是严重危害人类健康的重大疾病。20世纪90年代以来，人们发现了多种人类肿瘤抗原、深入认识了树突状细胞等抗原提呈细胞激活抗肿瘤免疫应答的机制，并由此设计、制备出了多种类型的新型疫苗。基于肿瘤免疫逃逸的细胞与分子机制的更全面的认识，提出了通过阻断肿瘤诱导的免疫抑制的方法治疗肿瘤，大大推动了肿瘤免疫学理论的发展，也促进了肿瘤免疫诊断和免疫治疗的应用。

　　肿瘤免疫学（tumor immunology）是研究肿瘤抗原的种类和性质、机体对肿瘤的免疫监视和免疫应答以及肿瘤的免疫逃逸的方式和机制、肿瘤的免疫诊断和免疫防治的科学。

★第1节　肿瘤抗原

　　肿瘤免疫学理论和实际应用的基础主要取决于肿瘤细胞是否具有肿瘤抗原。人们早就设想肿瘤细胞可能存在着与正常组织细胞不同的抗原成分，通过检测这种不同的抗原成分或利用这种抗原成分诱导机体产生抗肿瘤免疫应答，可能会达到诊断和治疗肿瘤的目的。肿瘤抗原是指细胞癌变过程中出现的新抗原（neoantigen）、肿瘤细胞异常或过度表达的抗原物质的总称。肿瘤抗原能诱导机体产生抗肿瘤免疫应答反应，是肿瘤免疫诊断和免疫防治的分子基础。

一、肿瘤抗原的分类和特征

　　目前人们已在自发性和实验性的动物肿瘤和人类肿瘤表面发现了多种肿瘤抗原。

（一）根据肿瘤抗原特异性的分类

　　1. 肿瘤特异性抗原　肿瘤特异性抗原（tumor specific antigen，TSA）指肿瘤细胞特有的或只存在于某种肿瘤细胞而不存在于正常细胞的新抗原。这类抗原是人们于20世纪50年代通过化学致癌剂诱发的肉瘤在同系小鼠中的移植与排斥的经典实验方法而发现的，故又称为肿瘤特异性移植抗原（tumor specific transplantation antigen，TSTA）或肿瘤排斥抗原（tumor rejection antigen，TRA）。人们以往对人类自发性肿瘤细胞是否表达肿瘤特异性抗原存在疑惑，比利时学者Boon通过体外制备人黑色素瘤特异性CTL克隆并应用这些特异性CTL杀伤人黑色素瘤cDNA文库转染的表达MHC Ⅰ类分子的靶细胞株的方法，逐步筛选出了CTL识别的人黑色素瘤特异性抗原，例如MAGE、BAGE、MART、gp100。目前人们已从多种肿瘤患者体内扩增出抗原特异性CTL克隆并发现了多种人类肿瘤抗原，从而证明人类肿瘤细胞并不是不表达特异性抗原，而是需要我们应用更先进的方法去发现和认识它们。

2. 肿瘤相关抗原 肿瘤相关抗原（tumor-associated antigen，TAA）是指肿瘤细胞和正常细胞组织均可表达的抗原，只是其含量在细胞癌变时明显增高。此类抗原只表现出量的变化而无严格肿瘤特异性。胚胎抗原（fetal antigen）是其中的典型代表。

（二）根据肿瘤抗原产生的机制分类

1. 突变基因或癌基因的表达产物 癌基因的活化和抑癌基因的失活是肿瘤发生的原因之一，某些癌基因的产物如约 10% 肿瘤患者表达的 Ras 突变蛋白，乳腺癌高表达的 Her-2/neu 蛋白，慢性髓系白血病 Bcr/Abl 融合蛋白，以及抑癌基因如 p53 的突变蛋白等也被视为肿瘤抗原。基因突变的因素很多，物理因素、化学因素、病毒感染和自发突变是常见原因。

2. 异常表达的细胞蛋白 这些蛋白不是基因突变产物，而是正常细胞也表达，但在肿瘤细胞出现了异常表达的现象。如与人类黑色素瘤细胞高表达的 MART。另一类抗原是在胚胎期表达但在机体出生后只表达于睾丸或卵巢等生殖母细胞，由于这类生殖细胞不表达 MHC Ⅰ类分子，故正常时不会被 CTL 杀伤。但此类抗原可在多种肿瘤表达，且能诱导 CTL 甚或抗体应答，故称此类抗原为肿瘤睾丸抗原（cancer testis antigen，CTA）。MAGE、BAGE、GAGE 和 NY-ESO-1 属于 CTA。

3. 致癌病毒表达的肿瘤抗原 某些肿瘤由病毒感染引起，例如 EB 病毒（EBV）与 B 细胞淋巴瘤和鼻咽癌的发生有关，人乳头状瘤病毒（HPV）与人宫颈癌的发生有关，乙型肝炎病毒（HBV）和丙型肝炎病毒（HCV）与人原发性肝癌有关。EBV、HPV 和 HBV 属于 DNA 病毒。属于 RNA 病毒的人嗜 T 淋巴细胞病毒 1（HTLV-1）可导致成人 T 细胞白血病（ATL）的发生。因为此类抗原是由病毒基因编码，因此称之为病毒肿瘤相关抗原。与化学或物理因素诱发的肿瘤的抗原特点具有显著不同的是，同一种病毒诱发的不同类型肿瘤（无论其组织来源或动物种类如何不同），均可表达相同的抗原且抗原性较强。目前已发现了几种病毒基因编码的抗原，例如 SV40 病毒转化细胞表达的 T 抗原，人腺病毒诱发肿瘤表达的 E1A 抗原，EBV 诱发 B 细胞淋巴瘤和鼻咽癌的 EBNA-1 抗原，以及 HPV 诱发人宫颈癌的 E6 和 E7 抗原等。

4. 胚胎抗原 胚胎抗原是指在胚胎发育阶段由胚胎组织产生的正常成分，在胚胎后期减少，出生后逐渐消失，或仅存留极微量。但当细胞癌变时，此类抗原可重新合成而大量表达，如肝癌细胞产生的甲胎蛋白（alpha-fetoprotein，AFP）、结肠癌细胞表达的癌胚抗原（carcinoembryonic antigen，CEA）。

5. 组织特异性分化抗原 在某些细胞的特定分化阶段表达，而正常细胞不表达，一旦细胞恶性转化并发展为肿瘤细胞后可高表达此类抗原，故又称之为分化抗原（differentiation antigen）。例如，前列腺癌患者的前列腺特异抗原（prostate-specific antigen，PSA）、黑色素病患者的 gp100 和 MART-1，乳腺癌患者的 HER-2/neu 等。

6. 糖基化等原因导致异常的细胞蛋白及其产物 多种肿瘤细胞表面常过量表达或表达结构异常的糖脂或糖蛋白。

二、肿瘤细胞的免疫原性

尽管某些肿瘤细胞表达肿瘤抗原，但大多数肿瘤细胞的免疫原性仍然比较弱，难以诱导机体针对此类抗原的有效免疫应答。AFP 和 CEA 是人类肿瘤中研究最为深入的两种胚胎抗原，它们的抗原性均很弱，因为曾在胚胎期出现过，宿主对之已形成免疫耐受性，因此很难引起宿主免疫系统对肿瘤细胞的杀伤效应。人们通过氨基酸突变以改构 CEA，发现可以提高 CEA 的免疫原性，如果改构的 CEA 与高效免疫佐剂合用，可诱导出较强的抗肿瘤免疫应答反应。

第2节 机体抗肿瘤的免疫效应机制

机体的免疫功能与肿瘤的发生发展有密切关系。一般认为，当宿主免疫功能低下或受抑制时，肿瘤发病率增高，而在肿瘤进行性生长时，肿瘤患者的免疫功能受抑制，两者互为因果，双方各因素的消长对于肿瘤的发生发展与预后具有重要的影响。

当肿瘤发生后，机体可产生针对肿瘤抗原的适应性免疫应答，包括细胞免疫和体液免疫。一般认为细胞免疫是抗肿瘤免疫的主力，体液免疫通常仅在某些情况下起协同作用，在宿主体内对肿瘤的免疫应答效应是细胞免疫和体液免疫的综合结果。对于大多数免疫原性强的肿瘤，特异性免疫应答是主要的，而对于免疫原性弱的肿瘤，固有免疫应答可能具有更重要的意义。由于肿瘤细胞的组织来源和发生方式等不同，其免疫原性的强弱有较大差别，故不同类型的肿瘤诱导的机体抗肿瘤免疫应答有所差异。机体对肿瘤免疫应答的产生及其强度不单单取决于肿瘤免疫原性，还受到宿主的免疫功能和其他因素的影响。

在控制具有免疫原性肿瘤细胞的生长中，$CD8^+CTL$ 介导的细胞免疫应答起最重要的作用，是抗肿瘤免疫的主要效应细胞。$CD4^+Th$ 细胞通过分泌各种细胞因子如 IL-2、IFN-γ 以及辅助诱导和激活 $CD8^+CTL$，在抗肿瘤免疫应答中也起重要作用。

尽管肿瘤抗原可以诱导机体产生特异性抗体，并可通过激活补体系统、抗体依赖性细胞介导的细胞毒作用（ADCC）等方式发挥抗肿瘤作用，但总体来说，在肿瘤患者体内自然产生的抗体并不是抗肿瘤免疫的重要效应因素。相反，在某些情况下，肿瘤特异性抗体非但不能杀伤肿瘤细胞，反而会干扰特异性细胞免疫应答对肿瘤细胞的杀伤作用，这种具有促进肿瘤生长作用的抗体被称为增强抗体（enhancing antibodies），目前对于该现象的作用机制尚不清楚。

此外，固有免疫应答细胞包括 NK 细胞、巨噬细胞和 γδT 细胞等也参与了机体的抗肿瘤作用。

★第3节 肿瘤的免疫逃逸机制

虽然免疫监视学说推动了肿瘤免疫学理论的发展，但目前看来免疫监视学说有一定的局限性，因为它只强调了细胞免疫作用，而忽视了其他免疫因素和影响免疫的因素在肿瘤发生发展中的作用。目前多趋向于承认机体存在免疫监视作用，其对于某些肿瘤如病毒诱导的肿瘤有一定的控制作用，但其作用有一定的限度。

现已明确，机体免疫系统能产生抗肿瘤免疫应答，但是，许多肿瘤仍能在机体内进行性生长，甚至导致宿主死亡，表明肿瘤细胞能够逃避宿主免疫系统的攻击，或是通过某种机制使机体不能产生有效的抗肿瘤免疫应答。肿瘤的免疫逃逸机制相当复杂，涉及肿瘤细胞本身、肿瘤微环境和宿主免疫系统的多个方面，虽有多种学说，但尚无完全令人满意的解释。

一、肿瘤细胞所具有的逃避免疫监视的能力

1. 肿瘤细胞的抗原缺失和抗原调变 肿瘤细胞表达的抗原与正常蛋白差别很小或抗原性弱，故无法诱发机体产生足够强度的抗肿瘤免疫应答清除肿瘤细胞。抗原调变（antigenic modulation）是指肿瘤细胞表面抗原表位减少或丢失，从而使肿瘤细胞避免宿主免疫系统的杀伤。

2. 肿瘤细胞 MHC Ⅰ类分子表达低下 肿瘤细胞内抗原需经胞内加工处理并与 MHC Ⅰ类分子结合后，才能被提呈至肿瘤细胞表面而被 $CD8^+CTL$ 识别。通常情况下，肿瘤细胞 MHC Ⅰ类分子表达缺陷或低下，致使肿瘤细胞内抗原无法提呈，从而导致 $CD8^+CTL$ 无法识别和杀伤肿

瘤细胞。

3. 肿瘤细胞缺乏共刺激信号　尽管肿瘤细胞可表达肿瘤抗原,具有一定的免疫原性(可提供 T 细胞活化第一信号),但其很少表达 CD80 和 CD86 等共刺激分子,不能为 T 细胞活化提供足够的第二信号,也就无法有效诱导抗肿瘤免疫应答。

4. 肿瘤细胞导致的免疫抑制　肿瘤细胞可通过分泌 TGF-β、IL-10 等抑制性细胞因子或其他免疫抑制物质抑制机体抗原提呈细胞(包括树突状细胞)、T 细胞和固有免疫细胞(包括 NK 细胞)的功能,导致宿主处于免疫功能低下状态或免疫抑制状态,从而在免疫应答的诱导和效应多个环节上抑制机体抗肿瘤免疫应答。某些肿瘤细胞表面可表达 FasL 和抑制性分子,诱导肿瘤特异性 T 细胞凋亡和抑制 T 细胞的活化与增殖。

5. 肿瘤细胞的"漏逸"　"漏逸"(sneaking through)指的是由于肿瘤细胞的迅速生长超越了机体抗肿瘤免疫效应的限度,致使宿主不能有效地清除大量生长的肿瘤细胞。

6. 肿瘤细胞的凋亡抵抗作用　肿瘤细胞可高表达多种抗凋亡分子(如 Bcl-2),不表达或弱表达 Fas 等凋亡诱导分子,从而抵抗凋亡的诱导,逃避 CTL 的杀伤效应。

7. 肿瘤细胞还可通过主动诱导荷瘤机体产生 $CD4^+CD25^+$ 调节性 T 细胞(Treg)和 $Gr1^+CD11b^+$ 髓系来源的抑制性细胞(myeloid-derived suppressor cells, MDSC)而抑制免疫应答。

二、肿瘤微环境的作用

肿瘤微环境是由癌细胞和多种基质细胞、细胞因子、趋化因子等组成。其中基质细胞包括成纤维细胞、免疫细胞、内皮细胞、骨髓来源未成熟细胞等;细胞因子如 TNF、VEGF、IL-1 等;趋化因子如 CXCL12、CCL27、CCL21 等。肿瘤的发生和转移与肿瘤细胞所处的内外环境有着密切关系。它不仅包括肿瘤所在组织的结构、功能和代谢,而且亦与肿瘤细胞自身的(核和胞质)内在环境有关。肿瘤细胞可以通过自分泌和旁分泌,改变和维持自身生存和发展的条件,促进肿瘤的生长和发展。全身和局部组织亦可通过代谢、分泌、免疫、结构和功能的改变,限制和影响肿瘤的发生和发展。肿瘤与环境,两者既是相互依存,相互促进,又是相互拮抗,相互斗争的。

三、宿主免疫功能的影响

宿主免疫功能的高低也是肿瘤细胞能否实现免疫逃逸的关键。宿主处于免疫功能低下状态或免疫耐受状态,或者宿主的抗原递呈细胞的功能低下或缺陷,或者是由于宿主体内存在一定量的"增强抗体"或"封闭因子"封闭了肿瘤细胞表面的抗原表位等,均有助于肿瘤细胞逃避宿主免疫系统的攻击。

第 4 节　肿瘤免疫诊断和免疫治疗及预防

一、肿瘤的免疫诊断

通过生化和免疫学技术检测肿瘤抗原、抗肿瘤抗体或其他肿瘤标记物,将有助于肿瘤患者的诊断及其免疫功能状态的评估。检测肿瘤抗原是目前最常用的肿瘤免疫诊断方法,例如,AFP的检测其水平的升高对原发性肝细胞性肝癌有诊断价值,CEA 的检测有助于诊断直肠结肠癌,CA199 的检测有助于胰腺癌的诊断;PSA 的检测有助于前列腺癌的诊断。除了血清或其他体液中的肿瘤标志物外,目前对于细胞表面肿瘤标志物的检测愈来愈重视,所用技术手段常为特异性单抗免疫组化或流式细胞仪分析等,例如对淋巴瘤和白血病细胞表面 CD 分子的检测,将有助于淋巴瘤和白血病的诊断和组织分型,为其治疗提供有价值的线索。此外,将放射性核素如 ^{131}I 与特异性抗肿瘤单抗结合后,从静脉或腔内注入体内可将放射性核素导向肿瘤的所在部位,显示清晰的肿瘤影像，此种放射免疫显像法是一种有较好应用前景的肿瘤诊断技术。对肿瘤抗原、抗肿瘤抗体或其他肿瘤标记物水平的动态检测和评估还有助于对肿瘤患者预后的判断。

二、肿瘤的免疫治疗

肿瘤的免疫治疗是通过激发和增强机体的免疫功能，以达到控制和杀灭肿瘤细胞的目的。免疫疗法只能清除少量的或者播散的肿瘤细胞，对于晚期负荷较大的实体肿瘤的疗效有限。故常将其作为一种辅助疗法与手术、化疗、放疗等常规疗法联合应用。先用常规疗法清扫大量的肿瘤细胞后，再用免疫疗法清除残存的肿瘤细胞，可提高肿瘤综合治疗的效果并有助于防止肿瘤复发和转移。

根据机体抗肿瘤免疫效应机制，肿瘤免疫治疗主要分为主动免疫治疗和被动免疫治疗两大类。当然，有些免疫治疗方法既可激发宿主抗肿瘤免疫应答，又可作为外源性免疫效应物质直接作用于肿瘤细胞，故不能简单地将其归类。此外，人们应用一些免疫调节剂如卡介苗、短小棒状杆菌、酵母多糖、香菇多糖、OK432 等，通过非特异性地增强宿主的免疫功能、激活宿主的抗肿瘤免疫应答，也取得了一定的抗肿瘤效果。虽然目前已经建立了多种免疫治疗方法，并在动物实验中取得了良好疗效，但当临床应用时受到很多因素的影响，其临床治疗的效果尚需进一步提高。

（一）肿瘤的主动免疫治疗

肿瘤的主动免疫治疗主要是利用肿瘤抗原的免疫原性，采用各种有效的免疫手段使宿主免疫系统产生针对肿瘤抗原的抗肿瘤免疫应答。具体是给荷瘤宿主注射具有免疫原性的瘤苗，例如灭活的瘤苗、异构的瘤苗、抗独特型抗体瘤苗，目前，比较受到关注的是采用化学合成或基因重组的方法制备的肿瘤抗原多肽或者多肽与佐剂效应分子的融合蛋白等形式的蛋白多肽瘤苗，以及将某些细胞因子基因、共刺激分子基因、MHC Ⅰ类抗原分子基因等转移入肿瘤细胞后所制成的免疫原性增强的基因修饰瘤苗。目前，以 CT 抗原 NY-ESO-1 抗原多肽为基础所制备的瘤苗以及肿瘤来源的 HSPs 复合体瘤苗，已过渡至临床试验治疗肿瘤患者。考虑到树突状细胞具有很强的抗原处理与提呈能力，所以，用已知的肿瘤抗原或者肿瘤细胞甚至肿瘤组织的裂解物（含有已知和未知的肿瘤抗原）预先在体外致敏树突状细胞，然后将携带肿瘤抗原信息的树突状细胞瘤苗进行免疫，目前此类瘤苗已在动物实验和某些临床试验中取得了令人振奋的疗效。鉴于肿瘤细胞可以主动性地抑制宿主免疫功能，所以，人们正在尝试通过清除抑制性细胞如 Treg 或者阻断免疫抑制性途径如应用抗 CTLA-4 抗体，以期增强瘤苗诱导抗肿瘤免疫应答的效果。

该疗法应用的前提是要综合考虑肿瘤的免疫原性和宿主的免疫功能状态，以保证瘤苗免疫后能激发宿主产生抗肿瘤免疫应答。该类方法对于清除手术后残留的微小转移瘤灶和隐匿瘤、预防肿瘤复发与转移有较好的效果。

（二）肿瘤的被动免疫治疗

肿瘤的被动免疫治疗是给机体输注外源性的免疫效应物质包括抗体、细胞因子、免疫效应细胞等，由这些外源性的免疫效应物质在宿主体内发挥抗肿瘤作用。该疗法不依赖于宿主本身的免疫功能状态，即使宿主免疫功能处于低下状态，其仍能比较快速地发挥治疗作用。

应用基因工程抗体治疗肿瘤是近年来肿瘤免疫治疗方面最令人瞩目的进展之一，目前疗效确切的多种基因工程抗体已广泛应用于临床，例如用于乳腺癌治疗的靶向抗原为人类表皮生长因子受体 -2（human epidermal growth factor receptor-2，HER-2）的基因工程抗体（商品名为 Herceptin）用于乳腺癌治疗、靶向抗原为 CD20 的基因工程抗体（商品名为 Rituxan）用于 B 细胞淋巴瘤治疗、靶向抗原为表皮生长因子受体（EGFR）的基因工程抗体（商品名为 Erbitux）用于转移性结直肠癌的治疗。抗体与某些能够直接杀伤肿瘤细胞的物质如毒素、化疗药物、放射性核素的偶联物可望取得更佳疗效。体内应用细胞因子一方面能增强机体的抗肿瘤免疫功能，另外也可直接作用于肿瘤细胞发挥抗肿瘤作用，目前临床常用的基因工程细胞因子包括 IL-2、IFN-α 以及与骨髓移植联合应用的 G-CSF、GM-CSF。此外，体外扩增和激活的免疫效应细胞包括细胞因子诱导的杀伤细胞、肿瘤浸润性淋巴细胞（TIL）、肿瘤抗原特异的 CTL、活化的单核 - 巨噬细胞等过继回输入荷瘤宿主体内，具有一定的抗肿瘤效果，但其临床疗效尚有待于确认和提高。

三、对病原体所致肿瘤的预防

已知多种高发的肿瘤与病原体感染有关，如 HBV 或 HCV 感染与原发性肝癌，HPV 感染与宫颈癌，EBV 感染与鼻咽癌、HTLV-1 感染与成人 T 细胞白血病等，制备相关的病原体疫苗或探索新的干预方式将可能降低这些肿瘤的发生。目前成功的范例是 HPV 疫苗应用于宫颈癌的预防。目前已有资料证明，我国于 20 世纪 80 年代初期在肝癌高发地江苏启东开展的 HBV 疫苗的免疫接种有助于肝癌发生的预防。

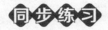

1. 试述肿瘤抗原的分类及各类肿瘤抗原的特点。
2. 机体抗肿瘤的免疫效应机制有哪些？
3. 试述肿瘤的免疫逃逸的方式和机制。
4. 试述肿瘤免疫治疗的类型、原理和特点。

1. 答：目前人们已在自发性和实验性的动物肿瘤和人类肿瘤表面发现了多种肿瘤抗原。

（1）根据肿瘤抗原特异性的分类

①肿瘤特异性抗原：肿瘤特异性抗原（tumor specific antigen，TSA）指肿瘤细胞特有的或只存在于某种肿瘤细胞而不存在于正常细胞的新抗原。目前人们已从多种肿瘤患者体内扩增出抗原特异性 CTL 克隆并发现了多种人类肿瘤抗原，从而证明人类肿瘤细胞并不是不表达特异性抗原，而是需要我们应用更先进的方法去发现和认识它们。

②肿瘤相关抗原：肿瘤相关抗原（tumor-associated antigen，TAA）是指肿瘤细胞和正常细胞组织均可表达的抗原，只是其含量在细胞癌变时明显增高。此类抗原只表现出量的变化而无严格肿瘤特异性。胚胎抗原（fetal antigen）是其中的典型代表。

（2）根据肿瘤抗原产生的机制分类　突变基因或癌基因的表达产物；异常表达的细胞蛋白；致癌病毒表达的肿瘤抗原；胚胎抗原；组织特异性分化抗原；糖基化等原因导致异常的细胞蛋白及其产物。

2. 答：当肿瘤发生后，机体可产生针对肿瘤抗原的适应性免疫应答，包括细胞免疫和体液免疫。一般认为细胞免疫是抗肿瘤免疫的主力，体液免疫通常仅在某些情况下起协同作用，在宿主体内对肿瘤的免疫应答效应是细胞免疫和体液免疫的综合结果。对于大多数免疫原性强的肿瘤，特异性免疫应答是主要的，而对于免疫原性弱的肿瘤，固有免疫应答可能具有更重要的意义。由于肿瘤细胞的组织来源和发生方式等不同，其免疫原性的强弱有较大差别，故不同类型的肿瘤诱导的机体抗肿瘤免疫应答有所差异。机体对肿瘤免疫应答的产生及其强度不单单取决于肿瘤免疫原性，还受到宿主的免疫功能和其他因素的影响。在控制具有免疫原性肿瘤细胞的生长中，CD8$^+$CTL 介导的细胞免疫应答起最重要的作用，是抗肿瘤免疫的主要效应细胞。CD4$^+$Th 细胞通过分泌各种细胞因子如 IL-2、IFN-γ 以及辅助诱导和激活 CD8$^+$ CTL，在抗肿瘤免疫应答中也起重要作用。尽管肿瘤抗原可以诱导机体产生特异性抗体，并可通过激活补体系统、抗体依赖性细胞介导的细胞毒作用（ADCC）等方式发挥抗肿瘤作用，但总体来说，在肿瘤患者体内自然产生的抗体并不是抗肿瘤免疫的重要效应因素。相反，在某些情况下，肿瘤特异性抗非但不能杀伤肿瘤细胞，反而会干扰特异性细胞免疫应答对肿瘤细胞的杀伤作用。此外，固有免疫应答细胞包括 NK 细胞、巨噬细胞和 gd T 细胞等也参与了机体的抗肿瘤作用。

    3. 见第三节内容。

    4. 见第四节内容。

（梅　钧）

第21章 移植免疫

教学目的

1. 掌握 器官移植的类型和基本概念，同种异型抗原的直接识别与间接识别的区别，同种异型基因移植排斥反应的类型及效应机制。

2. 熟悉 移植排斥反应的防治原则。

3. 了解 临床移植的概况。

移植（transplantation）指应用异体（或自体）正常细胞、组织、器官置换病变的或功能缺损的细胞、组织、器官，以维持和重建机体生理功能。数十年来，有赖于组织配型技术、器官保存技术和外科手术方法的不断改进，以及高效免疫抑制剂陆续问世，移植术已成为治疗多种终末期疾病的有效手段。

根据移植物的来源及其遗传背景不同，可将移植分为4类：①自体移植（autologous transplantation），指移植物取自受者自身，不发生排斥反应；②同系移植（syngeneic transplantation），指遗传基因完全相同（isogeneic）或基本近似（syngeneic）个体间的移植，如单卵孪生间的移植，或近交系动物（inbred animal）间的移植，一般不发生排斥反应；③同种（异体）移植（allogeneic transplantation），指同种内遗传基因不同的个体间移植，临床移植多属此类型，一般均发生排斥反应；④异种移植（xenogeneic transplantation 或 xeno-transplantation），指不同种属个体间的移植，由于异种动物间遗传背景差异甚大，移植后可能发生严重的排斥反应。目前临床主要进行同种异体移植，也是本章介绍的重点。

★第1节　同种异体器官移植排斥的机制

同种异体间的器官移植一般均会发生排斥反应，本质上乃受者免疫系统针对供者移植物抗原的免疫应答，T 细胞在移植排斥反应中起关键作用。

一、同种移植排斥反应的抗原

引起移植排斥反应的抗原称为移植抗原或组织相容性抗原。

（一）主要组织相容性抗原（MHC 抗原）

能引起强烈排斥反应的移植抗原称为主要组织相容性抗原，在人类最重要者为 HLA 抗原。本质上，供、受者间 HLA 型别差异是发生急性移植排斥反应的主要原因（见第八章）。

（二）次要组织相容性抗原

次要组织相容性抗原（minor histocompatibility antigen，mH 抗原）表达于机体组织细胞表面，主要包括两类：①性别相关的 mH 抗原，即雄性动物所具有的 Y 染色体基因编码产物，其主要表达于精子、表皮细胞及脑细胞表面；②常染色体编码的 mH 抗原，在人类包括 HA-1、HA-2、HA-3、HA-4、HA-5 等，其中某些表达于机体所有组织细胞，某些仅表达于造血细胞和白血病细胞。HLA 完全相同的供、受者间进行移植所发生的排斥反应（尤其是 GVHR），主要由 mH 抗原所致。

（三）其他参与排斥反应发生的抗原

1. 人类 ABO 血型抗原　其主要分布于红细胞表面，也表达于肝、肾等组织细胞和血管内皮细胞表面。若供、受者间 ABO 血型不合，受者血清中血型抗体可与供者移植物血管内皮细胞表面 ABO 抗原结合，通过激活补体而引起血管内皮细胞损伤和血管内凝血，导致超急性排斥反应。

2. 组织特异性抗原　指特异性表达于某一器官、组织或细胞表面的抗原，如血管内皮细胞抗原和皮肤抗原等。

二、T 细胞识别同种抗原的机制

同种反应性 T 细胞是参与同种异体移植排斥反应的关键效应细胞，其可通过直接和间接途径识别同种抗原。

（一）直接识别

直接识别（direct recognition）指受者的同种反应性 T 细胞（alloreactive T cell）直接识别供者 APC 表面抗原肽 - 供者的同种 MHC 分子复合物（pMHC），并产生免疫应答。直接识别的过程是：移植物中残留有白细胞即过客白细胞（passenger leukocyte），包括成熟的 DC 和巨噬细胞等 APC；移植物血管与受者血管接通后，受者 T 细胞进入移植物中，移植物内的供者过客白细胞（APC）也可进入受者血液循环或局部引流淋巴组织；由此，供者 APC 可与受者 T 细胞接触，并将抗原肽 - 同种 MHC 分子复合物直接提呈给后者，引发移植排斥反应。直接识别过程中，受者同种反应性 T 细胞 TCR 所识别的 pMHC，主要是供者 APC 表面的外来抗原肽 - 供者 MHC 分子或供者自身肽 - 供者 MHC 分子。直接识别机制在移植早期急性排斥反应中起重要作用。

（二）间接识别

间接识别（indirect recognition）指供者移植物的脱落细胞或 MHC 抗原经受者 APC 摄取、加工、处理，以供者 MHC 来源的抗原肽 - 受者 MHC 分子复合物的形式提呈给受者 T 细胞，使其识别并活化。间接识别在急性排斥反应中晚期和慢性排斥反应中起重要作用。

三、移植排斥反应的效应机制

（一）针对移植物的细胞免疫应答效应

T 细胞介导的细胞免疫应答在移植排斥反应的效应机制中发挥关键作用。尤其在同种异体急性排斥反应中，CD4$^+$Th1 细胞是主要的效应细胞，其机制为：①受者 CD4$^+$Th 细胞通过直接或间接途径识别移植抗原并被激活；②在移植物局部所产生趋化因子等作用下，出现以单个核细胞（主要是 Th1 细胞和巨噬细胞）为主的细胞浸润；③活化的 Th1 细胞、巨噬细胞等释放多种炎性细胞因子（如 IFN-γ、IL-2 等），导致迟发型超敏反应性炎症，造成移植物组织损伤。此外，CD8$^+$CTL 在移植物的损伤机制中也发挥重要作用。

（二）针对移植物的体液免疫应答效应

移植抗原特异性 CD4$^+$Th2 细胞被激活，可辅助 B 细胞活化并分化为浆细胞，进一步分泌针对同种异型抗原的特异性抗体。抗体可发挥调理作用、免疫黏附、ADCC 和 CDC 作用等，通过固定补体、损伤血管内皮细胞、介导凝血、血小板聚集、溶解移植物细胞和释放促炎性介质等多种机制，参与排斥反应发生。一般而言，除超急性排斥反应外，抗体在急性移植排斥反应中不起重要作用。

（三）参与移植排斥反应的非特异性效应机制

同种移植物首先引发固有免疫应答，导致移植物炎症反应及相应组织损伤，随后才发生特异性免疫排斥反应。同种器官移植术中，诸多因素可启动移植物非特异性损伤，例如：①外科手术所致的机械性损伤；②移植物被摘取并植入受者体内的过程中经历缺血和缺氧，可致组织损伤；③移植物植入并恢复血循环经历缺血-再灌注，通过产生大量氧自由基而损伤组织细胞。上述作用的综合效应是诱导细胞应激，继发炎性"瀑布式"反应，导致移植物组织细胞发生炎症、损伤和死亡。

★第2节　移植排斥反应的类型

移植术后，受者免疫系统识别移植物抗原并产生应答，移植物中免疫细胞也可识别受者组织抗原并产生应答，前者称为宿主抗移植物反应（host versus graft reaction，HVGR），后者称为移植物抗宿主反应（graft versus host reaction，GVHR）。

◀ 一、宿主抗移植物反应

HVGR乃宿主免疫系统对移植物发动攻击，导致移植物被排斥。根据排斥反应发生的时间、强度、机制和病理表现，可分为超急性排斥、急性排斥和慢性排斥反应三类。本节以肾移植为例进行介绍。

（一）超急性排斥反应

超急性排斥反应（hyperacute rejection）指移植器官与受者血管接通后数分钟至24h内发生的排斥反应，见于反复输血、多次妊娠、长期血液透析或再次移植的个体。该反应是由于受者体内预先存在抗供者组织抗原的抗体（多为IgM类），包括抗供者ABO血型抗原、血小板抗原、HLA抗原及血管内皮细胞抗原的抗体。天然抗体可与移植肾组织抗原结合，通过激活补体而直接破坏靶细胞，同时补体激活所产生的活性片段也可引起血管通透性增高和中性粒细胞浸润，导致毛细血管和小血管内皮细胞损伤、纤维蛋白沉积和大量血小板聚集，并形成血栓，从而使移植器官发生不可逆性缺血、变性和坏死。免疫抑制药物对治疗此类排斥反应效果不佳。此外，供体器官灌流不畅或缺血时间过长等也可能导致超急性排斥反应发生。

（二）急性排斥反应

急性排斥反应（acute rejection）是同种异基因器官移植中最常见的一类排斥反应，一般在移植术后数天至2周左右出现，80%~90%发生于术后一个月内。病理学检查可见移植物组织出现大量巨噬细胞和淋巴细胞浸润。肾移植受者临床表现为移植区胀痛、少尿或无尿，血液中尿素氮升高、补体水平下降、血小板减少。及早给予适当的免疫抑制剂治疗，此型排斥反应大多可获缓解。

细胞免疫应答在急性排斥反应中发挥主要作用，其机制为：①CD4$^+$Th1细胞介导迟发型超敏反应，此乃主要的损伤机制；②CTL直接杀伤表达同种异型抗原的移植物细胞；③激活的巨噬细胞和NK细胞参与急性排斥反应的组织损伤。

（三）慢性排斥反应

慢性排斥反应（chronic rejection）发生于移植后数周、数月、甚至数年，其病变与慢性肾炎相似，肾脏正常器官组织结构逐渐消失，肾功能进行性减退，甚至完全丧失。

1. **免疫学机制**　血管慢性排斥（chronic vascular rejection，CVR）是其主要形式，表现为血管内皮细胞（VEC）损伤，其机制为：①CD4$^+$T细胞通过间接途径识别VEC表面HLA抗原而被活化，并持续较长时间，其中Th1细胞可介导慢性迟发型超敏反应性炎症，Th2细胞可辅助B细胞产生抗体；②急性排斥反应反复发作，引起移植物血管内皮细胞持续性轻微损伤，并不断分泌多种生长因子，导致血管平滑肌细胞增生、动脉硬化、血管壁炎性细胞浸润等病理改变。

2. **非免疫学机制**　慢性排斥与组织器官退行性变有关，其诱发因素为供者年龄（过大或过小）、某些并发症（高血压、高脂血症、糖尿病、巨细胞病毒感染等）、移植物缺血时间过长、肾单位减少、肾血流动力学改变、免疫抑制剂的不良反应等。

慢性排斥反应的机制迄今尚未完全阐明，且其对免疫抑制疗法不敏感，从而成为影响移植物长期存活的主要原因。

二、移植物抗宿主反应

GVHR 是由移植物中抗原特异性淋巴细胞识别宿主组织抗原所致的排斥反应，发生后一般均难以逆转，不仅导致移植失败，还可能威胁受者生命。GVHR 发生与下列因素有关：①受者与供者间 HLA 型别不符；②移植物中含有足够数量免疫细胞，尤其是成熟的 T 细胞；③移植受者处于免疫无能或免疫功能极度低下的状态（被抑制或免疫缺陷）。

GVHR 常见于骨髓移植后。此外，胸腺、脾脏移植以及新生儿接受大量输血时也可能发生。GVHR 的严重程度和发生率主要取决于供、受者间 HLA 型别配合程度，也与次要组织相容性抗原显著相关。

GVHR 中，骨髓移植物中成熟 T 细胞被宿主的异型组织相容性抗原（包括主要与次要组织相容性抗原）激活，增殖分化为效应 T 细胞，并随血循环游走至受者全身，对宿主组织或器官发动免疫攻击。细胞因子网络失衡可能是造成 GVHD 组织损伤的重要机制：供者 CD4$^+$T 细胞识别宿主组织抗原，发生活化、增殖、分化，产生 IL-2、IFN-g、TNF-a 等细胞因子，导致供者 T 细胞进一步激活，形成正反馈环路。过量细胞因子本身具有细胞毒作用，并可激活 CD8$^+$CTL、Mφ、NK 细胞等，直接或间接杀伤宿主靶细胞。

急性 GVHD 主要引起皮肤、肝脏和胃肠道等多器官上皮细胞坏死，临床表现为皮疹、黄疸和腹泻等，严重者皮肤和肠道黏膜剥落，由于受者抵抗力低下，易继发感染而致死亡。慢性 GVHD 可引起皮肤病、血小板减少、一个或多个器官纤维化和萎缩，导致器官功能进行性丧失。

★ 第 3 节　移植排斥反应防治原则

器官移植术成败在很大程度上取决于移植排斥反应的防治，其主要原则是严格选择供者、抑制受者免疫应答、诱导移植免疫耐受以及移植后免疫监测等。

一、供者的选择

器官移植成败主要取决于供、受者间的组织相容性。因此，术前须进行一系列检测，以尽可能选择较理想的供者。

1. 红细胞血型检查　人红细胞血型抗原是一类重要的同种异型抗原，故供者 ABO、Rh 血型抗原须与受者相同，或至少符合输血原则。

2. 检测受者血清中预存的细胞毒性 HLA 抗体　取供者淋巴细胞和受者血清进行交叉细胞毒试验，可检出受者血清中是否含有针对供者淋巴细胞的预存细胞毒抗体，以防止超急性排斥反应发生。

3. HLA 分型　HLA 型别匹配程度是决定供、受者间组织相容性的关键因素。不同 HLA 基因座位产物对移植排斥的影响各异。一般而言，HLA-DR 对移植排斥最为重要，其次为 HLA-B 和 HLA-A。骨髓移植物中含大量免疫细胞，若 HLA 不相配，所致 GVHR 特别强烈，且不易被免疫抑制剂所控制，故对 HLA 配型的要求也特别高。

4. 交叉配型　目前的 HLA 分型技术尚难以检出某些同种抗原的差异，故有必要进行交叉配型，这在骨髓移植中尤为重要。交叉配型的方法为：将供者和受者淋巴细胞互为反应细胞，即做两组单向混合淋巴细胞培养，两组中任何一组反应过强，均提示供者选择不当。

二、移植物和受者的预处理

1. 移植物预处理　实质脏器移植时，尽可能清除移植物中过路细胞有助于减轻或防止移植物抗宿主疾病（GVHD）发生。同种骨髓移植中，为预防 GVHD，可预先清除骨髓移植物中 T 细胞。

2. 受者预处理 实质脏器移植中，供、受者间 ABO 血型物质不符可能导致强的移植排斥反应。某些情况下，为逾越 ABO 屏障而进行实质脏器移植，有必要对受者进行预处理。其方法为：术前给受者输注供者特异性血小板；借助血浆置换术去除受者体内天然抗 A 或抗 B 凝集素；受者脾切除；免疫抑制疗法等。

三、免疫抑制疗法

同种移植术后一般均发生不同程度的排斥反应，故免疫抑制成为防治排斥反应的常规疗法。

1. 免疫抑制药物的应用 防治移植排斥反应最有效的措施是给予免疫抑制药。

（1）化学类免疫抑制药 此类药物包括糖皮质激素、大环内酯类药物（如环孢素、他克莫司、西罗莫司）、环磷酰胺等。例如，环孢素（cyclosporin, Cs）是目前临床上得到最广泛应用的一类免疫抑制药，其作用机制主要是：直接或间接抑制 Th 细胞产生淋巴因子（尤其是 IL-2），并抑制活化的 T 细胞表达 IL-2 受体。

（2）生物制剂 目前已用于临床的主要是抗免疫细胞膜抗原的抗体，如抗淋巴细胞球蛋白（ALG）、抗胸腺细胞球蛋白（ATG）、抗 CD3、CD4、CD8 单抗、抗 IL-2Ra 链（CD25）单抗等。这些抗体通过与相应膜抗原结合，借助补体依赖的细胞毒作用，分别清除体内 T 细胞或胸腺细胞。

（3）中草药类免疫抑制剂 某些中草药（如雷公藤、冬虫夏草等）具有明显免疫调节或免疫抑制作用，已试用于防治器官移植排斥反应。

2. 清除预存抗体 移植前进行血浆置换，可除去受者血液内预存的特异性抗体，以防止超急性排斥反应。

3. 其他免疫抑制方法 临床应用受者脾切除、放射照射移植物或受者淋巴结、血浆置换和淋巴细胞置换等技术防治排斥反应，均取得一定疗效。在骨髓移植中，为使受者完全丧失对骨髓移植物的免疫应答能力，术前常使用大剂量放射线照射或化学药物，以摧毁患者自身的造血组织。

四、移植后的免疫监测

移植后的免疫监测有助于及时采取相应防治措施，临床上常用的免疫学检测指标包括：①淋巴细胞亚群百分比和功能测定；②免疫分子水平测定，如血清中细胞因子、抗体、补体、可溶型 HLA 分子水平，细胞表面黏附分子、细胞因子受体表达水平等。

第4节　器官移植相关的免疫学问题

一、诱导同种移植耐受

非同卵双生的供、受者间进行移植，一般均发生排斥反应，而临床常规应用的免疫抑制药均有多种毒性和不良反应，故在理论上，诱导受者产生针对移植物的免疫耐受是彻底克服移植排斥反应的理想策略，并已成为移植免疫学研究领域最富挑战性的课题之一。本处简介实验研究中诱导同种移植耐受（或延长移植物存活）的主要策略及其原理。

1. 封闭同种反应性 TCR 原理为：人工合成供者 MHC 分子的模拟肽，或分离供者的可溶型 MHC 分子，给予受者后可封闭其同种反应性 T 细胞的 TCR。

2. 阻断共刺激信号 应用抗黏附分子抗体或可溶型配体封闭相应黏附分子，有可能阻断受者同种反应性 T 细胞的共刺激信号，诱导 T 细胞失能而建立移植耐受。动物实验中应用 CTLA-

4-Ig 融合蛋白和抗 CD40L 单抗可有效延长移植物存活时间。

3. **供者特异性输血（donor specific transfusion，DST）** DST 可诱导实验动物产生移植耐受，提高移植成功率，其机制尚不完全清楚，可能是：①促进 Th2 细胞活化，抑制 Th1 细胞功能；②诱导受者产生抗供者组织抗原的特异性封闭抗体；③刺激机体产生针对同种反应性 TCR 独特型的抗体；④异体淋巴细胞在受者体内产生移植物抗宿主样反应，杀伤受者同种反应性 T 细胞。

4. **过继输注 Treg 细胞** 同种抗原特异性 $CD4^+CD25^+$Treg 细胞可抑制 T 细胞介导的同种移植排斥反应，诱导移植物长期耐受。其机制为：① Treg 抑制同种反应性 $CD8^+$T 细胞的胞毒作用；② Treg 直接或间接下调 DC 表达共刺激分子或黏附分子，抑制同种反应性 T 细胞激活、增殖，并诱导其失能或凋亡。

5. **过继输注或诱导未成熟 DC** 未成熟 DC 表面仅表达低水平共刺激分子（CD86、CD80）和 MHC II 类分子，可使特异性 T 细胞由于缺乏活化信号而失能或凋亡。维持 DC 于未成熟状态或过继输注未成熟 DC，有可能诱导移植耐受。

6. **定向调控 Th 细胞亚群分化** Th1 型细胞因子（如 IL-2 和 IFN-γ）是参与排斥反应的重要效应分子，而 Th2 型细胞因子（如 IL-4、IL-10 等）可拮抗 Th1 细胞并抑制 CTL 功能，从而诱导移植耐受。因此，阻断 Th1 细胞及其所分泌细胞因子的效应，或增强 Th2 细胞及其所分泌细胞因子的效应，有利于建立移植耐受。

7. **阻断效应细胞向移植物局部浸润** 移植物局部产生的趋化因子可募集、激活中性粒细胞、单核 / 巨噬细胞、T 细胞，从而介导对移植物组织的损伤效应。通过阻断免疫细胞浸润和归巢，可明显延长移植物存活。

必须强调：上述诱导同种异体移植耐受的策略，目前多处于实验研究阶段，离临床应用尚有相当距离。

二、排斥反应的特殊情况

机体某些解剖部位易于接受同种乃至异种组织器官移植，而不发生或仅发生轻微排斥反应。这些部位称为免疫豁免区（immunologically privileged site），包括角膜、眼前房、软骨、脑、胎盘滋养层、某些内分泌腺等。

免疫赦免区的形成机制可能为：①该部位（如角膜）缺少输入血管和淋巴管，故血循环中的淋巴细胞难以到达赦免区局部，亦不能接触移植物抗原，因此不易发生免疫排斥反应；②体内存在特殊的屏障，如血 - 脑屏障能阻止抗体和免疫细胞进入脑组织与之接触，故脑内组织移植易于成功；③某些组织（如软骨组织）的免疫原性较弱，移植后不易发生排斥反应；④某些免疫赦免区组织细胞高表达 FasL，同种移植后即使受者免疫细胞（指 T 细胞）突破解剖学屏障而进入赦免区，使同种反应性 T 细胞被激活，但由于激活的 T 细胞高表达 Fas，可能通过 Fas/FasL 途径而发生凋亡，导致对移植物的免疫耐受。

三、造血干细胞移植（HSCT）

造血干细胞（HSC）主要来源于骨髓、外周血和脐带血，具有自我更新能力和分化为不同谱系血细胞的潜能。1955 年 Thomas 首先开展骨髓移植，目前 HSCT 已被广泛用于治疗血液系统恶性疾病（如白血病、淋巴瘤）、遗传性血液病、某些经放疗或化疗的恶性实体肿瘤、先天性免疫缺陷和代谢失调等，以重建正常造血和免疫功能。

理论上，HSCT 可同时导致 HVGR 和 GVHR，但由于受者多伴严重免疫缺陷，故主要表现为 GVHR。GVHD 一旦发生，一般难以逆转，不仅导致移植失败，还可威胁受者生命。因此，移植术前须进行严格 HLA 配型，或预先清除移植物中成熟 T 细胞。

HLA 的遗传特点决定了筛选造血干细胞供者的策略：① HLA 具有高度多态性，故在无关个体中筛选出合适供者十分困难；② HLA 基因为单体型遗传，故在同胞兄弟姐妹中筛选出 HLA

全相合供者的概率最高。

目前，国际上多个国家和地区已建立造血干细胞捐赠者资料库，在采集并分析大样本人群HLA 型别的基础上，为筛选合适供者提供线索。截止至 2013 年 6 月，由中国红十字总会主持建立的中国造血干细胞捐赠者资料库（简称中华骨髓库）库容已逾 167 万人份，并为数千名患者提供了 HLA 相合的造血干细胞移植物。

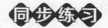

1. 同种异型抗原直接识别与间接识别有何区别？
2. 同种异基因移植排斥反应防治原则？

1. 答：直接识别中被识别的分子是完整的同种异型 MHC 分子，而间接识别则为经处理的同种异型 MHC 分子来源的肽；直接识别中抗原提呈细胞是供者 APC，而间接识别则为受者 APC；直接识别中被激活的 T 细胞以 CD8$^+$ CTL 为主，而间接识别则以 CD4$^+$Th 为主；直接识别中同种异型反应性非常强烈，而间接识别则较弱或未知；直接识别主要引起急性排斥，而间接识别则与慢性排斥有关；直接识别对环孢素敏感，而间接识别不敏感。

2. 答：器官移植术成败在很大程度上取决于移植排斥反应的防治，其主要原则是严格选择供者、抑制受者免疫应答、诱导移植免疫耐受以及移植后免疫监测等。①正确合理的组织配型，是移植成功的关键，包括有 ABO 血型、HLA 型别鉴定、预存抗体的鉴定、交叉配型和 mH 抗原分型；②合理使用免疫抑制剂；③做好移植物的免疫学监测；④诱导免疫耐受。

（梅 钧）

第22章 免疫学检测技术

教学目的

掌握体液免疫功能和细胞免疫功能基本检测指标和实用意义；各种检测手段的技术要点。

针对不同的实验目的正确选择最适宜的检测手段，培养在实验设计中能比较和优化选用免疫学检测技术的能力。

★第1节 体外抗原抗体结合反应的特点及影响因素

一、抗原抗体反应特点

1. 高度特异性 抗原与抗体的结合具有高度特异性，这种特异性是由抗原表位与抗体分子中的超变区互补结合所决定的。空间构型互补程度越高，抗原表位与抗体可变（V）区之间结合力越强，抗原抗体结合的特异性越强，亲和力也越高。利用这一特点，在体外可以对许多未知的生物学物质进行特异性鉴定。如利用抗伤寒杆菌的抗体检测伤寒杆菌；也可用已知的抗原（如乙型肝炎病毒）来检测相应的抗体（抗乙型肝炎病毒抗体）。

2. 表面化学基团之间的可逆结合 抗原抗体结合除了空间构象互补外，主要以氢键、静电引力、范德华力和疏水键等分子表面的化学基团之间的非共价方式结合。这种非共价键不如共价键结合稳定，易受温度、酸碱度和离子强度的影响而解离，解离后抗原和抗体仍具有原有的特性。解离度主要取决于两个方面：一是抗体与抗原结合的亲和力。亲和力指抗体分子单一抗原结合部位与一个相应抗原表位之间互补结合的强度。抗体亲和力越高，解离度越低；反之抗体的亲和力越低，解离度越高。二是抗原抗体反应的环境因素如温度、酸碱度和离子强度。因此在体外进行抗原抗体反应时，要求适当的温度、酸碱度和离子强度等条件。

3. 适宜的抗原抗体浓度和比例 抗原抗体结合后能否出现肉眼可见的反应取决于两者适当的浓度和比例。在反应体系中，如果抗原与抗体的浓度和比例适当则抗原抗体复合物体积大、数量多，出现肉眼可见的反应。若抗原或抗体过剩，抗原 - 抗体复合物体积小、数量少，不能出现肉眼可见的反应。故在具体实验过程中要适当稀释抗原或抗体，以调整两者浓度和比例，使其出现最大复合物，避免假阴性的发生。

4. 抗原抗体反应的两个阶段 抗原抗体反应可分为两个阶段：第一个阶段是抗原抗体特异性结合阶段。抗原分子与抗体分子之间是互补的非共价结合，该反应迅速，可在数秒钟至几分钟内完成，一般不出现肉眼可见的反应。第二阶段为可见反应阶段，是小的抗原抗体复合物之间靠正、负电荷吸引形成较大复合物的过程。此阶段所需时间从数分、数小时至数日不等，且易受电解质、温度和酸碱度等条件的影响。

二、抗原抗体反应的影响因素

1. 电解质 抗原、抗体通常为蛋白质分子，等电点分别为 pH 3~5 和 5~6 不等，在中性或弱碱性条件下，表面带有较多的负电荷，适当浓度的电解质会使它们失去一部分的负电荷而相互结合，出现肉眼可见的凝集团块或沉淀物。实验中常用 0.85% 的氯化钠或其他离子溶液作稀释液，以提供适当浓度的电解质。

2. 温度　适当提高反应的温度可增加抗原与抗体分子的碰撞机会，加速抗原－抗体复合物的形成。在一定范围内，温度越高，形成可见反应的速度越快。但温度过高（56℃以上），可使抗原或抗体变性失活，影响实验结果。通常 37℃是抗原－抗体反应的最适温度。

3. 酸碱度　抗原抗体反应的最适 pH 在 6~8 之间，pH 过高或过低，均可直接影响抗原、抗体的理化性质。此外，当抗原抗体反应液的 pH 接近抗原或抗体的等电点时，抗原抗体所带正、负电荷相等，由于自身吸引而出现凝集，导致非特异性反应，即假阳性反应。

第 2 节　检测抗原和抗体的体外试验

抗原和其相应抗体在体外相遇可发生特异性结合，由于该反应是高度特异性的，因此可以用已知的抗原（或抗体）来检测未知的抗体（或抗原）。由于抗原物理性状的差异或参加反应的其他辅助成分的不同，可出现不同类型的反应。如凝集反应、沉淀反应、中和反应及免疫标记技术等。实验所采用的抗体常存在于血清中（还可存在于关节液、脑脊液、腹水及胸水中），因此习惯上将体外的抗原-抗体反应称之为血清学反应（serological reaction）或血清学试验。

1. 凝集反应（agglutination reaction）　细菌、细胞等颗粒性抗原或表面包被抗原的颗粒状物质（如聚苯乙烯乳胶等）与相应的抗体在电解质存在的条件下结合，出现肉眼可见的凝集团现象，称为凝集反应。凝集反应分为直接凝集反应和间接凝集反应两种。

（1）**直接凝集反应（direct agglutination reaction）**　颗粒性抗原本身直接与相应的抗体反应出现的凝集现象，如红细胞凝集或细菌凝集。

（2）**间接凝集反应（indirect agglutination reaction）**　将可溶性抗原或抗体先吸附在某些颗粒载体上，形成致敏颗粒，然后再与相应抗体或抗原进行反应产生的凝集现象，称为间接凝集反应。

直接凝集反应和间接凝集反应亦常用于溶血性疾病的诊断，如 Rh 血型不符的新生儿溶血症及药物相关的溶血性疾病。

2. 沉淀反应（precipitation reactions）　毒素、组织浸液及血清中的蛋白等可溶性抗原与相应抗体反应后，出现肉眼可见的沉淀物，称为沉淀反应。

3. 免疫标记技术（immunolabeling technique）　免疫标记技术是将抗原－抗体反应与标记技术相结合，以检测抗原或抗体的一类试验方法。为了提高单纯的抗原和抗体检测的灵敏性，将已知的抗体或抗原标记上示踪物质，通过检测标记物，间接测定抗原－抗体复合物。常用的标记物有酶、荧光素、放射性核素、胶体金及化学发光物质等。免疫标记技术极大地提高了抗原－抗体反应的灵敏度，不但能对抗原或抗体进行定性和精确定量测定，而且结合光镜或电镜技术，能观察抗原、抗体或抗原抗体复合物在组织细胞内的分布和定位。

（1）**免疫酶测定法（enzyme immunoassay，EIA）**　这是一种用酶标记一抗或二抗检测特异性抗原或抗体的方法。常用的有酶联免疫吸附试验（enzyme linked immunosorbent assay，ELISA）和酶免疫组化技术。ELISA 法需将抗原或抗体与一固相载体（常为聚苯乙烯板）连接，然后再进行酶免疫反应。酶免疫组化法用于测定组织或细胞中的抗原。酶免疫检测技术可用于激素、药物等半抗原的检测，也可用于大分子蛋白质、病毒和细胞性抗原成分的检测。由于 ELISA 检测技术方法简单、特异性强，因此是酶免疫技术中应用最广泛的技术。常见的方法有双抗夹心法（sandwich ELISA）、间接 EILSA、BAS -ELISA、微粒捕获酶免疫分析技术（microparticle enzyme immunoassay，MEIA）、免疫组化技术（immunohitochemistry technique）等。

（2）免疫荧光技术（immunofluorescence technique） 又称荧光抗体技术，是用荧光素标记一抗或二抗，检测特异性抗原或抗体的方法。

（3）放射免疫测定法（radioimmunoassay，RIA） 是用放射性核素标记抗原或抗体进行的免疫测定。将同位素的敏感性与抗原抗体结合的特异性结合起来，具有重复性好、准确性高等优点，广泛应用于激素、药物等微量物质的检测，敏感性可达到 pg/ml 水平。常用的放射性核素有 ^{131}I 和 ^{125}I 等。

（4）化学发光免疫技术（chemiluminescence immunoassay，CLIA） 是将化学发光分析和免疫反应相结合而建立的一种新的免疫分析技术。该方法不仅具有发光分析的高灵敏度和抗原抗体反应的高度特异性，而且还具有分离简便、可以实现自动化分析的特点。将发光物质如鲁米诺，标记抗体或抗原进行反应，以发光现象作为抗原 - 抗体反应的指示系统，可定量检测抗原或抗体。包括发光酶免疫分析、化学发光免疫分析和电化学发光分析。

（5）免疫胶体金技术（immunological colloidal gold signature，ICS） 用胶体金颗粒标记抗体或抗原，以检测未知抗原或抗体的方法称免疫胶体金技术。氯金酸（$HAuCl_4$）在还原剂的作用下，可聚合成特定大小的金颗粒，形成带负电的疏水胶溶液。该溶液因静电作用而呈稳定的胶体状态，故称胶体金。在碱性条件下，胶体金颗粒表面的负电荷与蛋白质的正电荷基团靠静电引力结合。由于胶体金的电子密度高，颗粒聚集后呈红色，因此可用于标记多种大分子，如白蛋白、免疫球蛋白、糖蛋白、激素、脂蛋白、植物血凝素、卵白素等。

（6）免疫印迹技术（immunoblotting） 又称 Western blotting，是将十二烷基磺酸钠（SDS）聚丙烯酰胺凝胶电泳（PAGE）分离得到的按分子量大小排列的蛋白转移到固相载体膜上，再用标记的特异性的抗血清或单克隆抗体对蛋白质进行定性及定量分析的技术，其鉴定蛋白质的敏感性为 1~5ng。该技术已被广泛地用于医学研究领域。免疫印迹法的基本步骤为：第一步是电泳分离蛋白抗原，将可溶性抗原或溶解状态的细胞裂解液进行 SDS-PAGE。第二步是将 SDS-PAGE 分离的蛋白条带转移至固相的硝酸纤维素膜（NC）或聚偏二氟乙烯（PVDF）上。第三步，转印到膜上的蛋白条带可用酶标记的一抗或二抗进行特异性反应，加入显色底物以显示结果。

4. **蛋白质芯片技术** 蛋白质芯片又称蛋白质微阵列（protein microarray），是指固定于支持介质上的大量蛋白质构成的微阵列。根据蛋白质分子间特异性结合的原理，可实现快速、准确、高通量的检测。蛋白质芯片的基本原理是将各种蛋白质有序地固定于介质载体上成为检测的芯片，再用标记特定荧光物质的抗体与芯片作用，与芯片上的蛋白质相匹配的抗体将与其对应的蛋白质结合，在将未与芯片上的蛋白质结合的抗体洗去之后，利用荧光扫描仪或激光共聚扫描技术，测定芯片上各点的荧光强度。抗体上的荧光将指示对应的蛋白质及其相互结合的程度。抗体芯片是指将抗体固定到芯片表面，其特异性结合能力，检测相应的抗原。抗原、抗体芯片在微生物感染检测中具有广泛的应用价值。

第 3 节　免疫细胞功能的检测

为了检测机体的免疫功能，可以通过体外或体内实验对参与免疫应答的不同细胞进行分离、鉴定及功能测定。用于上述免疫功能检测的材料最常用的是外周血，也可以是胸腺、脾、淋巴结及各种组织。

一、免疫细胞的分离

体外测定免疫细胞的功能，首先要从不同材料中分离所需细胞。根据细胞的表面标志、理化性质及功能进行设计和选择不同的分离方法。

（一）外周血单个核细胞的分离

外周血单个核细胞（peripheral blood mononuclear cells，PBMC）包括淋巴细胞和单核细胞。PBMC 是免疫学实验最常用的细胞，也是进行 T 细胞、B 细胞分离纯化过程的第一步。常用的分离方法是葡聚糖 - 泛影葡胺（Ficoll-Urografin）密度梯度离心法。

（二）淋巴细胞及其亚群的分离

淋巴细胞及其亚群的分离有多种方法，如玻璃黏附法、尼龙毛分离法、E 花环形成分离法等。由于单克隆抗体的应用和免疫学技术的发展，可通过以下方法进行分离。

1. 免疫吸附分离法　将已知抗淋巴细胞表面标志的抗体包被聚苯乙烯培养板，加入淋巴细胞悬液，表达相应细胞表面标志的淋巴细胞被贴附在培养板上，可与细胞悬液中其他细胞分开。

2. 免疫磁珠分离法（immune magnetic bead，IMB）　近年来免疫磁珠法应用较广泛，是一种特异性分离所需淋巴细胞的方法。

3. 荧光激活细胞分离仪分离法（fluorescence activated cell sorting，FACS）　FACS 又称流式细胞术（flow cytometry，FCM），是一种集光学、流体力学、电力学和计算机技术于一体，可对细胞进行多参数定量测定和综合分析方法。

4. 抗原肽 –MHC 分子四聚体技术　将特异性抗原肽段、可溶性 MHC Ⅰ类分子重链及 β_2 微球蛋白在体外正确折叠，在亲和素存在下，构建四聚体（tetramer），并结合流式细胞仪定量检测外周血及组织中抗原特异性 CTL 的比率。

二、免疫细胞功能的测定

检测 T 细胞、B 细胞的数量及功能有助于某些疾病的辅助诊断、疗效观察及科研分析。

1. T 细胞功能测定

（1）T 淋巴细胞增殖试验　T 细胞受到特异性抗原或有丝分裂原（PHA、ConA）刺激后可发生增殖，可通过以下三种方法检测：形态计数法、^{3}H-TdR 或 ^{125}I-UdR 掺入法、MTT 比色法。

（2）迟发型超敏反应（DTH）的检测　此方法为体内检测细胞免疫功能的简便易行的皮试方法。其原理是外来抗原刺激机体产生免疫应答后，再用相同的抗原作皮试可导致迟发型超敏反应，T 细胞活化并释放多种细胞因子，产生以单核细胞浸润为主的炎症，局部发生充血、渗出，于 24~48h 发生，72h 达到高峰。阳性反应表现为局部红肿和硬结，反应强烈的可发生水肿，甚至坏死。

2. B 细胞功能测定

（1）可通过单向琼脂扩散法、ELISA、速率比浊法等测定标本中 IgG、IgA、IgM 等各类 Ig 的含量。

（2）抗体形成细胞测定　常用溶血空斑试验。

3. 细胞毒试验　细胞毒实验技术是检测 CTL、NK 等细胞杀伤靶细胞活性的一种细胞学技术。主要用于肿瘤免疫、移植排斥反应和病毒感染等方面的研究。主要有：^{51}Cr 释放法、乳酸脱氢酶释放法、细胞染色法、凋亡细胞检测法。

4. 吞噬功能测定

（1）硝基蓝四氮唑试验　硝基蓝四氮唑（NBT）是一种水溶性的淡黄色染料。由于在杀菌过程中产生反应性氧中间物（ROI），其中超氧阴离子（O_2^-）能使被吞噬进细胞内的 NBT 还原成不溶性蓝黑色甲臜颗粒，沉积于胞浆中，光镜下计数 NBT 阳性细胞，可反应中性粒细胞的杀伤功能。

（2）巨噬细胞吞噬试验　将待测巨噬细胞与某种可被吞噬又易于计数的颗粒性物质（如鸡红细胞）混合温育后，颗粒物质被巨噬细胞吞噬，根据吞噬百分率即可反映巨噬细胞的吞噬能力。

5. 细胞因子的检测 细胞因子的检测主要有生物活性检测法、免疫学检测法和分子生物学技术检测法。

（1）生物活性检测法 根据不同的细胞因子具有的不同的生物学活性，可采取相应的测定方法。

（2）免疫学检测法 几乎所有的细胞因子都可以用 ELISA（双抗体夹心法）进行检测；胞内细胞因子检测法；酶联免疫斑点试验（enzyme-linked immunospot，ELISPOT）。

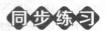

1. 简述体外抗原抗体结合反应的特点及影响因素。
2. 检测未知抗体可应用哪些免疫学方法？
3. 用标记抗体或抗原进行的抗原抗体反应的常用方法有哪些？
4. 检测细胞凋亡的基本方法有哪些?

1. 答案见第一节内容。
2. 答：免疫酶测定法，免疫荧光技术，放射免疫测定法，化学发光免疫技术，免疫胶体金技术。
3. 答：酶标记技术，放射性核素标记技术，荧光标记技术，胶体金标记技术。
4. 答：
（1）形态学观察方法：HE染色，光镜观察；丫啶橙（AO）染色，荧光显微镜观察；台盼蓝染色；透射电镜观察。
（2）DNA 凝胶电泳。
（3）酶联免疫吸附法（ELISA）核小体测定 凋亡细胞的 DNA 断裂使细胞质内出现核小体。核小体由组蛋白及其伴随的 DNA 片断组成，可由 ELISA 法检测。
（4）流式细胞仪分析。
（5）TUNEL 法（脱氧核糖核苷酸末端转移酶介导的缺口末端标记法）。

（梅　钧）

第23章　免疫学防治

教学目的

1. 掌握　人工主动免疫、人工被动免疫和疫苗的概念。
2. 熟悉　免疫学防治常用制剂的种类、用途及疫苗接种的注意事项。
3. 了解　我国计划免疫的概况及新疫苗的发展现状。

第1节　免疫预防

人类用免疫的方法预防传染病有着悠久的历史，采用牛痘苗接种的方法成功地在全球消灭了天花是用免疫预防的方法消灭传染病的最好例证。随着卫生状况的改善和计划免疫的实施，人们在传染病的预防中取得了巨大成就。目前，免疫预防已扩大到传染病以外的其他领域，疫苗的内涵及应用也将进一步拓展。

特异性免疫的获得方式有自然免疫和人工免疫两种。自然免疫主要指机体感染病原体后建立的特异性免疫，也包括胎儿或新生儿经胎盘或乳汁从母体获得抗体。人工免疫则是人为地使机体获得特异性免疫，是免疫预防的重要手段，包括两种：人工主动免疫（artificial active immunization）是用疫苗接种机体，使之产生特异性免疫，从而预防感染的措施；人工被动免疫（artificial passive immunization）是给人体注射含特异性抗体或细胞因子的制剂，以治疗或紧急预防感染的措施。

★一、疫苗的基本要求

免疫预防（immunoprophylaxis）是人工主动免疫的主要目的，主要措施是接种疫苗。疫苗（vaccine）是接种后能使机体对特定疾病产生免疫力的生物制剂类药品的统称。疫苗制备的基本要求是 SEP，即安全、有效、实用。

1. 安全（safe） 疫苗都是用于健康人群，特别是儿童的免疫接种，其质量的优劣直接关系到千百万人的健康和生命安全，因此在制作中应特别注意质量管理。灭活疫苗菌毒种为致病性强的微生物，应予彻底灭活，并避免无关蛋白和内毒素污染；活疫苗的菌毒种要求遗传性状稳定，无回复突变，无致癌性；各种疫苗应尽可能减少接种后的不良反应，推崇口服接种或尽量减少注射次数。

2. 有效（effective） 疫苗应当具有很强的免疫原性，接种后能在大多数人中引起保护性免疫，使群体的抗感染能力增强。

3. 实用（practical） 疫苗的可接受性十分重要，否则难以达到接种人群的高覆盖率。在保证免疫效果的前提下尽量简化接种程序，如口服疫苗、多价疫苗。同时要求疫苗易于保存运输，价格低廉。

二、疫苗的种类及其发展

第一代传统疫苗包括灭活疫苗、减毒活疫苗和类毒素，第二代疫苗包括由微生物的天然成分及其产物的亚单位疫苗和将能激发免疫应答的成分基因重组而产生的重组蛋白疫苗，第三代疫苗的代表是基因疫苗。

（一）疫苗的种类

1. 灭活疫苗 灭活疫苗（inactivated vaccine）又称死疫苗，是选用免疫原性强的病原体，经人工大量培养后，用理化方法灭活制成。

2. 减毒活疫苗 减毒活疫苗（live-attenuated vaccine）是用减毒或无毒力的活病原微生物制成。

3. 类毒素 类毒素（toxoid）是用细菌的外毒素经 0.3%~0.4% 甲醛处理制成。因其已失去外毒素的毒性，但保留免疫原性，接种后能诱导机体产生抗毒素。

4. 亚单位疫苗 亚单位疫苗（subunit vaccine）是去除病原体中与激发保护性免疫无关的甚至有害的成分，保留有效免疫原成分制作的疫苗。

5. 结合疫苗 能引起 T 细胞、B 细胞的联合识别，B 细胞可产生 IgG 类抗体，明显提高了免疫效果。

6. DNA 疫苗 用编码病原体有效免疫原的基因与细菌质粒构建成重组体，经注射等途径进入机体，重组质粒可转染宿主细胞，使其表达保护性蛋白抗原，从而诱导机体产生特异性免疫。

7. 重组载体疫苗（recombinant vector vaccine） 是将编码病原体有效免疫原的基因插入载体（减毒的病毒或细菌）基因组中，接种后，随疫苗株在体内的增殖，大量所需的抗原得以表达。

（二）新型疫苗的发展

近年来新发展的疫苗主要有以下几类。

合成肽疫苗是根据有效免疫原的氨基酸序列，设计和合成的免疫原性多肽，以期用最小的免疫原性肽来激发有效的特异性免疫应答。

食用疫苗是用转基因方法，将编码有效免疫原的基因导入可食用植物细胞的基因组中，免疫原即可在植物的可食用部分稳定的表达和积累，人类和动物通过摄食达到免疫接种的目的。

黏膜疫苗是可以通过黏膜接种的疫苗，不仅诱导黏膜局部免疫，还诱导全身免疫。

透皮疫苗是将抗原和佐剂应用于完整皮肤表面，通过表皮的朗格汉斯细胞识别、处理抗原并将其呈递给 T 细胞，从而引发强烈的体液免疫和细胞免疫。

治疗性疫苗是指在已感染病原微生物或已患有某些疾病的机体中，通过诱导特异性的免疫应答，达到治疗或防止疾病恶化的天然、人工合成或用基因重组技术表达的产品或制品。

（三）佐剂

佐剂（adjuvant）是一类与抗原合用时能增强抗原免疫效应的物质。其可能的作用机制有二：一是在淋巴细胞接触抗原的局部可浓缩抗原，即储存效应（depot effect）；二是通过诱导细胞因子的产生，调节淋巴细胞的功能。目前在人类疫苗制作中使用的有氢氧化铝、磷酸铝、磷酸钙等无机盐以及结合细菌类毒素的百日咳杆菌。

1. ISCOMs 是一种缓释的复合物。含磷脂、皂素、胆固醇及蛋白质，为 30~40nm 直径的二十面体对称结构，能捕获大量抗原分子并释放给抗原提呈细胞。ISCOMs 可上调 MHC 分子的表达，促进细胞免疫尤其是 CTL 活性。

2. CpG 寡核苷酸 指人工合成的一段含非甲基化胞嘧啶 - 鸟嘌呤的寡核苷酸链，其受体是 TLR9，能诱导细胞因子的产生，活化 B 细胞、NK 细胞及树突状细胞，对蛋白疫苗和核酸疫苗均有明显佐剂活性。寡核苷酸链的序列决定了佐剂活性的强弱，不同种属的最适基序不尽相同。

★ 三、疫苗的应用

当代疫苗的发展和应用不仅仅限于传染病领域，已扩展到许多非传染病领域。而且，它不再是单纯的的预防制剂，通过调整机体的免疫功能，成为有前途的治疗性制剂。

1. 抗感染和计划免疫　计划免疫（planed immunization）是根据某些特定传染病的疫情监测和人群免疫状况分析，有计划地用疫苗进行免疫接种，预防相应传染病，确保儿童健康成长的重要手段，最终达到控制以至消灭相应传染病的目的而采取的重要措施。我国政府非常关心儿童健康，重视预防保健工作，制定了一系列的政策、法规，控制儿童传染病发生，优先考虑控制和消灭脊髓灰质灰、麻疹、新生儿破伤风等疾病。

我国儿童计划免疫的常用疫苗有 5 种，即卡介苗、小儿麻痹症疫苗、百白破疫苗、麻疹活疫苗和乙型肝炎疫苗。2007 年国家扩大了计划免疫免费提供的疫苗种类，在原有的"五苗七病"基础上增加到 15 种传染病。新增了甲型肝炎疫苗、乙脑疫苗、流脑多糖疫苗、风疹疫苗、腮腺炎疫苗、钩体病疫苗、流行性出血热疫苗和炭疽疫苗。我国的计划免疫工作取得了显著成绩，传染病的发病率大幅度下降。

抗感染仍是未来应用疫苗的首要任务。不少传染病仍缺乏有效疫苗。使用治疗性疫苗或细胞因子有可能通过调整免疫系统的功能彻底清除感染。

2. 抗肿瘤　一些病毒的感染与肿瘤的发生密切相关，这些病毒的疫苗可被看作是肿瘤疫苗。

3. 计划生育　避孕疫苗也是近年来活跃的研究领域，目前正在研制中的几种疫苗均有一定的抗生育效果。

4. 防止免疫病理损伤　某些慢性感染导致的免疫病理损伤与免疫应答的类型有关，通过调整免疫功能有可能防止或减轻病理损伤。

第 2 节　免疫治疗

免疫治疗（immunotherapy）是指利用免疫学原理，针对疾病的发生机制，人为地调整机体的免疫功能，达到治疗目的所采取的措施。传统的免疫治疗分类方法按免疫增强或抑制疗法，主动或被动免疫治疗，特异或非特异免疫治疗分类，各类之间又有交叉。随着近年来生物技术的发展，已能制备多种重组细胞因子或免疫细胞，并用于临床治疗，这些进展更新了免疫治疗的概念。

◀ 一、分子治疗

分子治疗指给机体输入分子制剂，以调节机体的特异性免疫应答，例如使用抗体、细胞因子以及微生物制剂等。

（一）分子疫苗
合成肽疫苗、重组载体疫苗和 DNA 疫苗可作为肿瘤和感染性疾病的治疗性疫苗。

（二）抗体
（1）多克隆抗体　用传统方法免疫动物制备的血清制剂

（2）单克隆抗体与基因工程抗体　单克隆抗体在临床的应用，已从体外实验诊断发展到体内影像诊断和治疗。基因工程抗体去除鼠源性抗体中 Fc 段和可变区中架骨区，保留抗体结合抗原的特异性，降低其进入人体的免疫原性。

（三）细胞因子
（1）外源性细胞因子治疗　重组细胞因子已用于肿瘤、感染、造血障碍等疾病的治疗。

（2）细胞因子拮抗疗法　该法的原理是通过抑制细胞因子的产生、阻止细胞因子与相应受体结合或阻断结合后的信号转导，阻止细胞因子发挥生物学效应。

二、细胞治疗

细胞治疗指给机体输入细胞制剂，以激活或增强机体的特异性免疫应答，例如使用细胞疫苗、干细胞移植、过继免疫治疗等。

（一）细胞疫苗

（1）肿瘤细胞疫苗　包括灭活瘤苗、异构瘤苗等。

（2）基因修饰的瘤苗　将肿瘤细胞用基因修饰方法改变其遗传性状，降低致瘤性，增强免疫原性。

（3）树突状细胞疫苗　树突状细胞是人体内最有效的抗原提呈细胞，近年来已成为肿瘤生物治疗中备受关注的热点。使用肿瘤提取物抗原或肿瘤抗原多肽等体外刺激树突状细胞，或用携带肿瘤相关抗原基因的病毒载体转染树突状细胞，再回输给患者，可有效激活特异性抗肿瘤免疫应答。

（二）过继免疫细胞治疗

取自体淋巴细胞经体外激活、增殖后回输患者，直接杀伤肿瘤或激发机体抗肿瘤免疫效应，此为过继免疫治疗。

（三）干细胞移植

干细胞是具有多种分化潜能，自我更新能力很强的细胞，在适当条件下可被诱导分化为多种细胞组织：骨髓、外周血、脐血。

三、生物应答调节剂与免疫抑制剂

（一）生物应答调节剂

生物应答调节剂（biological response modifier，BRM）指具有促进或调节免疫功能的制剂，通常对免疫功能正常者无影响，而对免疫功能异常，特别是免疫功能低下者有促进或调节作用。

表 23-1　主要生物应答调节剂

种　类	举　例	主 要 作 用
细菌产物	卡介苗、短小棒状杆菌、胞壁酰二肽	活化巨噬、NK 细胞
合成性分子	吡喃共聚物、马来酐二乙烯醚、嘧啶、聚肌胞苷酸	诱导产生 IFN
细胞因子	IFN-α、IFN-β、IFN-γ、IL-2	活化巨噬、NK 细胞
激　素	胸腺素、胸腺生成素	调节胸腺功能

1. **微生物制剂**　包括卡介苗、短小棒状杆菌、丙酸杆菌、链球菌低毒菌株、金葡菌肠毒素超抗原、伤寒杆菌脂多糖等，具有佐剂作用或免疫促进作用。

2. **胸腺肽（胸腺素）**　是从小牛或猪胸腺提取的可溶性多肽混合物，包括胸腺素、胸腺生成素等，对胸腺内 T 细胞的发育有辅助作用。因其无种属特异性和明显的不良反应而常用于治疗细胞免疫功能低下的病人，如病毒感染、肿瘤等。

（二）免疫抑制剂

免疫抑制剂能抑制机体的免疫功能，常用于防止移植排斥反应的发生和自身免疫病的治疗。

1. **化学合成药物**

（1）糖皮质激素。

（2）环磷酰胺。

（3）硫唑嘌呤。

2. **微生物制剂**

（1）环孢素（cyclosporin，Cs）　环孢素是真菌代谢产物的提取物，目前已能化学合成。主要通过阻断 T 细胞内 IL-2 基因的转录，抑制 IL-2 依赖的 T 细胞活化，是防治移植排斥反应的首选药物。

（2）他克莫司（FK506） FK506 属大环内酯类抗生素，为真菌产物。其作用机制与环孢素相近，但作用比环孢素强 10~100 倍，而且对肾脏的毒性较小，用于抗移植排斥反应有良效。

（3）吗替麦考酚酯（mycophenolate mofetil，MMF） 一种强效、新型免疫抑制剂，它是麦考酚酸（mycophenolic acid，MPA）的 2-乙基酯类衍生物，体内脱酯后形的 MPA 能抑制鸟苷的合成，选择性阻断 T 淋巴细胞和 B 淋巴细胞的增殖，用于移植排斥反应和自身免疫性疾病。

（4）西罗莫司（sirolimus） 属抗生素类免疫抑制剂，可能通过阻断 IL-2 诱导的 T 细胞增殖而选择性抑制 T 细胞，用于抗移植排斥反应。

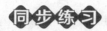

1. 何谓生物应答调节剂，主要包括哪些制剂？
2. 免疫分子治疗和免疫细胞治疗各有哪些措施？
3. 简述计划免疫的概念及其意义。

1. 答：生物应答调节剂（biological response modifier，BRM）指具有促进或调节免疫功能的制剂，通常对免疫功能正常者无影响，而对免疫功能异常，特别是免疫功能低下者有促进或调节作用。主要有细菌产物（卡介苗、短小棒状杆菌、胞壁酰二肽），合成性分子（吡喃共聚物、马来酐二乙烯醚、嘧啶、聚肌胞苷酸），细胞因子，激素等。

2. 答：分子治疗指给机体输入分子制剂，以调节机体的特异性免疫应答，例如使用抗体、细胞因子以及微生物制剂等。

细胞治疗指给机体输入细胞制剂，以激活或增强机体的特异性免疫应答，例如使用细胞疫苗、干细胞移植、过继免疫治疗等。

3. 答：计划免疫（planed immunization）是根据某些特定传染病的疫情监测和人群免疫状况分析，有计划地用疫苗进行免疫接种，预防相应传染病，确保儿童健康成长的重要手段，最终达到控制以至消灭相应传染病的目的而采取的重要措施。我国政府非常关心儿童健康，重视预防保健工作，制定了一系列的政策、法规，控制儿童传染病发生，优先考虑控制和消灭脊髓灰质灰、麻疹、新生儿破伤风等疾病。我国儿童计划免疫的常用疫苗有 5 种，即卡介苗、小儿麻痹症疫苗、百白破疫苗、麻疹活疫苗和乙型肝炎疫苗。2007 年国家扩大了计划免疫免费提供的疫苗种类，在原有的"五苗七病"基础上增加到 15 种传染病。新增了甲型肝炎疫苗、乙脑疫苗、流脑多糖疫苗、风疹疫苗、腮腺炎疫苗、钩体病疫苗、流行性出血热疫苗和炭疽疫苗。我国的计划免疫工作取得了显著成绩，传染病的发病率大幅度下降。

（梅 钧）

一、单项选择题（最佳选择题，每题 1 分，共 20 分）

1. 实验动物新生期切除胸腺后，淋巴结内
   A. 深皮质区缺乏 T 细胞
   B. 生发中心生成受影响
   C. 胸腺依赖区 T 细胞数目和生发中心均不受影响
   D. 深皮质区 T 细胞缺乏，同时生发中心形成也受影响
   E. 浅皮质区无明显影响

2. 免疫对机体
   A. 有利　　　　　　B. 有害　　　　　　C. 有利又有害
   D. 无利也无害　　　E. 正常情况下有利，某些条件下有害

3. IgM
   A. IgM 在分子结构上有铰链区　　　　　B. 天然的血型抗体为 IgM
   C. IgG 的溶血作用比 IgM 强　　　　　　D. 在个体发育中合成较晚
   E. 血清中 IgM 由 4 个单体通过 J 链连成四聚体

4. IgG
   A. IgG 以单体形式存在，广泛分布于体液中　B. IgG 固定补体的能力最强
   C. IgG 半衰期相对较短　　　　　　　　　　D. 为天然血型抗体
   E. 不参与 ADCC 反应

5. 寄生虫感染时明显水平升高的 Ig 是
   A. IgG　　　　B. IgA　　　　C. IgM　　　　D. IgD　　　　E. IgE

6. 补体
   A. 具有相应受体　　　　　　　　B. 具有抗感染作用
   C. 经典途径成分包括 C1 到 C9　　D. 体液补体抑制因子中包括 H 因子
   E. 以上均正确

7. 补体经典途径的成分包括
   A. C1q　　　　B. IgG1　　　　C. IL-2　　　　D. H 因子　　　　E. B 因子

8. 具有过敏毒素作用的是
   A. C5a　　　　B. C1q　　　　C. C3　　　　D. I 因子　　　　E. H 因子

9. 具有调理作用的是
   A. 抗原　　　B. 抗原和补体　　C. 抗体和补体　　D. 补体　　　E. 抗体

10. 下列由淋巴细胞产生的细胞因子是
    A. IL-2　　　B. IFN-γ　　　C. IL-4　　　D. IL-10　　　E. 以上均是

11. 最早发现的细胞因子是
    A. TGFβ　　　B. IFN　　　C. SCF　　　D. IL-10　　　E. IL-2

12. 下列英文缩写含义正确的是
    A. EPO：血小板生成素　　　B. IL：白细胞介素　　　C. SCF：肿瘤坏死因子
    D. TNF：集落刺激因子　　　E. CSF：干细胞生长因子

13. 浆细胞瘤和 B 细胞杂交瘤生长因子是
    A. IFN-α、TNF-α   B. TNF-α、IL-1   C. IL-2、IFN-γ
    D. IL-6   E. IL-6、IL-1

14. 可使 NK 细胞成为 LAK 细胞的是
    A. IL-2   B. IL-21   C. IL-3   D. IFN-α   E. IL-10

15. MHC Ⅰ类分子的功能：
    A. 为 CD8$^+$ 杀伤性 T 细胞的识别分子   B. 参与外源性抗原呈递
    C. 参与内源性抗原呈递   D. A+B
    E. A+C

16. 在诱发同种免疫反应中，免疫原性最强的细胞是
    A. T 淋巴细胞   B. 富含 HLA-PR 抗原细胞   C. 多形核细胞
    D. 肥大细胞   E. 红细胞

17. 编码 HLA Ⅰ类分子基因位点
    A. HLA-A、B 位点   B. HLA-A、B、C 位点
    C. HLA-DR 位点   D. HLA-DR、DP、DQ 位点
    E. C4、C2、TNF、21-羟化酶基因位点

18. 仅表达 HLA Ⅰ类分子
    A. 红细胞   B. 淋巴细胞   C. 血小板
    D. 单核细胞   E. B 淋巴细胞，单核细胞

19. 有丝分裂原
    A. 刀豆素 A   B. 植物血凝素   C. 美洲商陆丝裂原
    D. 细菌脂多糖   E. 以上均是

20. MHC Ⅰ类分子的配体是
    A. CD2   B. CD3   C. CD4   D. CD8   E. CD10

二、名词解释（每题 3 分，共 24 分）

1. 半抗原   4. 协同刺激信号   7. TCR-CD3 复合物

2. 佐剂   5. MHC 限制性   8. 免疫自稳

3. CK   6. ITAM

三、填空题（每空 1 分，共 21 分）

1. 机体免疫功能正常时，可发挥 _____ 功能、_____ 功能和 _____ 功能。

2. 超敏反应的发生是由于机体免疫防御功能反应 _____；而发生肿瘤是由于 _____ 功能缺陷。

3. 免疫是指机体免疫系统识别 _____ 和 _____ 物质并产生一系列生物学效应的过程。

4. 在抗体产生之前，补体发挥抗感染作用主要依靠 _____ 途径和 _____ 途径的激活。

5. 母体给胎儿的被动免疫物质是 _____，天然的血型抗体类型是 _____，黏膜局部抗感染的抗体类型是 _____。

6. 人类中枢免疫器官包括 _____ 和 _____。人类周围免疫器官包括 _____、_____ 和 _____。

7. B 细胞分化的终末效应细胞是 _____ 细胞，参与免疫应答的类型是 _____。

8. 引起链球菌感染后肾小球肾炎的链球菌 M 蛋白属于 _____ 抗原，该类抗原在本质属于 _____ 抗原。

四、简答题（共 25 分）

1. 试比较 HLA I 类分子和 II 类分子的结构、组织分布和功能特点。（6 分）

2. 举例说明 Ig 的 Fc 段与不同细胞 Fc 受体结合后所产生的效应。（9 分）

3. 试比较固有免疫与适应性免疫的主要特点。（10 分）

五、综合分析题（10 分）

请阅读以下案例后，从免疫学角度出发，回答问题。

2003 年春天，在我国发生了"非典"（SARS）的流行，这是一种新出现的病毒性传染病，无有效的治疗方法，死亡率很高。姜素椿，这位倍受敬重的老专家、老军医，不顾自己年纪大和感染的危险，毅然参加了北京市第一批输入性"非典"患者的抢救工作。为了解"非典"的病因他参加了北京第一例"非典"死者的解剖工作，并与病毒、免疫、微生物等专家一道对死者的各个组织器官进行了细致的研究，用最快的速度完成了工作，获得了宝贵的第一手资料。他不顾自己年事已高和连日劳累，始终与同事们战斗在一起。在抢救一位患者时不幸感染了SARS，他在自己身上大胆试验，注射了 SARS 康复者的血清，使病情发生奇迹般的变化，再配合其他药物治疗后，仅 23 天就康复出院，成为全国首例用血清治愈 SARS 的患者，为科学治疗SARS 提供了宝贵的临床医学资料和经验。他用科学实践的精神，以自己的身体做血清注射实验，证明了血清疗法是有效的，打开了战胜"非典"的另一扇窗户。

问题：SARS 康复者血清含有什么？为什么姜医生注射 SARS 康复者的血清后痊愈了？

参考答案

一、选择题

1. A 2.E 3.B 4.A 5.E 6.E 7.A 8.A 9.C 10.E

11.B 12.E 13.D 14.A 15.E 16.B 17.B 18.C 19.E 20.D

二、名词解释

1. 半抗原：只有免疫反应性而无免疫原性的物质。

2. 佐剂：佐剂是非特异性免疫增强剂，当与抗原一起注射或预先注入机体时，可增强机体对抗原的免疫应答或改变免疫应答类型。

3. CK：细胞因子（CK）是由多种细胞产生的，具有广泛调节细胞功能作用的多肽分子。

4. 协同刺激信号：免疫活性细胞活化需要双信号刺激，第二信号即协同刺激信号，是抗原提呈细胞表面协同刺激分子与淋巴细胞表面协同刺激分子受体结合、相互作用后产生的。

5. MHC 限制性：在免疫应答识别阶段 T 细胞与 APC 之间的作用和免疫效应阶段 T 细胞与靶细胞之间的作用都涉及 TCR 对自身 MHC 分子的识别，即只有当相互作用细胞双方的 MHC 分子一致时，免疫应答才能发生，这一现象称为 MHC 限制性（MHC restriction）。

6. ITAM：免疫受体酪氨酸激活基序是免疫细胞活化相关受体（如 BCR/Igα/Igβ，TCR/CD3、FcαR 和 FcRγ 等）胞浆区所共有的以酪氨酸残基（tyrosine，Y）为基础的氨基酸序列基序，其特征为：两个酪氨酸残基被大约 13 外其他氨基酸残基隔开（…YXX [L/V] X 7-11 YXX [L/V] …），其中酪氨酸是蛋白激酶磷酸化位点，被磷酸化后能够与信号转导途径下游的信号分子结合，导致细胞的活化。

7. TCR-CD3 复合物：TCR/CD3 复合体中的两个多态型亚单位（TCRαβ 或 TCRγδ）主要功能是识别结合 MHC 分子的抗原，而胞浆区非常短；CD3 分子的主要功能是参与 TCR/CD3 复合体的装配和稳定以及信号转导。

8. 免疫自稳：是机体免疫系统维持内环境稳定的一种生理功能。该功能正常时，机体可及时清除体内损伤、衰老、变性的细胞和免疫复合物等异物，而对自身成分保持免疫耐受；该功能失调时，可发生生理功能紊乱或自身免疫性疾病。

三、填空题

1. 免疫防御、免疫自稳、免疫监视

2. 过强；免疫监视

3. "自己"、"非己"

4. 旁路、凝集素

5. IgG，IgM，sIgA

6. 骨髓、胸腺。淋巴结、脾、黏膜免疫系统

7. 浆细胞，体液免疫应答

8. 异嗜性抗原，共同抗原

四、简答题

1. 试比较 HLA Ⅰ类分子和 Ⅱ类分子的结构、组织分布和功能特点

HLA 分子	分子结构	肽结合域	细胞分布	功　　能
Ⅰ类分子	α 链 +β₂m	α₁+α₂	所有有核细胞表面	识别和提呈内源性抗原肽，与 CD8 分子结合，对 CTL 的限制性
Ⅱ类分子	α 链 +β 链	α₁+β₁	抗原提呈细胞，化的 T 细胞	识别和提呈外源性抗原肽，与 CD4 分子结合，对 Th 的限制性

功能：①参与抗原加工和提呈；②参与对免疫应答的遗传控制；③参与 T 细胞限制性识别；④参与 T 细胞在胸腺的发育。

2. 举例说明 Ig 的 Fc 段与不同细胞 Fc 受体结合后所产生的效应

不同细胞表面具有不同 Ig 的 Fc 受体，分别用 FcγR、FcεR、FcαR 等来表示。抗体与 Fc 受体结合可发挥不同的生物学作用。

（1）介导 I 型变态反应　变应原刺激机体产生的 IgE 可与嗜碱性粒细胞、肥大细胞表面 IgE 高亲和力受体细胞脱颗粒，释放组胺，合成由细胞 FcεRI 结合。当相同的变应原再次进入机体时，可与已固定在细胞膜上的 IgE 结合，刺激细胞脱颗粒，释放组受，合成由细胞脂质来源的介质如白三烯、前列腺素、血小板活化因子等，引起 I 型变态反应。

（2）调理吞噬作用　中性粒细胞、单核细胞和巨噬细胞具有高亲和力或低亲和力的 FcγRI（CD64）和 FcγRⅡ（CD32），IgG 尤其是人 IgG1 和 IgG3 亚类对于调理吞噬起主要作用。嗜酸性粒细胞具有亲和力 FcγRⅡ，IgE 与相应抗原结合后可促进嗜酸性粒细胞的吞噬作用。

（3）发挥抗体依赖的细胞介导的细胞毒作用　当 IgG 抗体与带有相应抗原的靶细胞结合后，可与有 FcγR 的中性粒细胞、单核细胞、巨噬细胞、NK 细胞等效应细胞结合，发挥 ADCC。

此外，人 IgGFc 段能非特异地与葡萄球菌 A 蛋白（staphylococcus protein A，SPA）结合。

3. 试比较固有免疫与适应性免疫的主要特点

	固有免疫	适应性免疫
来源	先天性，种属遗传而来，人人皆有	获得性，抗原刺激产生，个体差异大
抗原特异性	模式识别受体，胚系基因编码，较少多样性。直接识别病原体相关模式分子，可识别"非己"，但非特异性，识别谱广	特异性识别受体，胚系基因发生重排，高度多样性。识别特异性的抗原表位，具有 MHC 限制性和高度特异性
参与细胞	黏膜和上皮细胞，PMN，Mc/Mφ，NK，NK T 细胞，γδT 细胞，B1 细胞	αβT 细胞，B2 细胞，抗原提呈细胞
参与分子	补体、CK、抗菌蛋白、酶类	特异性抗体
克隆增殖	无须/很少，即刻效应	需扩增分化为效应细胞
作用时相	快，即刻至 4 天内，疾病早期	慢，4-5 天后，疾病后期/预防

五、综合分析题

1. SARS 康复者血清主要含 SARS 病毒特异性抗体。

2. 为什么姜素椿被注射 SARS 康复者的血清后病情痊愈了？可以从抗原抗体相结合产生的免疫保护作用角度出发来解答这个问题。

参考文献

[1] 曹雪涛. 医学免疫学. 第 6 版. 北京：人民卫生出版社，2013.

[2] 龚非力. 医学免疫学. 第 2 版. 北京：科学出版社，2007.

[3] 陈慰峰. 医学免疫学. 第 6 版. 北京：人民卫生出版社，2005.

[4] 何维. 医学免疫学. 北京：人民卫生出版社，2005.

[5] 高晓明. 医学免疫学. 北京：高等教育出版社，2006.

[6] 金伯泉. 细胞和分子免疫学. 第 2 版. 北京：科学出版社，2005.

[7] 高晓明. 医学免疫学教程. 北京：高等教育出版社，2006.

[8] 王兰兰，吴健民. 临床免疫学与检验. 第 4 版. 北京：人民卫生出版社，2007.

[9] 安云庆. 医学免疫学. 第 2 版. 北京：人民卫生出版社，2006.

[10] 吕世静，毕胜利. 医学免疫学（案例版）. 北京：科学出版社，2007.

[11] 潘建平，邵传森. 医学免疫学. 杭州：浙江大学出版社，2006.

[12] 章晓联. 医学免疫学. 武汉：武汉大学出版社，2008.

[13] 吕昌龙，李殿俊，李一. 医学免疫学. 第 6 版. 北京：高等教育出版社，2008.

[14] 周光炎. 免疫学原理. 上海：上海科学技术出版社，2007.

[15] Werner Luttmann, et al. Immunology（the experiment series）. 北京：科学出版社，2007.

[16] 陈实. 移植学前沿. 武汉：湖北科学技术出版社，2002.

[17] 全国科学技术名词审定委员会. 免疫学名词. 北京：科学出版社，2007.

[18] 司传平. 免疫学多媒体教学图像素材库. 北京：高等教育出版社，2002.

[19] 曹雪涛. 免疫学研究的发展趋势及我国免疫学研究的现状与展望. 中国免疫学杂志，2009，25（1）：10-23.